EXPOSITION

DE

LA DOCTRINE

DES

IMPONDÉRABLES

OU NOUVEAUX PRINCIPES

DE

MÉDECINE TRANSCENDANTE ET ANALYTIQUE.

Par César-Auguste CHRISTOPHE,

DOCTEUR EN MÉDECINE, MEMBRE DE PLUSIEURS SOCIÉTÉS SAVANTES.

Vita est ignis.
PARACELSE.

***

PARIS,

G. BAILLIÈRE, LIBRAIRE,

17, RUE DE L'ÉCOLE DE MÉDECINE.

—

1852.

OUVRAGES DE L'AUTEUR.

1° **LE SÉCRÉTISME ANIMAL,** nouvelle philosophie médicale ; 1 vol. in-8°. Paris et Strasbourg, 1836.

2° **L'ÉVANGILE MÉDICAL,** ou Traité des Causes premières de l'homme. Prolégomènes de la Doctrine des Impondérables ; 2 vol. in-8°. Paris, 1843.

3° **APPRÉCIATION DU VITALISME, DE L'HUMORISME ET DU SOLIDISME ;** Thèse in-4°. Strasbourg, 1845.

4° **DOCTRINE DES IMPONDÉRABLES,** ou Nouveaux principes de Médecine transcendante et analytique ; un vol. in-8°. Paris, 1852.

EXPOSITION

DE

LA DOCTRINE

DES

IMPONDÉRABLES.

Saint-Nicolas

(Meurthe),

IMPRIMERIE DE PROSPER TRENEL,

EXPOSITION

DE

LA DOCTRINE

DES

IMPONDÉRABLES

OU NOUVEAUX PRINCIPES

DE

MÉDECINE TRANSCENDANTE ET ANALYTIQUE.

Cet ouvrage a pour but :

1° De fonder l'*Impondéralisme* ; et 2° de démontrer
sa prééminence sur le *Vitalisme,* sur l'*Humorisme*
et sur le *Solidisme,* pour expliquer la *théorie*
et la *pratique* de la médecine.

Par CésaR-Auguste CHRISTOPHE,

DOCTEUR EN MÉDECINE, MEMBRE DE PLUSIEURS SOCIÉTÉS SAVANTES.

Vita est ignis.
PARACELSE.

PARIS,

G. BAILLIÈRE, LIBRAIRE,

17, RUE DE L'ÉCOLE DE MÉDECINE.

1852.

AVANT-PROPOS.

Ce livre est consacré à fonder la *Doctrine des Impondérables*.
Nous le diviserons en deux parties. Dans la première , nous exa-
minerons et nous critiquerons succinctement *les systèmes* qui
ont successivement dominé en médecine. Dans la seconde partie,
nous déroulerons analytiquement les *principes fondamentaux de
notre nouvelle Doctrine*. Et comme nous tenons beaucoup à être
concis et à limiter ce travail , nous nous efforcerons d'exposer
nos idées sous la forme d'*Aphorismes*. La fondation de notre
Impondéralisme remonte à 1830. Le *Sécrétisme animal* ,
publié en 1836 , en contient les premiers germes. L'*Evangile
médical*, imprimé en 1843 , en constitue les prolégomènes.
Il est vrai que nous n'avons livré des exemplaires de ces
deux ouvrages qu'à un petit nombre d'amis , et que nous
n'avons point songé à les répandre dans le monde médical :
nous savions d'avance que l'originalité de leurs principes serait
trop en opposition avec la routine de notre époque. Notre
réserve n'a pas empêché nos écrits de retentir un peu
dans la science ; et l'*Impondéralisme* est connu aujourd'hui ,
sinon dans son application pratique , du moins dans son esprit
de réforme et dans son but théorique. Nous attribuons ce résultat, moins encore à nos publications, qu'à nos conférences dans
les sociétés savantes, et surtout qu'à nos cours annuels à l'Ecole
pratique de Paris. C'est là que depuis 1845, nous avons professé les
Principes de la *Doctrine des Impondérables* ; c'est là que nous
avons détruit l'ontologie médicale et conséquemment l'individua-
lisation des maladies , en les rapportant toutes primitivement à
des *Etats morbides*, soit simples, soit complexes. Mais enten-
dons-nous bien : ce n'est point à des *Etats morbides* dits *organiques*, ce qui serait encore une espèce d'abstraction et une
erreur grave ; mais bien aux seuls *Etats morbides des Agents*

impondérables, qui organisent, vivifient, animent et font
fonctionner les appareils et les viscères. On a voulu s'emparer
de notre idée fondamentale, à savoir : « qu'il n'y avait que des
Etats sains et que des *Etats morbides* » ; mais en appliquant ce
principe aux *organes* abstractivement considérés, et sans la
distinction de leurs *pondérables* constitutifs et de leurs *impondérables* fonctionnants, on nous a mal compris. Dans nos
Cours, des Auditeurs intéressés ont fait des extraits de nos
leçons ; ils ont copié sur notre tableau, et nos principes fondamentaux, et notre nomenclature, et notre nosologie : *Undè
imitatores....* Mais comme on n'avait pas bien saisi l'esprit de
notre Doctrine, l'imitation fut sans profit ; elle ne put altérer
notre priorité dans la conception et dans la fondation de
notre théorie des *Etats morbides*, non pas considérés faussement, comme on l'a fait, dans le *substratum* passif des organes,
mais bien considérés dans les *agents impondérables* et fonctionnels des tissus, des appareils et des viscères. Un organe, sous le
point de vue anatomique, n'est qu'un mélange de tissus divers ;
et sous le point de vue chimique et physiologique, il ne serait
qu'un instrument inerte, sans les *impondérables* qui le pénètrent,
qui le rendent vivant et actif. — On voit donc que nous
n'avons pas craint de développer nos idées, même bien
longtemps avant leur impression : c'est parce que nous savions
que la véritable originalité ne se vole pas, qu'elle ne perd
jamais ses droits, qu'elle se reconnaît toujours à ses caractères
de création primitive, d'explications plus logiques et d'applications plus heureuses. Cependant, nous avons jugé qu'après avoir
aussi longtemps mûri notre doctrine, son éclosion était opportune
dans l'intérêt de la science et de l'humanité. C'est pourquoi nous
l'offrons au public, en opposition avec les utopies si peu satis--
faisantes et si peu fructueuses de notre époque. Que les praticiens consciencieux l'examinent, l'approfondissent et la jugent
impartialement. S'ils la croient plus avantageuse à la pratique
que l'empirisme moderne, leur décision et leur autorité peuvent influer puissamment sur sa propagation et sur son avenir,
en même temps qu'ils feront un acte d'utilité publique et de
justice médicale. Quoi qu'il en soit, l'*Impondéralisme* me sem-
ble prédestiné à laisser son nom dans l'histoire ; puisqu'il est
une véritable création, puisqu'il est une innovation incontestable. En effet, jusqu'aujourd'hui, on n'a expliqué la médecine
que par les abstractions du Vitalisme, et que par les erreurs
du Gazisme, de l'Humorisme ou du Solidisme ; mais l'*Impondéralisme*, contrairement à tous ces systèmes mensongers,

fonde *la théorie et la pratique de la médecine*, uniquement et exclusivement sur l'initiative, sur l'omnipotence et sur la causalité des *agents impondérables* de l'organisme. Or, cette conception est tout-à-fait originale dans son but ; et la *Doctrine* qui en surgit est tout-à-fait neuve dans son application. Si donc notre travail tend à réformer complétement la médecine dans ses bases didactiques et dans ses applications cliniques, on doit sentir que, dans une entreprise aussi capitale, ce serait une criminelle injustice et une insigne folie, que de nous juger sans nous avoir suffisamment compris.

Les médecins philosophes, qui nous feront l'honneur de nous lire, s'apercevront que nous n'avons pas surchargé notre ouvrage de questions métaphysiques sur la psycologie et sur la théodicée. Ils en comprendront aisément les motifs. D'abord, ces questions varient avec les peuples et les religions, et suivent, avec le cours des siècles, les mêmes vicissitudes que la gloire de leurs auteurs et que les lumières de la civilisation. Ensuite, toutes ces questions roulent sur des principes abstraits, insaisissables, immatériels, inaltérables et impérissables. Mais ce sujet est tout-à-fait du ressort de la métaphysique et de la théologie : conséquemment, le médecin n'a rien à voir, ni rien à faire dans ce champ de l'intuition. Il n'a pas pour mission de s'occuper de l'âme théologique, puisqu'elle n'est pas tangible, puisqu'elle n'est pas altérable, puisqu'elle n'est pas susceptible d'être malade, puisqu'elle ne peut pas être modifiée par les médicaments, puisqu'elle ne peut pas périr : car tels sont les attributs que les spiritualistes les plus orthodoxes assignent à *l'âme théologique*. La véritable et seule mission du médecin est de connaître les agents primordiaux, chimiques et physiques, qui constituent la composition élémentaire et matérielle de l'homme ; qui ont présidé à la construction embryonaire de son anatomie ; qui ont donné l'impulsion primitive à sa physiologie ; qui entretiennent tous les jours son activité par les modificateurs hygiéniques ; qui supportent l'action des causes morbides et subissent initialement les maladies ; qui sont susceptibles d'être modifiés, assainis et régularisés directement par les moyens pharmaceutiques et thérapeutiques ; et qui, enfin, par leur surabondante accumulation, ou par leur trop grave altération, ou par leur trop grande évaporation, peuvent faire périr l'organisme. On voit donc que, si la théologie ne traite que des choses spirituelles, incorporelles, non altérables, non modifiables, non périssables, la médecine fait tout le contraire, et ne s'occupe, dans l'intérêt de la santé, que de

ce qui est élémentaire en nous , que de ce qui est matériel ,
corporel , chimique , physique , physiologique , et que de ce
qui est susceptible d'être malade , d'être médicamenté , de guérir , ou de périr. Or, toutes ces modifications, qui sont le triste
sort de notre organisme , n'ont jamais été , selon les théolo-
giens , les attributs de l'âme immatérielle. Puisque nous sommes Médecins et appelés à guérir les maladies de l'humanité , il
faut pourtant bien que nos théories subissent la nécessité de
notre nature matérielle et périclitable ; et qu'elles indiquent les
moyens d'empêcher nos éléments de s'altérer, de se décomposer
et de nous faire mourir avant le temps. On ne peut donc pas
mentir à la vérité , ni faillir à l'utilité publique , pour des
considérations tout-à-fait étrangères à l'art. Voilà pourquoi ,
dans cet écrit , sans songer aucunement à toucher aux croyances
établies , nous nous sommes strictement renfermé dans le domaine de la *Médecine* et des sciences positives qui la composent. Le seul changement que nous apportons , ne roule que
sur une différence d'*Éléments*. Avant nous, on considéra tantôt
les *solides* , tantôt les *liquides* , tantôt les *gaz* , comme les
causes originelles de l'activité de nos fonctions , et comme les
dépositaires primitifs des maladies : eh bien ! nous , nous
croyons , au contraire , que les solides , les liquides , les gaz et
leurs troubles divers , ne sont que des effets chimiques , physiologiques et pathologiques , tout-à-fait secondaires ; et qu'on
doit rapporter leur existence, leurs fonctions , leurs maladies
et leur guérison , à la causalité primordiale , à l'initiative et à
l'omnipotence des *Agents impondérables* , qui seuls nous vivifient et nous animent. Voilà toute la question de l'*Impondéra-*
lisme : à ce titre , il ne constituera donc qu'une *Doctrine* de
plus dans l'histoire de la Médecine. Ainsi , aux quatre systèmes
saillants du *Vitalisme* , du *Solidisme* , de l'*Humorisme* et du
Gazisme , viendra s'ajouter l'*Impondéralisme* , comme le com-
plément final et indispensable de toutes les évolutions possibles
de la science de guérir.

EXPOSITION

DE

LA DOCTRINE

DES

IMPONDÉRABLES.

PREMIÈRE PARTIE.

PRÉLIMINAIRES HISTORIQUES.

Philosophia veritatem quærit.
Pic de la Mirandole.

Rien n'est plus instructif que l'étude des progrès des sciences et des spéculations imaginées pour les perfectionner. Nous allons appliquer nos investigations à la *Philosophie médicale*, et passer en revue les différents systèmes sur lesquels elle a progressivement fondé la *Théorie* et la *Pratique* de l'art de guérir. La philosophie médicale fut toujours intimément liée à la philosophie de la Nature ; presque toujours c'est d'elle qu'elle a reçu ses diverses impulsions : c'est pourquoi nous parlerons des diverses utopies philosophiques qui se rattacheront à la médecine, en même temps que nous décrirons les doctrines des plus fameux médecins. Mais dans l'examen des élucubrations des esprits les plus transcendants, nous verrons qu'on ne peut rapporter qu'à un petit nombre de systèmes tout l'échaffaudage de leurs conceptions : ce qui prouve que la nature universelle est bien bornée, et que la raison de l'homme ne peut s'exercer que sur un cercle d'idées fort restreint. En effet, tout ce qui a été dit dans le passé sur la philosophie et sur la médecine, et tout ce qui se dira à leur sujet dans l'avenir, ne pourra jamais sortir que des cinq chefs dogmatiques suivants : 1° soit de la *Métaphysique* qui a produit le Vitalisme ; 2° soit de l'*Impondéralisme* que nous créons, et qui a toujours été vague et méconnu

2

jusqu'à nos travaux ; 3° soit du *Gazisme* qui n'a jamais été appliqué d'une manière pratique; 4° soit de l'*Humorisme* qui a régné dix-huit siècles ; 5° soit du *Solidisme* qui domine aujourd'hui. Nous déclarons donc que les sectaires et les réformateurs philosophes ou médecins, n'ont jamais pu invoquer, pour l'édifice de leurs doctrines, que des principes tirés, soit des abstractions creuses et chimériques de la *métaphysique*, soit de l'activité des agents *impondérables* de la nature et de l'organisme animal, soit de l'activité des *gaz*, soit de l'action des *liquides*, soit de celle des *solides*. Nous démontrerons très-amplement cette vérité dans l'énumération que nous allons faire des principaux systèmes philosophiques et médicaux. Mais avant de commencer notre travail, faisons observer d'abord que la *métaphysique*, comme son nom l'indique, est une invention hors de la nature ; qu'elle ne parle que d'êtres sans corps, que de choses illusoires, que de principes fantastiques et imaginés par un effort maladif de l'esprit, puisque ses créations ne sont ni réelles, ni tangibles, ni modifiables, ni même saisissables par l'entendement qui les suppose sans les comprendre. Disons ensuite que s'il y a jamais quelque chose de positif dans la science, que si l'on peut un jour arriver à du vrai, à du certain, à du confirmé pour les sens et pour notre raison, ce résultat heureux ne sera évidemment obtenu que par les seules connaissances que l'on acquerrera sur la nature et les lois, soit des agents *impondérables*, soit des *gaz*, soit des *liquides*, soit des *solides*. La métaphysique, pour les esprits rigides et positifs, sera donc déjà hors de cause pour les explications expérimentales et rationnelles de la science. Et le conflit de prééminence et de priorité doctrinales, ne pourra plus s'élever qu'entre l'Impondéralisme, le Gazisme, l'Humorisme et le Solidisme. Mais entre ces quatre systèmes, la victoire ne peut pas rester un instant douteuse ; car la chimie et la physique nous démontrent clairement que la matière ne peut jamais prendre les formes, ou *gazeuse*, ou *liquide*, ou *solide*, sans l'intervention primordiale des *agents impondérables*. L'*Impondéralisme* sera donc la doctrine par excellence, celle qui pourra expliquer le plus raisonnablement et le plus positivement les plus grands mystères de la nature, c'est-à-dire, le système du *Monde* et le système de l'*Homme*. Mais l'*Impondéralisme* n'a pourtant jamais été théorisé comme le *Gazisme*, comme l'*Humorisme*, comme le *Solidisme*. C'est nous qui, le premier, voulons lui faire la plus large place dans l'histoire des Doctrines; et à ce titre, nous pensons qu'on ne nous refusera pas l'initiative du novateur. Car ce serait en vain qu'on nous la

disputerait, parceque quelques auteurs ont parlé du feu, du pneuma, du spiritus, de l'esprit sydérique, etc. Quels rapports ces inventions isolées et avortées peuvent-elles avoir avec l'englobation
totale des principes de la science universelle et médicale dans
les principes de l'*Impondéralisme*, comme nous prétendons le
faire ? Comme, dans l'explication de la nature et de l'homme,
on ne peut appuyer ses principes et ses raisonnements que sur
l'activité des impondérables, des gaz, des liquides et des solides,
il serait bien surprenant que, depuis vingt-cinq siècles, on
n'eût jamais parlé du calorique, de l'électricité et de la lumière,
quand les yeux en sont tant éblouis par le spectacle
du monde. Mais entre quelques invocations vagues, faites
au feu et aux esprits animaux pour l'érection de quelques utopies restreintes, et notre systématisation générale et universelle
de tous les *Impondérables*, il y a une différence immense : car
jusqu'à présent l'*Impondéralisme* pur, exclusif et absolu, n'a
jamais régné au même titre que l'*Humorisme* et que le *Solidisme*. Mais nous n craignons pas de prédire que, dès à présent, il n'y a plus de possible que l'*Impondéralisme* ; que la
domination de la *métaphysique*, sous le nom de *vitalisme*, est
finie ; et que celle, soit de l'humorisme, soit du solidisme, va
s'éteindre pour toujours, sous les découvertes expérimentales
et irrécusables de la chimie moderne. Quel physicien croira
désormais qu'une entité métaphysique puisse exercer une
action ? Quel chimiste osera soutenir qu'un gaz, qu'un liquide
et qu'un solide, puissent avoir une activité qui ne soit empruntée et due à des impondérables intégrants. Toutes ces vérités si
simples tombent sous le sens commun. Eh bien ! ce sont elles
qui doivent désormais servir de bases à la science : aussi, cette
dernière ne peut-elle être définitivement fondée que sur l'*Impondéralisme*.

Après ce préambule, nous allons dérouler analytiquement les
utopies qui ont successivement modifié la philosophie médicale ;
et dans leur description, nous nous confirmerons facilement que
leurs principes dogmatiques n'ont pu surgir que des inspirations
fournies par les cinq *causes systématiques*, que nous avons ci-
tées comme seules possibles, et qui sont : 1° la métaphysique ;
2° les impondérables ; 3° les gaz ; 4° les liquides ; 5° les solides :
nous défions les esprits les plus pénétrants de rapporter à d'autres chefs les *éléments* de doctrines des Réformateurs.

Philosophie antique. — Thalès, le fondateur de l'Ecole d'Io-
nie, en considérant l'*eau* comme le principe élémentaire du
monde, fut le premier liquidiste ou *humoriste*. — Phérécide

regardait le *Temps* et la *Terre* comme les principes éternels des choses : il fut donc à la fois *métaphysicien* et *solidiste*.—Anaximène, en soutenant que c'est l'*air*, et non l'eau , qui est l'origine de tout , fut le premier *gaziste*. — Pythagore, qui fonda l'Ecole d'Italie , envisageait les *nombres* comme les Principes des Choses , disant que les Etres n'en sont que des imitations : il est évident que, sous ce rapport, il fut un *abstracteur* renforcé. Cependant , sans le savoir, il fut aussi *impondéraliste* , puisqu'il admettait que le *feu* solaire est le principe de la vie et pénètre tout ; et puisqu'il pensait que l'âme , comme émanation du feu central, était susceptible de traverser une certaine série de corps. C'est sur ce dernier principe qu'il appuya sa métempsycose, dont il fit l'emprunt aux Sages de l'Egypte et de l'Inde. Il disait aussi que la raison et l'intelligence résident dans le cerveau , tandis que les appétits et la volonté siégent dans le cœur : c'est l'origine de la localisation des fonctions physiologiques dans les organes et dans les *solides*. En disant que le droit est la rétribution égale et réciproque, et en reconnaissant le bien et le mal moraux, il inaugura le *principe chrétien* , qu'il s'efforça d'appliquer à la pratique sociale et à la religion. — Xénophane enseignait que rien ne provient de rien , conséquemment que rien ne peut s'anéantir. Tout est éternel et immuable. C'est *l'eau* et la *terre* qui ont tout formé, et le monde est *sphérique*.—Parmenide voulait qu'on ne crût pas toujours aux sens, parce qu'ils ne donnent qu'une apparence trompeuse ; mais qu'on s'attachât surtout à la raison, qui seule reconnaît la vérité et la réalité. En rapportant tout à deux principes , au *feu éthéré* et au froid ténébreux , il fut , comme tant d'autres , *impondéraliste* sans le savoir.—Héraclite regardait le *feu* comme l'*élément* de toutes choses et comme l'agent universel. Le monde, disait-il , n'est l'ouvrage ni des dieux, ni des hommes ; c'est un feu toujours vivant, s'allumant et s'éteignant selon un certain ordre. On doit concevoir la perpétuité des choses , par une formation et une destruction successives à l'aide du *feu*, et par des lois fixes et immuables de *concorde*, de *discorde* et d'*évaporation*. — Leucippe attribuait l'origine de tout au mélange et à l'arrangement des *atômes*. Tout naît et se détruit par leur combinaison et leur séparation. L'âme elle-même n'est qu'une aggrégation d'atômes , d'où résultent la *chaleur*, la *pensée* et le *mouvement*. — Démocrite assurait que la nature et le monde proviennent des atômes, qui sont éternels et impénétrables, et dont les uns sont *actifs* et les autres *passifs*. L'âme est formée par les atômes de *feu* qui meuvent le corps; et les idées résultent des émanations des objets , qui s'impriment dans les sens pour produire la sensation, et qui se gravent dans le cerveau pour causer la pensée. L'admission des dieux n'est que l'effet de notre incapacité à comprendre les phénomènes naturels. — Anaxagore fut un des plus grands *métaphysiciens* de l'antiquité et le précurseur de Platon : il imagina qu'un *Esprit intelligent* (νοῦς) avait disposé la *matière* et formé le monde. Mais l'Intelligence et la Matière, telles que la philosophie les a toujours entendues jusqu'aujourd'hui, n'ont jamais été que des *abstractions*. — Empédocle admettait à la fois l'eau, l'air, le feu et la terre comme les principes de la nature. Cependant le feu était l'agent principal des productions et de la vie. Il attribuait la plupart des opérations du monde à la *concorde* et à la *discorde* des quatre éléments, ainsi qu'au *hazard*. — Socrate fut publiquement jugé et condamné à boire la cigüe, pour avoir professé qu'un seul *Dieu* était l'auteur et la providence de l'Univers. Il disait que cet être *rationnel*, invisible, immortel, était prouvé par l'ordre et l'harmonie de la nature. Notre âme était de la même essence que lui. — Platon fut le rêveur le plus creux, le plus insensé et le plus funeste de l'antiquité. C'est lui qui imagina le système de la *spiritualité* et de l'*immatérialité* : avant lui, on n'avait aucune idée d'êtres sans corps, d'essences sans parties élémentaires, d'activité sans une condition moléculaire. Ses spéculations sur la divinité, sur la formation du monde, sur les idées innées, sont romanesques et chimériques ; elles dénotent un cerveau malade, sujet aux visions et à la mélancolie : aussi ses écrits philosophiques sont-ils empreints de la métaphysique la plus bizarre et la plus subtilisée. Dieu est l'auteur du monde et l'a soumis à l'ordre et à l'harmonie au moyen de l'âme universelle qui le pénètre, l'organise et l'anime. Notre âme est une force active et spontanée, composée d'une partie animale et d'une partie raisonnable, unies ensemble par une *faculté* intermédiaire. Les principaux êtres qui composent le monde se réduisent à deux classes : les astres sont dans la première, et les *génies* bons et mauvais sont dans la seconde. L'Etre suprême qui préside à ces derniers, est *incorporel*, unique, parfait, toutpuissant, juste, etc. ; il prépare aux gens de bien des récompenses dans une autre *vie*, et aux méchants des peines et des supplices. Platon admettait aussi plusieurs âmes : 1° une organique siégeant dans la moëlle épinière ; 2° une raisonnable résidant au cerveau ; 3° une âme expansive logeant dans le cœur ; 4° une âme appétante placée dans les hypochondres. Il avait donc déjà saisi les manifestations fonctionnelles des principaux viscères. — Aristote assurait que le monde est éternel, même

dans sa forme , et non l'ouvrage d'une Providence. Ce monde
est sphérique , immuable , limité par le ciel , et sans commen-
cement ni fin. Les étoiles sont des êtres animés. C'est l'*élément des astres* qui est le principe de toute vie , de toute
action et de toute pensée.—Epicure croyait que l'âme est matérielle , mais d'une nature plus délicate que le corps qu'elle anime ;
car elle est composée de *chaleur*, d'*air* et d'éléments *subtils*.
Elle naît avec le corps et se dissout avec lui.—Zénon, l'illustre
fondateur du stoïcisme , déclarait , en opposition avec Platon,
que les êtres *immatériels* sont des chimères. Il existe deux principes éternels , l'un *passif* ou la matière , et l'autre *actif* qui
est Dieu ; ce dernier est l'agent *plastique* et la loi première de
la Nature , avec laquelle il ne fait qu'un. C'est un feu vivant ,
un *pneuma*, un *éther*, qui engendre et pénètre tout suivant
certaines lois. Aussi le monde est un être vivant et divin. La
Providence , ou le Destin , n'est autre chose que la concordance nécessaire des causes et des effets dans le monde. De
même que le feu a organisé l'Univers, de même il le détruira.
L'âme de l'homme est un *air ardent*, qui fait partie intégrante
de celle du monde, quoique possédant son individualité réelle,
matérielle et périssable.

Naturisme d'Hippocrate. — Hippocrate prit les idées d'Héraclite sur la chaleur , et celles d'Empédocle sur les éléments ; et
avec leur aide, il forma son système sur le monde et sur l'homme.
C'est le *feu* qui a disposé toutes choses dans le corps comme
dans l'Univers. Il admettait une puissance *abstraite*, nommée
nature, qui était le grand principe de l'organisme ; elle était
servie par des *facultés* attractive et répulsive , par des esprits et
la chaleur. Les esprits , ou éléments de l'air, éraient dans le
corps une certaine impétuosité (*faciens impetum , enormón*) ,
et une certaine ardeur. Les esprits étaient les causes de la santé
et des maladies, par leur équilibre et par leur désaccord. Les
maladies naissaient surtout du mélange et de la séparation des
diverses *humeurs*, dont les principales sont la chaude, l'humide,
la froide, la sèche, et dont les secondaires sont la douce, l'aigre,
l'amère , la salée, etc. La maladie est un désordre de la nature,
qui le juge ordinairement par une *crise*, après un temps de *crudité* et une période de *coction*. La crudité est l'état primitif des
humeurs congestées ou viciées ; et la coction est un effort
de maîtrisation de ces humeurs, pour les rendre moins nuisibles, assimilables et facilement éliminables. Au moyen de
la crise, la nature veut ramener les humeurs à leur état ordinaire , par rapport à leurs qualités, à leur quantité, à leur

mélange, à leurs mouvements, aux lieux qu'elles occupent, et à toutes les choses dont elles pèchent. — Voilà bien du pur humorisme. — Comme Hippocrate croyait à l'autocratie de la nature, qu'il jugeait presque toujours assez forte pour se délivrer, il faisait une médecine d'observation et d'expectation. C'est pourquoi il avait remarqué : 1° que toute maladie commençait par un temps de crudité, ou laps nécessaire à cuire les humeurs abandonnées aux seuls efforts de la nature; 2° que toute maladie se résolvait par une coction, dont l'action changeait les humeurs *peccantes* en éléments liquides et gazeux, propres à être évacués par les voies d'excrétion et d'exhalation; 3° que la crise ou l'évacuation par laquelle la maladie se jugeait et se terminait, s'opérait assez régulièrement dans les mêmes affections, et à certains *jours* qu'il nommait *critiques*. Mais l'expectation d'Hippocrate est un fait d'ignorance et une pratique coupable. Il faut toujours agir, autant dans les maladies aiguës que dans les chroniques. On doit s'efforcer d'empêcher la crudité, en se hâtant de dégorger les fluides vicieusement accumulés. On doit éviter la coction par les émissions sanguines générales et locales, et par les antiphlogistiques internes et externes. Il ne faut pas attendre la crise ou la mort, mais tout tenter pour rétablir les voies d'expansion du calorique vital, du sang et de la lymphe; ce que l'on fait aisément, en apaisant la caloricité locale surexcitée, et en diminuant les liquides de la partie phlogosée. Par cette médecine active, si supérieure à celle d'Hippocrate, vous ne distinguerez pour ainsi dire plus de crudité, ou de temps de concentration inflammatoire; vous ne verrez plus de coction, ou de temps de saturation calorique et de maîtrisation humorale; vous ne remarquerez plus guère de crise, ou de temps de délivrance avec évacuation abondante; et vous n'observerez plus de jours critiques, ou d'époques fixes pour les résolutions des maladies livrées à elles-mêmes. — Quoique l'expectation fût sa méthode dominante, cependant Hippocrate n'était pas toujours inerte; et quand il pouvait aider la nature, il le faisait selon les principes suivants. Il faut opposer les *contraires* aux *contraires*, et parfois les *semblables* aux *semblables*. On guérit la réplétion par l'évacuation, et les maladies d'évacuation par les moyens de réplétion; mais on ajoutera ou l'on retranchera graduellement, parce que la nature est ennemie de l'excès. Pour ajouter ou retrancher, on resserrera ou l'on dilatera les passages par où les humeurs se vident, afin qu'il en reste ou qu'il en sorte selon le besoin. A cet effet , il faudra endurcir ou amollir, amincir ou épaissir, *exciter* ou *engourdir*. Dans les fièvres, Hippocrate rafraîchissait et humectait à l'aide de la tisane , de la diète ou de la purée: et dans les maladies chroniques, il employait le petit lait, le lait, les bains, un régime léger, la saignée, les ventouses et la purgation. Il reconnaissait une *tension phlegmasique* pendant laquelle il ne fallait pas purger, mais attendre que la crudité fût passée , c'est-à-dire , que l'*humeur* fût cuite et dominée, pour l'expulser. Dans les cas de fièvre violente, d'inflammation et de grandes douleurs des principaux viscères, tels que le poumon et le foie, il saignait jusqu'à la syncope, ou jusqu'à ce que la couleur du sang changeât du rouge au livide ou inversement. Son but, en saignant, était de donner un libre cours au sang et aux esprits, pour évacuer le superflu des vaisseaux , et pour détourner les humeurs vicieusement accumulées. — Telle est la doctrine d'Hippocrate. Sans doute, elle est marquée au coin de l'observation la plus exacte; mais elle n'est pas assez savante et elle fut toujours trop inactive. Le médecin de Cos, en admettant pour principes la *nature* et les *facultés*, ne fut en théorie qu'un *vitaliste métaphysicien* ; mais comme il saignait et rafraîchissait dans les fièvres et les inflammations , il fit de l'*Impondéralisme* aveugle ; et l'on peut conclure que sa pratique fut exclusivement *humoriste*.

Après Hippocrate, Dioclès se rendit célèbre. Il connut les inflammations aiguës et chroniques, ainsi que leurs symptômes de chaleur, de douleur, de tension et de gonflement. Il rapportait leurs causes à l'excès de *chaleur* et de sang dans les petits vaisseaux, et conséquemment à la stagnation et au défaut de circulation des humeurs ; et il avait déjà observé que ces phénomènes pathologiques se calmaient par les *rafraîchissants*.

Erasistrate et son émule Hérophile fondèrent et illustrèrent l'Ecole d'Alexandrie. Ils mirent l'anatomie en honneur et firent des découvertes importantes dans cette branche de la médecine. Ils trouvèrent les vaisseaux chyleux et reconnurent des nerfs pour le sentiment et d'autres pour le mouvement. Erasistrate disait que les veines étaient le réservoir du sang, et les artères celui de l'air et de l'esprit. Les maladies lui semblaient provenir de la trop grande abondance du sang , et de son passage des veines dans les artères : voilà ce qui s'opposait au cours et au mouvement de l'*esprit* qui vient du cœur. Quand l'opposition était trop considérable, il en naissait la *fièvre* ; mais quand elle n'était que locale, il en résultait l'*inflammation*. Érasistrate, en admettant l'inflammation, sous le nom de plénitude, comme la cause la plus générale des maladies, fut le précurseur de Broussais, qui lui rapportait toutes les affections aiguës et chroniques. Mais l'inflammation et la fièvre supposent une cause élémentaire, un agent *impondérable* qui enflamme et enfièvre : or, cet agent ne peut être que le *calorique*. On ne pourra donc jamais parler de l'*inflammation* ni de la *fièvre*, et encore moins les traiter, sans faire de l'*Impondéralisme*. Pour diminuer la plénitude, la phlegmasie et la fièvre, Érasistrate ne recourait qu'à l'abstinence, aux tisanes, aux bains, aux lavements, aux cataplasmes, aux fomentations, parfois à de légers vomitifs ; mais il condamnait la saignée dont il méconnut l'effet antiphlogistique, et il blâmait les purgatifs.—Hérophile découvrit l'arachnoïde, le point de jonction des sinus de la dure-mère, l'artère veineuse et les veines artérieuses. Il logeait l'âme raisonnable dans les ventricules du cerveau.

Sous Théophraste, la médecine fut divisée en trois professions distinctes : 1° en médecine proprement dite ; 2° en pharmacie ; 3° en chirurgie. Théophraste disait que l'*Esprit* est l'auteur de la chaleur et du mouvement ; et que les membres se refroidissent et s'engourdissent quand on intercepte son cours.

Ecole empirique.—Philinus de Cos et Sérapion d'Alexandrie rejetèrent toute théorie et tout raisonnement comme inutiles et dangereux. Ils n'admirent que l'expérience, dont ils reconnaissaient trois sources : 1° la nature ou le hasard ; 2° l'expérimentation ou l'essai ; 3° l'imitation des moyens qui ont déjà réussi. Ils considéraient l'*observation*, l'*histoire* et la *substitution* des remèdes équivalents, comme le trépied de la médecine. Comme les *Empiriques* étaient ennemis de toute idée spéculative. et comme ils ne s'attachaient qu'aux phénomènes sensibles, ce sont eux qui ont le mieux caractérisé les maladies, et qui ont fait le plus fructifier la partie positive et pratique de la médecine. — Une innovation aussi originale et aussi hardie excita une vive controverse de la part des *Dogmatiques*, qui, à l'exemple d'Hippocrate, voulaient fonder la médecine sur des principes de doctrine. C'est pourquoi ils déclaraient, contrairement à leurs adversaires, que l'art doit s'appuyer à la fois sur l'expérience et sur le raisonnement, ainsi que sur l'étiologie, l'anatomie et la physiologie, que les Empiriques méprisaient, et sans lesquelles on ne peut faire une médecine ni logique, ni heureuse. Il **est**

certain qu'une théorie , qui serait fondée sur la véritable connaissance des *lois* premières de l'organisme, en même temps que
sur l'exacte appréciation des phénomènes d'observation , rendrait la médecine certaine et rationnelle , et faciliterait singulièrement son exercice. Mais nous devons faire remarquer que
l'Empirisme n'a jamais souri qu'aux esprits fort bornés, puisque
les plus grands génies de notre art se sont efforcés d'arriver à
une doctrine qui puisse éclairer et justifier la pratique. Ils ont
probablement senti qu'il y aurait trop de danger pour les malades, si le vulgaire des médecins était abandonné à l'imperfection et aux illusions des sens , ainsi qu'aux inspirations fort
insuffisantes de l'histoire et de l'imitation.

MÉDECINE CORPUSCULAIRE. — Hippocrate avait déclaré que la
matière était une , mais altérable ; et que c'était avec elle que
la *nature* avait composé les plantes et les animaux , à l'aide de
facultés intelligentes, attractives et répulsives. C'était aussi par
l'*attraction* et la *répulsion*, que cette même nature abstraite
combattait les maladies , et surtout aux jours critiques. Asclépiade , contrairement à ces idées, soutenait que la matière est
inaltérable ; qu'elle est composée d'atômes ou de *corpuscules* ;
que ces corpuscules sont séparés par des *pores* ; que ces corpuscules et ces pores composent à eux seuls tout l'ensemble des
Êtres ; et que la différence qui existe dans leurs qualités , ne
tient qu'à l'ordre , à la figure et au nombre si variables des
atômes et de leurs interstices. Ces principes nouveaux prouvent
qu'il appliqua à la médecine, la philosophie atomistique de
Démocrite et d'Épicure. Rien, disait-il, n'est produit sans cause,
mais par une certaine nécessité ; et ce qu'on appelle la *nature*
n'est que la *matière* et son *mouvement*. Il n'existe ni âme, ni
facultés, ni intelligence. Les animaux sont conduits passivement
par des *simulacres* et par une certaine mémoire ; et tout en eux,
comme dans le monde, est produit par le concours des *corpuscules* et la disposition des *pores*. C'est le mouvement des corpuscules et leur passage incessant au travers des pores, qui
constituent la vie. Les plus petits corpuscules sont formés de
chaleur ou d'*esprit* ; et les plus grands sont composés de sang et
d'humeur. La vie et la santé se maintiennent , tant qu'il existe
de justes proportions et de l'harmonie entre les corpuscules et
les pores. Mais , la maladie et la mort surviennent , quand le
cours des corpuscules est entravé ; ce qui résulte de leurs disproportions avec leurs interstices : alors il s'est formé un embarras,
un obstacle, soit par la grandeur, le nombre , la vitesse ou la
lenteur des corpuscules , soit par la petitesse , l'obliquité , le

rétrécissement ou le trop grand élargissement des pores eux-
mêmes. L'hydropisie est causée par la trop grande ouverture
des pores ; et l'inflammation provient de leur excessive ferme-
ture. Asclépiade critiquait la méthode d'expectation d'Hippocrate, et l'appelait une *étude de la mort*. Il avait pour
maxime qu'il faut guérir sûrement, promptement et agréable-
ment, *tutò*, *celeriter et jucundè*. A cet effet, il recourait à
l'abstinence de vin et de viande, à l'eau fraîche, aux lavements, aux onctions, à l'exercice. Il blâmait les vomitifs et les
purgatifs comme trop irritants ; et comme il ne leur reconnaissait
pas d'autre vertu que de diminuer la *plénitude*, il leur préférait
la *saignée :* c'est elle qu'il employait pour désobstruer les pores
et dégager les corpuscules, surtout dans les phlegmasies et les
douleurs. — Nous conclurons sur Asclépiade : 1° qu'en admettant pour principes deux abstractions, la *matière* et le *mouvement*, il fut un vitaliste métaphysicien ; 2° qu'en reconnaissant
l'existence de la *chaleur* ou de l'*esprit*, et en sentant le besoin
de combattre l'*inflammation* par l'eau fraîche, l'abstinence et la
saignée, il fut impondéraliste sans le savoir ; 3° qu'en rattachant
les maladies aux dispositions et à l'embarras des corpuscules,
ainsi qu'au relâchement et au rétrécissement des pores, il fut
par-dessus tout un *médecin physicien :* c'est pourquoi, on doit
le considérer comme le précurseur de Borelli, et comme
l'inspirateur de la doctrine iatromathématique.

Secte méthodique. — Thémison prétendait qu'il était inutile
de connaître la cause, la nature et le siége des maladies ; qu'on
ne devait s'attacher qu'à ce qu'elles ont de commun. C'est
pourquoi il les rapportait toutes à deux genres principaux, le
resserré et le relâché, ou le *strictum* et le *laxum*, et à un
genre secondaire, le mêlé, ou le *mixtum* qui participait des
deux autres. Mais il faisait une très-grande attention aux trois
périodes de naissance, de plus grande intensité et de déclin des
maladies. C'est sur ces principes qu'il fonda la médecine,
qu'il appela une *méthode* basée sur l'évidence et qui conduit
à distinguer ce que les maladies ont de commun. On doit
considérer Thémison comme le disciple et l'imitateur d'Asclépiade, qu'il surpassa cependant en célébrité, car il fit secte,
et son système dura longtemps. Mais sa thérapeutique res-
sembla tout-à-fait à celle de son maître. Pourtant c'est lui
qui divisa les médicaments en *relâchants* et en *resserrants*,
qu'il opposait aux maladies selon le principe des contraires.
Les relâchants consistaient dans la saignée, les sangsues, les
ventouses, les lavements et les topiques émollients ; et les res-

serrants comprenaient l'eau froide, l'oxicrat , les décoctions et
les solutions astringentes . Une théorie aussi tranchée et une pratique aussi facile séduisirent les esprits. Il suffisait de savoir qu'il
existât une inflammation ou un *strictum* morbide, pour *recourir
au laxum* thérapeutique, ou à la méthode et aux médicaments
qui conviennent à toutes les inflammations. Et dans ce cas, on
relâchait tout le corps en général, quelque fût l'endroit du resserrement. Et pour les cas de relâchement et de faiblesse ou
de *laxum* morbide, on employait le *strictum* thérapeutique, ou
la méthode et les médicaments propres au genre resserré. Cette
doctrine rejetait les vomitifs , les purgatifs, les cautères et les
spécifiques, dont l'action douteuse ne s'accordait pas avec son
dichotomisme. La clarté de cette méthode et la facilité de sa pratique valurent à son auteur un succès prodigieux qui retentit
jusqu'à nous. Cependant au total, Thémison ne fut qu'un médecin
physicien, qui ignora complètement les lois physiologiques et
les fonctions des tissus , puisqu'il n'envisagea le corps que
comme un vaste cuir dont il fallait ouvrir ou dilater les pores.
Mais son *laxum* et son *strictum* devaient inspirer plus tard la
possibilité de fortifier et d'affaiblir la totalité de l'organisme ou
l'activité entière de la vie : et c'est à cette pensée précieuse et
féconde que l'on doit attribuer le système de Brown, son imitateur.— Thessalus, un des méthodistes les plus distingués, soutenait que pour guérir, et surtout dans les maladies chroniques, il
fallait changer entièrement la nature des pores de la partie malade et la *régénérer*. Cette opération qui s'appelait *métasyncri-
tique* ou *récorporative* , consistait à employer le raifort , la
moutarde, les cantharides, les révulsifs et les dérivatifs externes,
dans le but d'attirer du plus profond du corps et de reconstituer
les pores malades.

Éclectisme. — Potamon venait d'imaginer une philosophie
bâtarde, qui consistait à rejeter toute méthode générale et exclusive, et à choisir dans tous les systèmes les opinions les plus rai-
sonnables. Ce principe est beau en théorie , mais inapplicable
en pratique : car si chacun fait son choix par son propre discer-
nement et ses seules inspirations, on ne verra jamais deux
hommes de la même opinion et partager la même synthèse :
alors la science s'annulera dans le doute et la confusion. C'est
pourquoi l'éclectisme a toujours abruti les nations où on l'a professé ; et en causant l'irrésolution des esprits , l'incertitude
des principes, il a énervé les courages, corrompu les mœurs et
préparé la servitude. C'est Agathée de Sparte qui appliqua
cette fausse doctrine à notre art ; mais c'est Archigène d'Apamée

qui l'illustra le plus. Cette philosophie médicale n'a laissé dans la science que son nom.

Secte Pneumatique. — Athénée s'empara du *Pneuma* des Stoïciens et l'introduisit dans la médecine, pour en faire la cause de la santé et des maladies par ses diverses proportions. Ce pneuma était un cinquième élément appelé *esprit*, qui pénétre tous les corps et les conserve dans leur état naturel. Les uns croyaient que cet *esprit* était immatériel ; d'autres le considéraient comme l'air, le vent, l'éther. Si le pneuma représentait l'*air*, Athénée aurait été le premier médecin gaziste ; s'il avait signifié le *feu*, il aurait été le premier médecin impondéraliste. Mais loin de là, car il admettait le principe d'Alcmæon pour base fondamentale de sa doctrine, savoir : que ce n'est point le feu, l'air, l'eau et la terre, qui sont les véritables éléments, mais bien leurs quat.e qualités respectives, le chaud, le froid, l'humide et le sec. Athénée regardait le pouls comme produit dans le cœur et dans les artères par la dilatation naturelle de l'esprit ; et il croyait que les maladies survenaient quand cet esprit souffrait ou recevait quelque atteinte. On voit que cet esprit n'était que celui d'Erasistrate sous le nouveau nom de *Pneuma*. — La doctrine d'Athénée devint célèbre et fut partagée par Arétée, médecin profond et grand observateur, à qui nous devons les principes les plus saillants du Pneumatisme, et entre autres les suivants. Si le Pneuma n'est pas empêché de suivre sa ligne droite, il anime, il nourrit, il conserve la machine entière ; mais s'il est trop comprimé, l'homme ne peut pas vivre longtemps. S'il éprouve des *altérations* ou s'il rencontre des *obstacles*, il en résultera diverses maladies. Enfin, l'homme succombera si son esprit vital est totalement empêché de circuler. Cependant les pneumatiques attribuaient toutes les maladies à la froideur, à l'humidité, à la sécheresse ou à l'épaississement, soit de l'esprit lui-même, soit le plus souvent des humeurs : c'est pourquoi leur pratique tenait plutôt de l'humorisme.

Dioscoride, sous Vespasien traite de la matière médicale avec beaucoup de succès : compilateur de ses devanciers, il fit une science compacte qui comprenait la description physique et pharmaceutique de tous les minéraux, les végétaux et les animaux susceptibles d'être employés en médecine.

Humorisme de Galien. — Enthousiaste des idées d'Aristote et de Platon, Galien s'efforça de les allier à la médecine hippocratique, dont il reconnut l'excellence. Le corps a pour éléments le feu, l'air, l'eau et la terre (Empédocle), dont les qualités premières sont le chaud, le froid, l'humide et le sec (Alcmæon).

Leur harmonie constitue la santé ou une bonne *tempérie*, un juste mélange. Mais leur excès ou leur défaut produisent l'*intempérie*, le désordre des fonctions et les maladies. Pour guérir, il ne faut qu'entretenir la tempérie et corriger l'intempérie; ce qui s'obtient en opposant le chaud au froid, le sec à l'humide, etc. Il en est de même en chirurgie, il ne faut qu'augmenter ou diminuer, unir ou séparer (Celse). Il y a quatre tempéraments principaux : le chaud, le froid, l'humide et le sec, et plusieurs secondaires, qui tiennent à la combinaison de ces qualités élémentaires. Un tempérament est formé : 1° de solides ; 2° d'humeurs ; 3° d'esprits. Les *Solides* sont les parties simples et composées. Les *Humeurs* sont le sang, la pituite, la bile et l'atrabile (Hippocrate). Quant aux *Esprits*, ils sont de trois sortes, les naturels, les vitaux et les animaux. Les esprits naturels, qui ne sont autre chose que la vapeur subtile du sang hépatique, forment les esprits vitaux en se combinant dans le cœur avec l'air de la respiration ; et les esprits vitaux se changent dans l'encéphale en esprits animaux. Ces esprits sont les instruments de trois *Facultés*, dont le foie, le cœur et le cerveau sont les différents siéges (Platon). La faculté naturelle préside à la nutrition et à la génération. La faculté vitale répand par les artères la chaleur et la vie. La faculté animale, qui communique avec la raison ou faculté régente, distribue par les nerfs le sentiment et le mouvement. Ce sont ces facultés qui président à toutes les actions internes et externes des trois grands appareils. De plus, il existe aussi des facultés particulières ou locales, comme celles d'attraction, de coction, de rétention, d'expulsion. Mais toutes ces facultés abstraites dépendaient d'une cause métaphysique, la *Nature*. — Les causes morbifiques sont la plénitude des humeurs (Erasistrate), ou la cacochymie. La plénitude est générale ou locale; elle est aussi simple ou complexe. La cacochymie résultait de la *dégénération* des humeurs. L'intempérie, ou le mélange vicieux des humeurs, était la cause la plus générale des maladies. Cette intempérie était avec matière ou sans excrétions; elle était aussi simple, comme lorsque le chaud domine seul; ou composée, comme lorsque le froid et l'humide s'unissent ensemble avec excès. Ce sont les symptômes qui font reconnaître les maladies. Il y a les périodes de crudité, de coction et de crise. Les signes sont diagnostics et pronostics. Le pouls est un mouvement du cœur et des artères propre à entretenir la chaleur, à attirer l'air, à chasser les excrétions fuligineuses du sang. — La maladie se guérit par les *contraires*, mais appliqués par degrés, parce que la nature ne supporte pas les changements subits. On oppose une intempérie chaude à une froide, une sèche à une humide, et inversement. On proportionnera toujours les médicaments à la force des malades. On guérit par la diète, par la pharmacie, par la chirurgie. Les propriétés médicinales dépendent du chaud, du froid, du sec et de l'humide, et de leurs diverses combinaisons qui forment l'aigre, le doux, le salé, l'amer. La vertu de certains remèdes peut s'élever jusqu'à la quatrième puissance : ainsi la chicorée est froide au premier degré, et le poivre est chaud au quatrième. De plus, la force des médicaments était ou *actuelle*, ou en *puissance*, ou *spécifique :* ainsi, la glace est froide et le feu est chaud actuellement ; tandis que la ciguë est froide et la badiane est chaude en puissance. Les spécifiques, comme les antidotes et les poisons, agissent par toute leur substance. — Quant à la pratique de Galien, elle était tout-à-fait conforme à celle d'Hippocrate. — Nous conclurons que si nous avons considéré Hippocrate comme le chef du *Vitalisme* et le préparateur de l'*Humorisme*, Galien doit être regardé comme le chef et le plus grand propagateur de ce dernier système. Cependant, malgré ses principes métaphysiques, ou sa nature et ses facultés, et malgré ses applications humorales, ou ses intempéries et ses cacochymies, son génie sagace effleura l'*Impondéralisme ;* puisqu'il ne pût se passer des esprits naturels, vitaux et animaux, pour fonder sa physiologie ; et puisqu'il ne pût s'empêcher de combattre les maladies *chaudes* et froides, par des médicaments contraires froids et *chauds :* tant il est vrai que l'*Impondéralisme* est indispensable pour les explications et pour les applications médicales.

Après Galien, la médecine fut plongée dans les ténèbres avec toutes les autres sciences, ce qu'on doit attribuer au règne de Tibère, aux irruptions des hordes du nord, à la barbarie, à la superstition, à la crédulité et à l'obscurantisme du moyen-âge. Quatre compilateurs distingués, Oribase, Aétius, Alexandre de Tralles et Paul d'Egine, sauvèrent de ce grand cataclysme social les précieux écrits de l'antiquité, quoique plus ou moins altérés par leurs interprétations particulières. Mais la médecine se releva enfin par les travaux des Arabes, qui la firent refleurir du xe au xiie siècles, sous Mesué, Rhazès, Averrhoès et Avicenne. — Tophaël disait que l'esprit réside dans les ventricules du cœur, où il fermente avec la chaleur intégrante de cet organe, auquel il communique une forme pyramidale à cause de la flamme qui s'y développe. — Rhazès avança que la fièvre ne constitue pas une véritable crise, mais qu'elle indique seulement

que la nature travaille à opérer la solution de la maladie. —
Avicenne préluda au solidisme, en ce qu'il localisait les maladies ; il ne commençait jamais une description morbide,
sans expliquer l'anatomie de la partie affectée. — Mais en
somme, la théorie des Arabes ne fut qu'une imitation de la
médecine grecque. Ils ne firent que modifier légèrement la
pratique, en substituant aux drastiques des anciens des moyens
plus doux, tels que les tamarins, la casse et le séné, et en
introduisant dans la thérapeutique les sirops, les eaux distil-
lées, les alcoolats, les essences et les préparations chimiques.
— Mais après la prise de Constantinople, en 1453, lorsque
les savants orientaux qui avaient fui dans l'Occident, y ap-
portèrent les doctrines et les livres des anciens, les moines
et les studieux en firent des traductions qui furent propagées
par l'imprimerie ; et les sciences et la médecine commen-
cèrent à renaître ; l'autorité des Arabes s'éclipsa, et l'on en
revint aux systèmes de Platon et d'Aristote, d'Hippocrate et
de Galien. Les xvi° et xvii° siècles furent célèbres par leurs
grands anatomistes, Fallope, Vésale, etc. Mondini inspira le
système de Gall, en soutenant qu'il existait dans le cerveau
des cellules, dont chacune était le siége d'une des facultés
de l'âme. On vit aussi d'illustres pathologistes, Fernel,
Mercurialis, Forestus ; et de savants chirurgiens, Lanfranc et
Vigo, les précurseurs d'Ambroise Paré. Cardan précéda aussi
Hahnemann, par son opposition à l'ancienne indication galé-
nique *contraria contrariis opponenda*, et par sa préférence
pour le principe *similia similibus curantur*. Les anciens lui
avaient appris qu'on peut guérir la diarrhée par les purgatifs,
et certains vomissements par les vomitifs. — Plater donna
une première ébauche d'une classification nosographique. Mi-
chel Servet décrivit la circulation pulmonaire. Botal fit un
usage exagéré de la saignée.

Système de Paracelse. — Les sciences occultes astrologiques
et cabalistiques avaient déjà retenti dans la médecine, mais
Paracelse les y introduisit plus étroitement et les y allia à
l'alchimie. Tout dérive du grand *mystère*, qui a produit
successivement les étoiles, la matière et les formes des créa-
tures. Les semences de tout sont éternelles et se propagent
seulement par la voie de la génération. Les quatre éléments
sont chimériques ; il n'existe que du *mercure*, du *soufre* et du
sel, dont les propriétés sont dues aux constellations. Il tirait
leur idée du bois qui brûle : ce qui s'enflamme est du soufre ;
ce qui s'élève en fumée est du mercure ; et ce qui se réduit

en cendres est du sel. Il existe de plus une *quintessence* pure, immortelle et sydérique ou d'origine céleste. C'est le concours et la combinaison des lois de ces quatre substances, qui président à la conservation de l'Univers, ainsi qu'à notre organisation. L'homme ou microcosme est en petit, ce que la Nature ou macrocosme est en grand : on découvre en lui les constellations, les mouvements des astres, l'essence de la terre, l'eau, l'air, les minéraux, les végétaux, les animaux. Chaque partie du microcosme a des sympathies magiques avec les planètes. Chaque être a deux corps, l'un sydérique et invisible, et l'autre substantiel et apparent. Le corps sydérique sert à discerner les *signatures*, ou les caractères physiques qui font apprécier l'essence et les qualités des choses. Il peupla le monde de nouveaux génies mythologiques, et imagina les Sylphes de l'air, les Nymphes des eaux, les Gnômes de la terre, les Salamandres du feu. Le corps sydérique de l'homme *attire* à lui, par la force de l'imagination, tout ce qui l'entoure. Tantôt il prétend que la force vitale est une émanation des astres, un feu qui dérive de l'air ; et tantôt il invoque une puissance occulte, qu'il appelle *Archée* ou la Nature. Cet Archée, l'esprit de la vie, est l'architecte du corps : c'est lui qui est l'agent sydérique, disposant chaque chose à sa place, séparant le principe nutritif et le pur de l'impur, et pouvant seul guérir les maladies. Le tempérament, la santé et la maladie dépendent du soufre, du mercure et du sel, et non des humeurs ni de leurs qualités : car le froid ou le chaud d'une affection n'en sont pas la *cause*, ils n'en sont que les signes. Le mercure produit la manie, la paralysie et les maladies nerveuses. Le soufre détermine la fièvre et les inflammations. Le sel engendre les dartres, les ulcères, les cancers, la pierre et la goutte. La matière peccante dans la fièvre n'est que du soufre et du nitre enflammés. Le tartre est la cause générale des maladies par épaississement des humeurs, par rigidité des solides, par accumulation de la matière terreuse. Paracelse prétendait guérir les maladies avec des médicaments qui avaient des rapports cabalistiques avec les organes malades. Mais excepté quelques préparations chimiques qui le rendirent célèbres, comme sa quintessence, son élixir, son laudanum, ses mercuriaux, il ne fut guère qu'un illuminé et un empirique ; ce qui ne l'empêcha pas de faire des cures extraordinaires. Nous conclurons sur ce génie original, qu'il expliqua le premier, par la chimie, le *Panthéisme* des anciens, et qu'il fut peut-être l'inspirateur du métaphysicien Spinosa. Son esprit sydérique n'est sans doute qu'une imitation du Pneuma des Stoïciens, à moins qu'il n'ait entrevu

l'électricité dans ses expériences ; mais rien ne motive cette
assertion. Quant à sa médecine, elle ne fut ni impondéraliste,
ni gaziste, ni humoriste, ni solidiste; mais elle fut chimique,
c'est-à-dire, fondée sur des forces élémentaires très-vagues :
aussi, est-ce l'ignorance de leurs causes, jointe à une imagination fougueuse et romanesque, qui suggéra à Paracelse ses explications astrologiques et cabalistiques et son empirisme pratique.

ARCHÉISME DE VAN HELMONT. — Tout dérive de l'Archée, qui
tire tous les corps de la matière à l'aide du *ferment*. L'eau,
origine de toutes choses, a donné naissance à la terre et a produit
aussi le sel, le soufre et le mercure. Toute activité, toute force
ne préexiste pas comme telle dans les corps, mais provient du
feu. Cependant, le feu n'est pas un élément, il est composé et
diffère de la lumière. Le ferment n'est ni une substance, ni un
accident ; il préexiste aux semences, et son odeur attire l'esprit
générateur de l'archée. Cet esprit qui crée tous les corps, est le
fondement de la vie et des fonctions : il disparaît à la mort,
mais c'est pour créer d'autres corps en entrant de nouveau en
fermentation. Il suffit que l'archée agisse sur un ferment convenable, pour faire naître les êtres, les végétaux et les animaux.
La fermentation de l'eau produit un *gaz*, qui s'exhale sous l'impulsion de l'archée. Analogue à la cause du mouvement des
étoiles et intermédiaire entre l'esprit et la matière, ce *gaz* est
le principe de la vie et de la génération de tous les corps. Dans
l'homme, l'archée est l'âme, qui agit par l'intermédiaire des
esprits vitaux. Il siége dans l'estomac; et de là, en souverain
qui commande à plusieurs archées secondaires et ses vassaux,
il préside et commande à toutes les fonctions. Il y a six sortes
de digestions vitales, depuis la chimification jusqu'à la conversion
du sang artériel en esprit, et jusqu'à l'élaboration du principe
nutritif dans chaque partie. La maladie résulte de la souffrance,
de la colère et de la frayeur de l'archée qui, de l'estomac, en-
voie par erreur son ferment sur d'autres organes : voilà comment
sont produites la folie, l'épilepsie, la goutte. La pierre provient,
non du *tartre*, mais du sel de l'urine qui se précipite pour
former un calcul. La fièvre siége toujours dans le duumvirat
de l'estomac et de la rate ; et ses causes sont plus propres à
offenser l'archée, qu'à altérer la structure des parties ou le
mélange des liquides. Les quatre éléments et les quatre humeurs
ne causent pas les maladies, ni le froid ni le chaud : le froid
naît de la frayeur de l'archée, et le chaud est l'effet de ses
ébranlements désordonnés. Toute phlegmasie tient à l'*irritation*
qui altère le sang et qui développe l'*épine de l'inflammation*

La dyssenterie ne diffère de la pleurésie que par le siége de l'irritation locale. Les maladies par faiblesse résultent de la lenteur et de l'inertie de l'archée. Le but de la thérapeutique est de le calmer dans sa fureur, de le stimuler dans sa paresse, de le régulariser dans ses égarements : alors les *acides* et les *âcretés* se dissipent d'eux-mêmes. Cet auteur était ennemi de la saignée et des purgatifs, parce qu'ils affaiblissent trop l'esprit vital du sang et qu'ils épuisent les forces. Il se servait fréquemment du vin, de l'opium, des mercuriaux et des antimoniaux. — Ce système est romanesque. L'archée est une abstraction qui figurait la puissance de la Nature. L'*esprit* était spirituel. Le ferment signifiait l'activité chimique des corps. De tels principes s'écroulent faute d'explications expérimentales. Mais si l'archéisme ne fut qu'une utopie *métaphysique* et impraticable ; si son auteur a ignoré l'Impondéralisme ; s'il a rejeté le solidisme et l'humorisme, il a eu la gloire de préparer le gazisme et la chimiatrie.

L'illustre Descartes adopta les idées de Van Helmont, et croyait que la circulation était due à l'effervescence et à la fermentation du sang dans le cœur. Il a reconnu que le sang rouge avait deux degrés de chaleur de plus que le sang noir. Il pensait que la digestion s'opérait aussi en vertu d'une fermentation avec développement d'un acide très-âcre. Pour expliquer les sécrétions, il comparaît les organes à des cribles, qui laissent passer les parties déliées et similaires des humeurs, et qui retiennent les parties grossières et hétérogènes. Ces idées théoriques conduisirent rapidement la médecine aux explications mécaniques et mathématiques.

Chimiatrie. Inspiré par les idées de Van Helmont et de Descartes, Sylvius appliqua la chimie à la médecine. Il expliquait toutes les opérations du corps par un ferment primitif, par une fermentation indispensable, par l'effervescence des *acides* ou des *alcalis*, par le dégagement de gaz et d'esprit volatil. Les esprits vitaux, qui sont analogues à l'esprit de vin, sont distillés dans l'encéphale et conduits dans les parties pour les rendre sensibles. Les maladies sont causées par l'*âcreté*, c'est-à-dire, par la prédominance des éléments chimiques des humeurs. Comme tout ce qui est âcre peut se rapporter à deux genres, l'acide et l'alcali, il s'ensuit qu'il n'y a que deux classes de maladies : 1° celles dues à une âcreté *acide*, et 2° celles produites par une âcreté *alcaline*. Il y a aussi une âcreté *spécifique*, qui provient du mélange vicieux des humeurs avec le sang. On doit aussi chercher la cause des maladies dans les esprits vitaux, qui sont souvent trop aqueux, ou en trop grande fermentation, ou qui manquent totalement ; néanmoins les affections que leur altération provoque, dérivent toujours des *vapeurs* âcres, *acides* ou *alcalines*, qui les troublent et les offusquent. — On voit que cette doctrine faisait abstraction des *solides*, pour ne considérer que l'altération *chimique* et que le mélange vicieux des *humeurs*, sans remonter à une cause plus directe ou à une explication pathologique. — La thérapeutique de Sylvius consistait à combattre l'acidité ou l'alcalinité âcres des affections, par les alcalis ou par les acides employés selon le principe des *contraires*. Il abusa des purgatifs pour s'opposer à l'effervescence de la bile, et des agents volatils pour corriger la lymphe et pour remédier à la paresse des esprits vitaux. On conçoit que sa pratique ne put être que très-pernicieuse, puisqu'il rejeta l'indication des causes, du siége, de la nature, des périodes et des signes des maladies, pour ne voir dans le laboratoire animal qu'éléments fermentescibles et qu'opérations chimiques. — Paracelse, Van Helmont et Sylvius avaient raison de fonder les causes des maladies sur les éléments chimiques du corps ; mais ils ne pouvaient le faire avec succès, qu'après avoir expliqué comment ces éléments chimiques produisaient la physiologie et devenaient malades eux-mêmes, soit dans l'exécution des fonctions, soit dans le mélange des humeurs, soit dans l'essence des solides : car telle est la question capitale qui ne sera tranchée que par l'Impondéralisme, puisque les Impondérables, par leur activité inhérente, sont les premières causes de toutes choses, et de tout acte chimique, et de toute opération physiologique, et de tout dérangement morbide. Mais au lieu de remonter aux *Impondérables*, Sylvius ne s'est attaché qu'à des causes éloignées, à la fermentation, à l'effervescence, à l'acidité et à l'alcalinité des humeurs : comme si ces phénomènes et les humeurs elles-mêmes pouvaient exister sans des impondérables fermentatifs, efficients et morbifiants. La base de ce système est donc fausse, et son auteur ne fut qu'un funeste humoriste, qui prodigua les poisons minéraux, les acides, les alcalis, les sudorifiques et tous les échauffants. — Willis, l'imitateur de Sylvius, contribua beaucoup, par ses travaux, à la propagation de la chimiatrie. — Galilée avait créé la physique expérimentale et découvert la rotation de la terre. Ses immortels écrits donnèrent l'impulsion aux sciences mathématiques, mécaniques et astronomiques. — Newton, inspiré par les calculs de Descartes et par les hautes spéculations de Képler, fonda le système du monde sur l'*attraction*. Il soutenait qu'il n'y a point d'im-

pulsion continue dans les cieux pour perpétuer les mouvements qui s'y exécutent. Mais c'est une erreur : car depuis le
globe central et immense, qui sert de pivot ou de soutien à
tous les astres, il y a une impulsion prodigieuse et incessante
d'impondérables, qui repousse tous les astres, qui les fait tour-
billonner et qui les équilibre jusqu'aux plus petites sphères placées
aux confins de l'Univers. Newton croyait que les corps célestes
nagent dans le vide, sous l'empire d'une attraction qui agit
en raison directe des *masses* et inverse des carrés des distances.
Ces idées sont encore des erreurs, car l'*attration* est une
expression métaphysique qui indique seulement un phénomène.
L'attraction ne peut exister par elle-même, sans être l'attribut
élémentaire d'une substance qui est attirante. Cette substance
primordiale était inconnue de Newton, ainsi que des chimistes
et des physiciens de son temps. L'attraction qui n'est qu'un acte,
ne peut dériver que de la puissance atomistique des Impondérables. Les pondérables par eux-mêmes ne sont pas attractifs,
ne jouissent pas de l'attraction. Aussi Newton a avancé la plus
grande absurdité, en déclarant que l'attraction était en raison
des masses. Il ne savait pas que le mot *matière* est abstrait, et
qu'il est conséquemment un principe d'erreur. Il y a dans la
Nature deux sortes de substances, qui sont le *phlox* et l'*a-
phlox*, les atômes actifs et les atômes passifs, les *impondérables* et les *pondérables*. La matière *phloxique* ou impondérable
est la seule qui soit active ; et elle révèle son activité : 1° par
des actes *attractifs* ; 2° par des actes *sécréteurs* et transformateurs ; 3° par des actes rayonnants et *répulsifs*. Voilà l'explication originelle de toutes les forces *chimiques et physiques* ; lesquelles deviennent physiologiques dans les corps qu'elles organisent et rendent vivants. Mais la matière *aphloxique* ou
pondérable est complétement inerte, elle n'est pas attractive ;
et voilà ce qui renverse tout l'échafaudage du système newto-
nien. Si vous supposez un bloc de pierre de 100 mètres cubes :
bien certainement ce bloc de matière aphloxique attirera moins,
dans une année, qu'une bougie allumée attirera et consumera
de gaz en un jour ; qu'un chêne attirera de fluides terrestres et
aériens en une semaine ; qu'un tigre attirera de substances alimentaires en un mois. La cause de cette différence réside dans
la nature pondérable et tout-à-fait passive de la pierre, et dans
la nature impondérable et essentiellement active des éléments
qui président à la combustion de la bougie, à la végétalité du
chêne, à l'animalité du tigre. Tant que les philosophes et les
naturalistes voudront expliquer l'Univers par des abstractions,

ils ne feront que s'égarer dans des spéculations creuses : la vérité ne pourra surgir que des actes chimiques et physiques des *Impondérables*, et que de l'application de leurs lois à la théorie générale de la Nature. Rousseau disait : Newton a trouvé la loi de l'attraction ; mais l'attraction seule réduirait bientôt l'Univers en une masse immobile. En effet, avec cette loi unique, tout devrait être compact, conjoint, adhérent. Il n'est donc plus permis aujourd'hui d'expliquer le monde par une force attractive proportionnelle aux densités. Ce mot de densité ne suppose pas et ne nécessite pas une force : car toute force ne peut être qu'une condition, soit atomistique et simple, soit moléculaire et composée, d'une substance. De plus, une force n'étant qu'un attribut élémentaire, ne peut se révéler que par des *actes*, que par des phénomènes. Mais la chimie et la physique nous démontrent tous les jours qu'il n'y a que les *Impondérables* qui possèdent des forces, qui produisent de l'activité, qui causent des transformations, qui déterminent des phénomènes. Ce sera donc uniquement aux Impondérables qu'il faudra rattacher les causes actives, primordiales et incessantes de la Nature. Pour conclusion, nous déclarerons que Newton ne fut qu'un philosophe métaphysicien. Sans doute, il édifia son système sur l'*attraction*, qui est une des forces générales du monde. Mais il se trompa en en faisant l'attribut de toute la matière, puisqu'elle n'appartient qu'aux seuls *Impondérables*, calorique, électrique et lumineux, dont l'ensemble forme le *Phlox*, la flamme ou l'âme plastique de la Nature. Quant aux *Pondérables*, dont la somme constitue l'*Aphlox*, ou la matière brûlée et vitrifiée de l'Univers, ils sont tout-à-fait inertes et passifs des Impondérables. De plus, nous ajouterons que Newton a ignoré les deux autres forces générales du monde, qui sont : 1° le *sécrétisme* ou le pouvoir comburant et transformateur des Impondérables ; et 2° l'*expansion* ou le rayonnement de ces Impondérables eux-mêmes, dont la répulsion maintient les rapports réciproques des êtres. Nous pensons donc qu'on ne parviendra à bien expliquer la Nature, qu'avec l'aide des *trois lois* élémentaires et chimiques des *Impondérables* ; et ces lois sont : 1° l'*attraction* ; 2° le *sécrétisme* ou l'action de sécréter ; et 3° l'*expansion* ou l'action d'irradier et de repousser.

Harvey, disciple de Fabrice d'Aquapendante qui avait découvert les valvules des veines, décrivit la circulation générale en 1649. Le sang, chassé par le ventricule gauche dans les artères et dans les plus petites artérioles, passe, toujours sous la seule impulsion du cœur, dans les capillaires des veines ; et delà se rend

par leurs branches et leurs troncs dans les cavités droites , qui
le transportent aux poumons pour être ramené au ventricule
gauche , après avoir subi l'action de l'air atmosphérique. Cette
découverte de la circulation opéra une influence immense sur
la médecine , et provoqua les recherches expérimentales qui
conduisirent les esprits vers le dynamisme et vers le mécanisme.
Harvey considérait le sang comme la cause première qui excite
le cœur à se contracter. Mais Lower faisait dériver la force du
cœur de l'influence des nerfs : « car la section et la ligature de
la paire vague affaiblissent et bientôt annulent ses mouvements.»
Wren imagina la transfusion du sang : mais cette méthode ,
d'abord prônée comme toutes les nouveautés , fut considérée
comme pernicieuse et défendue par un arrêt du parlement. —
Sanctorius s'était efforcé de calculer la transpiration insensible,
et de montrer l'influence qu'elle exerce sur la santé ; comme il
crut entrevoir que la généralité des maladies dérivait de sa
diminution , il abusa des sudorifiques.

Écolᴇ ᴍécᴀɴɪǫᴜᴇ. — Inspiré sans doute par les travaux de
ses devanciers , Borelli eut l'idée de soumettre les opérations
de l'économie aux lois de la mécanique , sans avoir égard aux
forces vitales. Il appliqua la théorie des leviers aux mouvements des membres. Le cœur , comme tous les autres muscles,
ne devait son action qu'au gonflement et au raccourcissement
de ses fibres. La force avec laquelle il surmonte la réaction du
système artériel, était estimée à 180,000 livres. Borelli expliquait les sécrétions par le diamètre des vaisseaux. — Parmi
ses imitateurs, on peut citer Bellini , l'excellent pathologiste
Baglivi , le nosologiste Sauvages. Ces mécaniciens distingués
expliquaient toutes les opérations du corps et les maladies ,
par les lois du mouvement, par la forme, le volume et la densité des viscères , par la courbure et les angles des vaisseaux ,
par le choc et le frottement des liquides , par la capillarité,
par la grosseur des globules, par des calculs algébriques et la
théorie des probabilités.

Le célèbre Bœrrhave rendait compte des propriétés et des
fonctions du corps vivant, par les lois de la physique, par les
opérations de la chimie et avec le secours des mathématiques :
mais sa pratique était tout-à-fait hippocratique. Il plaçait la
cause de la vie dans le mouvement. Il croyait que l'*énormón*
des anciens était une substance intermédiaire entre l'esprit et
la matière ; comme si un tel intermédiaire pouvait exister. Il
s'efforça de prouver l'existence des esprits animaux , qu'on supposait être le fluide nerveux. La fièvre est un effort de la vie

pour écarter la mort. L'inflammation est produite par l'obstruction, ou la stagnation du sang dans les petits vaisseaux, à la
suite de leur rétrécissement. On voit que ce grand médecin ne
pensait pas qu'on pût expliquer la vie par des causes immatérielles : c'est pourquoi il en cherchait les auteurs dans les
esprits animaux qu'il croyait être de nature nerveuse : mais
il ne songea pas du tout à l'existence des impondérables. Quant
à son *obstruction*, elle n'est qu'une imitation de la plénitude
morbide d'Erasistrate et de l'obstacle mécanique d'Asclépiade.
— Pour conclure sur cette école, nous dirons que, si les Chimiâtres considéraient le corps de l'homme comme un creuset,
où les acides en effervescence réagissaient sur les alcalis et réciproquement, les Iatromathématiciens, à leur tour, regardaient
l'organisme comme une machine, dont les rouages inertes étaient
soumis aux lois calculables de la statique et de l'hydraulique.
Cependant cette doctrine, si fausse en elle-même, conduisit
la médecine au Solidisme, puisqu'on attribua tous les désordres
morbides et toutes les altérations humorales à des causes purement mécaniques. Tous ces auteurs ne furent donc pas des Impondéralistes, mais seulement des médecins physiciens.

ANIMISME DE STAHL. La chimie et la mécanique sont impro-
pres à expliquer les lois de l'organisme : tout dans notre corps
est soumis au principe immatériel de la vie, et ce principe est
l'âme. Quant à la matière, elle ne jouit d'aucune force inhérente, parce qu'on ne peut pas dire que cette force occupe un
point dans l'espace. — Mais ces principes de Stahl sont faux,
parce qu'une force n'est que la manifestation d'activité des
éléments, et parce qu'on ne peut pas supposer une force en
dehors d'une condition élémentaire, et notamment d'une cause
impondérable. — C'est l'âme qui produit l'activité du corps,
qui le nourrit, qui régénère toutes ses parties et qui répare ses
pertes. Elle agit sans instruction et sans conscience. Elle représente le ψυχὴ des anciens. Comme les esprits vitaux ne sont pas
de la matière, on ne peut concevoir leur action : aussi sont-ils
chimériques. Si les opinions philosophiques de Stahl sont aussi
erronées que contradictoires, il n'en est pas de même de la
tonicité, dont la découverte fut l'aurore des spéculations physiologiques futures. Ce grand médecin appelait tonicité, ou
mouvement tonique, un état de *tension* et de *relâchement*
des parties molles, qui chasse le sang et les humeurs, qui
les dirige vers certains organes, et qui opère la sécrétion des
fluides. Glisson avait déjà reconnu auparavant que la fibre
organique était irritable ; mais Stahl agrandit cette idée et l'ap-

pliqua à tous les phénomènes du corps : puisque sa *tonicité*, qui supposait la force motrice de l'âme, était considérée par lui comme la cause de tous les phénomènes, soit physiologiques, soit pathologiques. Cette tonicité résidait dans les solides ; elle était l'effet de la réaction de l'âme contre les causes morbifiques, et c'est elle qui produisait les congestions, les spasmes, les fièvres, les hémorrhagies et les évacuations. L'âme était la source de tous les mouvements et de tous les changements du corps, et la maladie dérivait d'un trouble ou d'une irrégularité dans le *gouvernement* de l'économie animale, c'est-à-dire, des *obstacles* aux mouvements de l'âme. La pléthore est la cause la plus ordinaire des maladies : par elle, l'enfance est plus exposée aux affections de la tête, la jeunesse à celles de la poitrine, l'âge mûr à celles du bas-ventre. L'engorgement de la veine porte, *porta malorum*, est la cause la plus fréquente des maladies chroniques. C'est encore la pléthore qui produit tous les genres d'accumulation passive et de congestion active du sang. Cette dernière produit un obstacle ou une obstruction qui engendre des mouvements vitaux violents, d'où résulte une *inflammation*, qui se termine par résolution ou par la formation du pus. Les mouvements toniques suffisent pour guérir les maladies : c'est pourquoi l'on doit moins dominer la nature que lui obéir, qu'*observer* sa tendance et favoriser ses effets. Stahl était partisan d'une sage expectation, comme Hippocrate ; il croyait aussi à l'autocratie de la nature : c'est pourquoi sa pratique, généralement adoucissante, proscrivait les moyens trop actifs. Mais s'il regarda la saignée comme un excellent moyen de combattre la pléthore et de seconder les crises fébriles, il fit cependant un fréquent usage de l'émétique et des purgatifs dans les maladies chroniques. Nous conclurons que cet auteur de l'animisme ne fut en théorie que l'imitateur de Van Helmont, conséquemment il ne fut qu'un *vitaliste*, qu'un médecin métaphysicien, qui fonda sa doctrine sur une abstraction inaccessible à l'esprit, inapplicable à la pathologie et sans prise pour les médicaments. Malgré cette erreur fondamentale, sa pratique fut assez exacte, parce qu'elle était basée sur l'observation ; pourtant elle fut dominée par l'humorisme, puisqu'il s'attachait principalement à combattre la pléthore, la congestion et l'obstruction. Mais il ne put traiter la *fièvre* et l'*inflammation* qu'en impondéraliste empirique, puisqu'il méconnut l'agent *calorique*, qui les détermine par son entrave et son accumulation générales et locales.

Après Stahl, la médecine marcha à grands pas vers le physiologisme. — Sauvages admettait le fluide nerveux comme l'agent intermédiaire par lequel l'âme agit sur le corps. La maladie résultait de la réaction du principe vital contre les causes morbifiques, et cette réaction s'opérait tantôt par les forces ordinaires de la nature, tantôt par ses forces extraordinaires, qui accéléraient la circulation et enlevaient les obstacles au cours du sang. — Le Cat, en disant que les mouvements vitaux ne sont point soumis à la volonté, parce que les ganglions s'opposent à son influence, et parce qu'on n'a pas la conscience des opérations vitales, inspira sans doute la distinction des deux vies organique et animale de Bichat. — Platner donnait le nom de *goût* à la faculté que chaque organe possède de désirer les impressions agréables, et de repousser celles qui l'affectent désagréablement.

Nous ne quitterons pas le sujet de l'animisme, sans rappeler que le chinois Fôt édifia un système physiologique qui lui était entièrement opposé. En voici la substance. La vérité est que tout se réduit au néant; que tout est illusion et songe; que la métempsycose morale n'est que le sens figuré de la métempsycose physique, ou de la transmigration des principes impérissables des êtres dans leur formation successive. L'âme n'est que le principe vital, qui résulte des propriétés de la matière et du jeu des *éléments* dans les corps, où ils créent un mouvement spontané. Dieu lui-même n'est que l'âme de la nature, le principe moteur ou la force occulte répandue dans les êtres, et la somme de leurs lois et de leurs propriétés; cette force, en raison de la variété infinie de ses rapports et de ses opérations, a été considérée, tantôt comme simple et tantôt comme multiple, tantôt comme active et tantôt comme passive; mais c'est une énigme insoluble pour l'esprit humain. Tout ce qu'on peut comprendre, c'est que la matière ne périt point, et qu'elle possède essentiellement des propriétés et suit des lois, par lesquelles le monde est régi comme un être vivant et organisé. La connaissance de ces lois constitue la sagesse; la vertu et le mérite résident dans leur observation; le mal et le vice proviennent de leur ignorance et de leur infraction; et le bonheur et le malheur n'en sont que des conséquences naturelles. — On voit que ce système remarquable diffère peu du panthéisme des stoïciens.

Dynanisme d'Hoffman. — Aristote avait dit que toutes les choses naturelles renferment en elles la *raison suffisante* de leur mouvement et de leur repos. Mais l'idéalisme de Platon fit croire, jusqu'à l'époque de Descartes et de Stahl, que toutes les forces manifestées par la matière dérivaient de puissances spirituelles. C'est pourquoi les Iatromathématiciens, pénétrés de cette erreur, ne cherchèrent qu'à déterminer les effets mécaniques secondaires. Mais Leibnitz, Kant et les chimistes démontrèrent que la force est inhérente à la matière. Le célèbre panthéiste Spinosa alla même jusqu'à donner à la *substance*, la vie, le sentiment et la pensée. C'est ainsi que la science inclina vers le *Dynamisme* des éléments, et s'appuya bientôt sur l'*activité* de la *matière* organisée et vivante. — Glisson croyait la matière active et animée. Il disait que toute substance doit renfermer une nature énergétique, constitutive de la vie, principe de mouvement, et jouissant de la faculté de sentir et de désirer. La fibre animale elle-même est douée de l'*irritabilité* avec perception et appétit; et cette irritabilité est la source des sympathies, par ses relations avec les esprits vitaux et par ses communications nerveuses. —F. Hoffman professait que le corps de l'homme, comme tous ceux de la nature, possède des forces matérielles à l'aide desquelles il opère ses mouvements. Les forces générales du corps sont celles de cohésion et de résistance; et les forces particulières agissent par le nombre, la mesure et l'équilibre : aussi peut-on les expliquer mécaniquement et mathématiquement. Il existe dans la nature entière une *âme sensitive*, matérielle et volatile, espèce d'éther, dont l'influence imprime l'activité aux êtres, produit la germination et les sécrétions des végétaux, et cause les actions organiques et locomotives des animaux. L'éther animal est séparé dans le cerveau et distribué par la moëlle dans tous les nerfs et dans toutes les parties. Son existence est prouvée par la cessation des mouvements d'un muscle, quand la force nerveuse y est épuisée. C'est le mouvement du cœur qui constitue la vie, et la circulation du sang est la cause de la chaleur, de la nutrition, de l'accroissement et de toutes les actions vitales. Le mélange des humeurs dépend beaucoup du mouvement des solides. Les agents extérieurs agissent moins sur les liquides que sur les solides, qu'ils contractent, tandis que leur *fluide nerveux* les dilate. Toutes les maladies tiennent aux vices du mouvement. Quand il est trop fort, il en résulte le *spasme*; mais s'il est trop faible, il en naît l'*atonie*. Le spasme est la source des fièvres, des inflammations, des hémorrhagies, des convulsions. L'atonie engendre les maladies chroniques et les cachexies. Ce sont les affections de l'estomac et du duodénum qui sont les plus fréquentes; mais elles se déguisent sous un aspect bilieux qui les fait méconnaître. Hoffman s'efforçait de guérir en affaiblissant le spasme et en excitant l'atonie : c'est pourquoi il fondait sa thérapeutique, dichotomique comme celle de Thémison, sur les calmants et sur les fortifiants, sur les évacuants et sur les altérants. Il combattait le spasme par la saignée,

les bains chauds, l'opium, sa liqueur anodine, le nitre, l'exercice, la diète et l'eau ; et il opposait à l'atonie le vin, le camphre,
le quinquina et les ferrugineux. Quoique ce grand médecin fût
partisan de la méthode d'Hippocrate, cependant sa pratique fut
plus active et moins entachée d'expectation. — Nous conclurons que le célèbre F. Hoffmann fut avant tout un *mécanicien* ;
mais comme il voulut expliquer la vie et les fonctions par le
mouvement et par les forces qu'il croyait essentiels à la matière,
son *mécanisme* s'allia au *dynamisme* ; ce qui donna un cachet
spécial et nouveau à sa doctrine. De plus, il effleura l'*Impondéralisme*, en admettant une âme matérielle sensitive, un fluide
nerveux et les esprits animaux. Il ne lui manqua donc que de
rattacher ces principes actifs, qu'il croyait primordiaux, à des
causes chimiques et élémentaires, c'est-à-dire, aux agents *impondérables*, qui sont les seuls moteurs de la nature.

Stahl et Hoffmann imprimèrent une impulsion puissante à la
théorie médicale, qui tendit dès lors au *Solidisme* et au *Physiologisme*. — Fléming disait que les esprits vitaux constituent
la quintessence des humeurs, et ne sont que des exhalaisons du
sang. — Gorter déclarait que ce n'est point la congestion, comme
le soutenait Boerhave, qui produit l'inflammation, mais l'*irritation* des vaisseaux doués de l'esprit vital. — Gaubius assurait
que la force des parties vivantes est indépendante de l'âme et
réside uniquement dans les solides. — L'érudit Haller, s'empa-
rant des idées de Glisson, soutint que toutes les parties du corps
jouissent de l'*irritabilité*, de la *force nerveuse* et d'un certain
degré de *sensibilité*. Cependant, il localisa surtout l'irritabilité
dans la fibre musculaire, et défendit de la confondre avec l'élasticité des tissus. Il distingua aussi les muscles volontaires des in-
volontaires, et les fonctions constantes des alternatives : c'est
pourquoi il prépara aussi la distinction célèbre des deux *vies
organique et animale*. Les substances relâchantes, l'opium et
une extension trop forte détruisent l'irritabilité. Cette dernière
est permanente ; aussi diffère-t-elle de la force nerveuse qui
n'est mise en jeu que par l'influence de la volonté. L'existence
des esprits animaux est prouvée par la structure tubulaire des
nerfs découverte par Leuwenhœch, et par la faculté qu'ont les
fluides volatils d'exécuter les mouvements les plus rapides. —
Le célèbre Haller ne fut qu'un médecin métaphysicien, puisque
son principe était tout-à-fait abstrait. Mais si son *irritabilité*
fut empruntée à Glisson, à la tonicité de Stahl et au spasme
d'Hoffman, cet auteur eut la gloire d'inspirer l'*excitabilité* de
Brown et les *propriétés vitales* de Bichat. — Le Cat faisait dé-

pendre le mouvement musculaire, non de l'irritabilité, mais du fluide nerveux : ce dernier est composé de lymphe nutritive et d'esprit vital. — Krause disait que l'irritabilité est une qualité occulte à l'aide de laquelle on n'explique rien, et que tous les mouvements dépendent de l'influence des nerfs. — Lorry affirmait que les actions des nerfs se réduisent à l'excitement et à la contraction. — Fontana déclarait que l'irritabilité exige un nouveau *stimulus* à chaque contraction ; que chacun de ses actes tend à la diminuer, et que son repos rétablit son activité.— Fabre établit que l'*inflammation* ne vient point de l'obstruction mécanique des capillaires, mais bien de l'*exaltation de leur irritabilité :* aussi l'inflammation ne s'appaise-t-elle que par l'éloignement et la destruction de l'irritant. —.Telles sont les principales assertions avancées par le *dynamisme*, dont Stahl peut être considéré comme l'inspirateur, Hoffmann l'architecte, et Haller le perfecteur. Mais la philosophie, qui marcha parallèlement avec la médecine depuis les découvertes expérimentales de la chimie et de la physique, poussa le dynamisme jusqu'à ses dernières conséquences spéculatives et sociales ; c'est ce qui prépara les écoles de Voltaire et de Rousseau, l'indépendance des Encyclopédistes et le mouvement révolutionnaire du xviii° siècle. — Hobbes affirmait que tout ce qui existe est matière, et que tous les corps sont doués de sensibilité, puisqu'ils perçoivent des impressions et sont susceptibles de réaction. — Lamétrie proclamait que les substances simples sont des chimères ; que tout est matériel ; que l'âme n'existe pas ; et que l'homme lui-même n'est qu'une *machine*, agitée par l'automatisme d'une sensibilité esclave des agents capricieux qui la tourmentent. — Hume enseignait que l'âme est mortelle, parce que, possédant tout en commun avec le corps, et naissant, se développant et décroissant ensemble, elle doit aussi s'éteindre avec lui. — Le grand physicien Priestley publiait que la matière est active ; que les forces du corps sont le résultat des forces mécaniques générales ; et que l'immatérialité de l'âme est impossible, puisque chaque état organique entraîne constamment une manière relative de penser, de juger et de désirer. — Tels sont les précurseurs qui portèrent Lock, Helvétius, d'Holbach, Cabanis, à se détacher de la psycologie qu'ils trouvaient impossible et absurde, pour les rattacher au *Positivisme* de la matérialité et de la sensibilité. Ce sont ces derniers auteurs qui fondèrent le *Sensualisme* moderne, nom malveillant et dérisoire donné à leur philosophie positive et concrète, par leurs adversaires métaphysiciens.

SOLIDISME. — Les anatomistes des xviiᵉ et xviiiᵉ siècles, et surtout le célèbre anatomopathologiste Morgagny, en démontrant les altérations morbides des viscères, appelèrent l'attention des médecins sur le rôle que jouent les solides, dans l'exécution de la physiologie normale et dans les désordres pathologiques. Mais c'est surtout à Cullen, à Bordeu et à Barthèz, que l'on doit attribuer la plus grande part dans la fondation du *Solidisme*, qu'on appelle aujourd'hui fort improprement *Organicisme*. Ces trois illustres théoriciens généralisèrent l'irritabilité, consubstancialisèrent le principe de la vie avec la trame des tissus, l'identifièrent avec les éléments des organes, et douèrent ces derniers de forces particulières et constitutionnelles. Contrairement à l'humorisme d'Hippocrate et de Galien, et aux âcretés humorales de Sylvius et des Chimiâtres, ces fondateurs du Solidisme regardèrent les solides comme seuls doués des propriétés vitales, comme seuls susceptibles de recevoir l'impression des causes morbifiques, comme seuls capables d'être le siége des phénomènes pathologiques, enfin, comme la source et le but des indications curatives. — Cullen proclamoit pour principes de sa *théorie nerveuse* : que tous les phénomènes de la vie, surtout les mouvements des solides et le mélange des humeurs, sont les suites de l'influence de la *force nerveuse* ; que tous les corps extérieurs qui agissent sur l'organisme, produisent d'abord des changements dans les nerfs ; que toutes les maladies qui paraissent avoir pour cause une altération des humeurs, dépendent de l'affection du système nerveux ; que les médicaments agissent bien moins sur les fluides que sur les parties solides douées de la force nerveuse. Cet auteur croyait faussement que toutes les causes des fièvres étaient débilitantes ; et il les divisait en synoque ou en typhus, selon la force spasmodique ou la faiblesse atonique de la réaction vitale. La fièvre hectique n'est que le *symptôme* d'une affection locale, notamment de la suppuration d'un organe. Dans l'inflammation, on ne doit avoir égard qu'à l'*irritation qui augmente l'afflux du sang*, et non aux congestions mécaniques. Par cette assertion, Cullen inspira la théorie du *Stimulisme* à Brown son disciple : mais sa pratique, trop excitante et fort incohérente, fit abuser des stimulants. — On voit donc que le dynamisme, sous Cullen, prit la forme du solidisme : mais sa force nerveuse ne fut qu'une *abstraction*, tout-à-fait impropre à expliquer les maladies, et incapable d'être modifiée rationnellement, chimiqement ou potentiellement par les médicaments. — Bordeu soutenait que chaque partie du corps vivant sent et se meut à sa manière, et que la vie résulte de l'harmonie de chacune d'elles. — Mais cette proposition est une erreur ; parce que la vie n'est que la fonction de la *calorification*, qui a pour cause l'impondérable *calorique*, et qui a pour effet d'irradier celui qu'elle sécrète et renouvelle, dans les organes qui en sont individuellement vivifiés. — Ce sont les esprits animaux répandus dans les nerfs, qui douent les glandes de leur force propre, par laquelle elles sécrètent et excrètent leurs humeurs. Quand celles-ci s'écoulent en trop grande abondance, elles engendrent les cachexies bilieuse, laiteuse, séminale, etc. La digestion est une fonction vitale. Le pouls est un indicateur précieux pour distinguer les maladies, pour reconnaître leur siége et pour présager leurs terminaisons. Le tissu cellulaire est la voie des métastases et des solutions inflammatoires. Le physique et le moral de chaque homme dépendent de l'influence prédominante de tel ou tel organe : cette pensée servit de texte aux travaux de Cabanis. L'activité vitale doit être attribuée à une force spéciale, résultant de l'organisation, et non comparable à celle qui préside aux phénomènes dynamiques des corps inertes. Un seul organe étant affecté, tous les autres le sont plus ou moins, par le dérangement de l'équilibre d'action qui doit subsister entre tous. La plupart des maladies dérivent de l'inflammation : elles débutent par une *irritation*, à laquelle succèdent une coction et une excrétion résolutive. — Ces idées devinrent les fondements de l'utopie de Broussais. — Les altérations des humeurs et des solides sont vitales, et ne proviennent ni d'une fermentation, ni d'une putréfaction analogues à celles des corps inanimés. Le solidisme ne doit point être établi sur le principe abstrait d'une fibre imaginaire, mais bien sur les *propriétés vitales* inhérentes à chaque organe. — Bordeu n'a point senti que ses *propriétés vitales* étaient aussi abstraites et aussi occultes que l'irritabilité d'Haller. — Barthèz professait que tout ce qui se passe dans le corps vivant n'est qu'un produit direct de l'organisation. La vie est due à une cause occulte qu'il appelle *Principe vitale*. Tous les phénomènes physiologiques rérésultent de ses modifications régulières et les maladies de ses aberrations ou de ses lésions. Si certaines actions tiennent à la structure des organes, comme la progression et la station, la plupart d'entr'elles dépendent des *forces vitales*, comme les sensations, les contractions, la digestion, la nutrition : mais la perception et l'intelligence sont du domaine de l'âme. Le prin

cipe de la vie n'agit pas d'après les lois de la chimie et de la
mécanique, ou d'une manière réfléchie d'après les impulsions
libres de l'âme. Ses forces sont inhérentes à chaque partie du
corps vivant, dont elles déterminent les mouvements propres,
qui ne peuvent toutefois subsister longtemps, sans la sympathie
des forces de chaque organe avec le système entier ; car
chaque organe possède aussi ses forces particulières *motrice* et *sensitive*, à l'aide desquelles il opère ses fonctions.
Les trois forces générales, la *vitale*, la *motrice* et la *sensitive*, établissent les *sympathies* des organes entr'eux, et de
chaque organe avec tout l'organisme. Cependant il existe aussi
plusieurs forces accessoires, comme celles de contractilité, de
motilité latente et même d'inertie. Les maladies locales proviennent des modifications vicieuses du principe vital, qui exécute ses actes morbides plus particulièrement sur le système où
siégent les symptômes. C'est pourquoi il ne suffit pas d'exami-
ner l'organe affecté, mais on doit étudier attentivement ses rapports avec ceux qui sympathisent avec lui. Il y a trois méthodes
thérapeutiques, la rationnelle, l'analytique et l'empirique. Par
la première, on favorise la bonne direction des mouvements de
la vie. Par la seconde, on redresse ses écarts fâcheux, en dé-
composant la maladie et en combattant chacun de ses *éléments*.
Par la troisième, on essaie des moyens perturbateurs. — Au
total, Barthèz, comme Cullen et comme Bordeu avec lesquels
il fonda le solidisme, ne fut qu'un médecin *métaphysicien*,
puisqu'il basa toutes ses explications théoriques sur les abstractions du principe vital, sur les forces générales, vitale, motrice
et sensitive, et sur les forces particulières de contractilité, de
motilité latente et de fixité : mais comment de telles expressions
et de tels principes pourraient-ils servir à rendre la médecine
plus claire, plus positive, plus rationnelle et plus facilement
applicable ? Il ne faut pas être grand chimiste, grand physicien
et grand logicien, pour être convaincu qu'il n'y a que les *Impondérables* qui, soit par leur nature, soit par leurs diverses sortes
d'activité, soit par leur réaction élastique, puissent produire la
calorification vitale et la température, la tonicité et le spasme,
l'irritabilité et la contractilité, la motilité et la sensibilité. On
doit donc désormais bannir toutes les abstractions de la science
de guérir, et s'attacher à des *causes élémentaires*, dont les lois
frappent plus vivement l'esprit, satisfassent davantage la raison,
se prêtent plus facilement à l'interprétation de la physiologie et
de la pathologie, et offrent au moins de la prise aux modificateurs hygiéniques et pharmaceutiques : car il n'existera jamais

de médecine exacte et certaine , sans ces indispensables conditions, qui sont les bases de l'*Impondéralisme.*

Stimulisme de Brown. — Il existe une *propriété* générale ,
constitutive de la vie, et dont l'extinction cause la mort. Cette
propriété est l'*Excitabilité*, et c'est par elle que les êtres vivants
diffèrent des inorganiques, parce qu'elle leur donne la faculté
d'être affectés par les excitants extérieurs et intérieurs. L'excitabilité, les forces excitantes et l'excitement, sont les trois conditions de l'entretien de la vie. Tout se réduit à être stimulé
trop, convenablement ou trop peu : d'où dérivent l'excès de
force ou la *sthénie*, l'équilibre ou la santé , et la faiblesse ou
l'*asthénie*. — Ces idées rappellent le *strictum* et le *laxum* de
Thémison , ainsi que le *spasme* et l'*atonie* de F. Hoffman. —
Plus l'excitement est grand , plus l'excitabilité s'épuise. Moins
les stimulus ont été appliqués , plus l'excitabilité est abondante
et languissante ; plus les stimulus ont opéré fortement, plus elle
est épuisée. L'excitabilité épuisée par un stimulus, se réveille par
l'application d'un autre non encore employé. Le défaut de stimulus produit la faiblesse *directe ;* mais la faiblesse *indirecte*
résulte de l'épuisemeut de l'excitabilité par un excès de stimulation. On peut raviver l'excitabilité par des stimulus débilitants , et surtout par le froid , dont le propre est d'affaiblir.
Dans la faiblesse directe produite par la diminution de l'excitement , l'excitabilité s'accroît d'autant plus qu'elle est moins
consumée. On l'affaiblit en augmentant le ton et l'action des
forces excitantes, par le régime , la chaleur, le vin , le café et
l'opium , qui , loin de calmer, est un des plus puissants stimulants. L'excitabilité n'est pas plutôt affectée dans un endroit, que
l'affection se propage immédiatement dans toute la machine, en
raison de l'unité, de l'indivisibilité et de l'uniformité de ce principe de la vie. De sorte qu'on doit considérer toute maladie
locale comme une atteinte à l'excitabilité universelle , et diriger
les remèdes plutôt sur l'ensemble de l'organisme que sur la partie
souffrante. L'excitement d'une partie ne peut être accru , tant
que l'excitement général est diminué ; et l'excitement partiel ne
peut diminuer, tant que l'excitement général augmente : ce qui
fait induire qu'il n'y a point d'affection universelle qui ait son
siége dans une seule partie. Toutes les maladies sont *asthéniques* et *sthéniques*, et dans le rapport de 97 sur 100 ; aussi la
thérapeutique ne consiste-t-elle qu'à stimuler et à débiliter,
car il n'existe pas d'altérations spécifiques. Les sthénies et les
asthénies sont générales ou locales , ce qui nécessite un traitement universel et partiel. La santé et la maladie ne sont pas

deux êtres différents, mais deux modifications de l'excitabilité. Les affections ne consistent pas dans la lésion des solides , mais dans le changement de leur excitement sous des stimulus déficients ou excessifs ; aussi, pour les guérir, ne faut-il que ramener leur excitement au degré qui constitue la santé. La grande difficulté est de saisir le rapport convenable de stimulus fort ou faible, propre à rétablir l'équilibre de l'excitabilité générale ou locale, et de ne pas outrepasser le degré voulu, afin d'éviter des maladies médicinales opposées à celles que l'on combat. Dans la faiblesse indirecte, on ne passera pas brusquement des stimulus les plus forts aux plus faibles, mais par une transition ménagée : c'est ainsi que les stimulants affaiblissants réveilleront par degré l'excitabilité consumée.' — Il est incontestable que ce système est fondé sur une abstraction , et que son auteur ne fut qu'un médecin métaphysicien. Il est impossible d'expliquer la vie par une abstraction , et encore moins de comprendre ses troubles pathologiques et ses modifications curatives. Cependant Brown s'est immortalisé en découvrant la *stimulabilité* des forces vitales alors reconnues, et la nécessité de leur *stimulation*. Cette idée précieuse a conduit à évaluer plus sûrement l'action saine, morbifique et thérapeutique des modificateurs ; mais Brown s'est trompé en croyant à l'universalité, à l'indivisibilité et à l'uniformité de son *excitabilité :* car il en existe une pour l'innervation vitale , une autre pour l'innervation locomotrice , et une autre encore différente pour l'innervation sensitive. D'un autre côté, ce célèbre réformateur n'a pas tenu compte des affections spécifiques : car il n'admet que des *hypersthénies* et des *hyposthénies*, tandis que l'absorption et l'assimilation des principes virulents engendrent aussi des *cacosthénies*. Mais il a émis de grandes vérités, en disant que l'insuffisance des stimulus produit la faiblesse directe; que leur superflu détermine l'excès de force, et que leur abus prolongé amène la faiblesse indirecte. Il y a aussi dans ce système une forte pensée : c'est l'indication que la *totalité* des forces vitales peut subir une augmentation ou une diminution d'énergie ; d'où résulte la possibilité de débiliter ou de fortifier la *vie* dans son universalité. Cette idée dérive sans doute de la théorie de Thémison ; mais sa rénovation n'en est pas moins précieuse , parce que ce principe est une des premières bases de la médecine pratique. L'excitabilité partielle de chaque organe a aussi son mérite , puisqu'elle inspire l'idée de la mettre en rapport, d'une part , avec ses modificateurs , et d'une autre part, avec l'excitabilité générale ; ce qui doit porter le thérapeutiste à tenir compte de ces deux genres de forces.

Mais je ne cesserai de répéter que tout ce langage systématique
de Brown, comme celui des physiologistes abstractifs, fut trop
métaphysique pour profiter à la partie vraiment pratique de
l'art. C'est pourquoi le brownisme s'égara dans un traitement
défectueux et funeste, caractérisé par l'abus des excitants et des
échauffants, et surtout de l'opium, du quinquina, des alcooliques et des aromatiques. — Girtaner et Rasori furent grands
partisans de la doctrine brownienne de l'excitement. Le premier reconnut des stimulants affaiblissants négatifs, capables de
neutraliser l'excitabilité. Et le second crut possible de combattre
l'exaltation de cette excitabilité par des agents controstimulants,
c'est-à-dire, propres à produire sur l'organisme des modifications opposées à l'action des stimulus. Mais le plus souvent ces
controstimulants ne déterminent la faiblesse qu'indirectement,
et par spoliation, dérivation ou révulsion. Aussi leur emploi,
fondé sur une fausse spécialité plutôt que sur une action franche,
est-il tout-à-fait empirique.

Écolе expérimentale. — Pendant que les chefs de sectes s'é-
lançaient dans le domaine des spéculations théoriques, des auteurs recommandables s'attachèrent aux recherches pratiques et
aux vérités d'observation. L'immortel Bacon avait donné l'impulsion à Descartes; et Lock, Condillac, Zimmerman la con-
tinuèrent. On rejeta la verbeuse et stérile scholastique, pour
faire place aux méthodes d'induction et d'expérimentation.
La nature et l'homme furent toujours les grands problèmes
dela science; mais on s'efforçait de les résoudre par une logique plus sévère, par l'investigation directe des phénomènes
et par des explications naturelles. Sous l'influence de cette philosophie positive, la partie pratique de la médecine se perfectionna d'une manière remarquable dans les xvii° et xviii° siècles.
1° L'anatomie s'enrichit prodigieusement sous les travaux successifs d'Azelly, qui connut les vaisseaux lactés; de Rudbeck
qui fit la mémorable découverte des vaisseaux lymphatiques;
de Pecquet qui trouva le réservoir du chyle; des microscopistes
Malpighi et Leuvenhœck; des Sthénon, Warthon, Lower,
Ruysch, Peyer, Brunner, Wieussens, Winslow, Meckel; du
célèbre Morgagni, qui attacha l'immortalité de son nom à l'anatomie pathologique, et dont les travaux eurent tant d'influence
sur la fondation du *Solidisme*; des Albinus, Sénac, Camper,
Monro, Sœmmering, Scarpa; de l'illustre Bichat qui fonda
l'anatomie générale. 2° Dès-lors la physiologie constitua la base
des systèmes et le fondement de la pratique dominante; c'est
ainsi qu'elle prépara la doctrine physiologique. 3° La pathologie,

quoique généralement soumise aux utopies régnantes, s'en affranchit plus ou moins et se perfectionna dans sa partie purement pratique, sous Baillou, Sydenham, Baglivi, Cheyne, Gaubius, Wanswiéten, Stoll, Selle, Whyth, Pierre Franck et Pinel. Ces célèbres observateurs s'attachèrent à distinguer les constitutions atmosphériques, à reconnaître leurs effets morbides, à diagnostiquer les maladies par leurs symptômes propres, à les classer nosologiquement par leurs rapports d'affinité, et à les traiter rationnellement par les données de l'expérience. 4° La matière médicale, toujours à la remorque des doctrines et aussi changeante qu'elles dans sa partie théorique et dans sa nomenclature, s'enrichit d'un nombre considérable de médicaments, et fit des progrès continuels sous Linnée, Bergius, Tabernæmontannus, Wepfer, Stoerk, Myusicht, Gren, Murray, Cullen, Swediaur, Schwilgué et des chimistes modernes. 5° La chirurgie, totalement changée depuis Celse et les Arabes, se perfectionna d'une manière remarquable, par les ingénieuses inventions et par la pratique habile des célèbres Richter, Bell, Louis Petit, Desault, Cooper et Dupuytren. 6° Enfin on doit aussi transmettre à la reconnaissance de la postérité, les noms des hommes qui se sont le plus distingués dans les diverses branches, soit intégrantes, soit accessoires de la médecine; pour l'histoire, Leclerc et Sprengel; pour la chimie, Lavoisier, Fourcroy, Vauquelin, Bertholet, Davy, Berzélius; pour la botanique, Linnée, Jussieu, Décandolle; pour l'histoire naturelle, Buffon, Lamark, Lacépède, Geoffroy-St-Hilaire, Cuvier; pour les vivisections, Legallois et Lapeyronnie; pour la physiologie, Blumenbach, Grimaud, Vigd'Azir et surtout l'illustre Bichat; pour la physiognomonie, Lavater; pour la phrénologie, Gall; pour la médecine légale, Foderé; pour la toxicologie, Orfila; pour l'invention de la vaccine, Jenner; pour la découverte et l'application du stéthoscope, Lænnec; pour des monographies particulières, Torti, Hufeland, Corvisard, Grant, Hildenbrand, Morton, Portal, Lorry, Pujol, etc.

Sydenham, le restaurateur de la médecine hippocratique, s'attachait aux phénomènes naturels, observait attentivement, décrivait très-exactement; confiant dans la nature, il ne faisait qu'un traitement simple, et substitua la méthode rafraîchissante aux échauffants de Sanctorius et des Chimiâtres, dans la curation des maladies aiguës oni ou non épidémiques. Il était ennemi des systèmes, et disait qu'on devait plutôt s'attacher à la diversité des symptômes et aux résultats pratiques des méthodes, qu'aux causes occultes des maladies et qu'aux explications spéculatives.

Il regardait pourtant la maladie comme un effort de la Nature
pour expulser le *principe morbifique* de la masse des humeurs.
Si cet effort a lieu très-rapidement, il en résulte une maladie
aiguë ; mais lorsqu'il rencontre quelque *obstacle*, ou lorsque le
principe morbifique est de nature à ne pas pouvoir être chassé
dans le temps convenable, alors l'affection revêt le caractère
chronique. — Sydenham ne fut pas un Empirique, mais un
Expérimentaliste, mot plus honnête qui indique un bon praticien, mais peu différent, puisqu'il désigne aussi un médecin sans
doctrine. — Pinel s'efforça d'appliquer l'analyse philosophique
à la médecine, il réduisit la pathologie à une classification très-
simple, mais imparfaite ; et il crut que le pur empirisme fondé
sur l'analogie et l'induction, devait suffir pour perfectionner
l'art. La nature, l'expérience et la raison le décidèrent pour le
solidisme, dont sa nosologie fut le plus solide soutien : car elle
fonda les divisions et les subdivisions des maladies, sur la structure et sur les fonctions des viscères. Mais ce principe est une
erreur ; car il n'existerait ni fièvre, ni phlogose, ni hémorrhagie,
ni névrose, ni altération organique, sans les *impondérables* qui
les causent. Pinel eut aussi le malheur de créer une prétendue
fièvre adynamique, avec la période *fuligineuse* de tout mouvement fébrile aigu qui tend à la mort. Mais cette période fuligineuse n'est qu'une *forme* finale et grave de la fièvre. Hippocrate
lui avait déjà donné le nom de fièvre *typhode* ; plus tard on
l'appela fièvre *putride* ; et mes contemporains la nomment fièvre
typhoïde. Mais c'est toujours la même erreur, parce qu'on la
considère comme une fièvre essentielle et particulière ; tandis
que ce n'est qu'une forme, qu'un aspect symptômatique, et
qu'un effet consécutif à des phlogoses locales et à des réactions
générales. Aussi, en attribuant l'*adynamie* fébrile à la faiblesse
directe de la vie, plutôt que de la rattacher à la faiblesse secondaire de la locomotion, Pinel fit abuser des stimulants, et exerça
une influence funeste sur la médecine de son époque.

MAGNÉTISME DE MESMER. — La cabale, l'astrologie et la magie
s'étaient introduites dans les explications et dans la pratique
médicales, sous les Reuchlin, les Agrippa, les Paracelse. Mais
les expérimentateurs et les dogmatiques des siècles suivants en
purgèrent la médecine. Cependant la sorcellerie et la superstis-
tion du moyen-âge restèrent le partage des charlatans et des
imposteurs, qui se vantaient de guérir même les incurables,
avec des secrets et par des conjurations, des exorcismes, des
miracles, des paroles mystiques. Sous cette exploitation, il y eut
toujours des esprits crédules et trembleurs qui craignirent des

puissances occultes et des éventualités surnaturelles. Cette disposition mystique causa un grand nombre de maladies démoniaques, dont les explications devaient conduire au magnétisme.
Mesmer , profitant de l'éther de Newton, de l'électricité de
Franklin, des essais magnétiques de Fludd et de Ludwig, et se
rappelant les thaumaturges égyptiens , les théosophes grecs, les
premiers sectaires chrétiens, qui guérissaient par des charmes,
par des incantations, par l'imposition des mains et l'attouchement des doigts, Mesmer, dis-je, alliant ces idées avec ses nouvelles expériences sur l'*aimant*, généralisa et systématisa ses
conceptions. 1° Les corps célestes, la terre et les êtres vivants
exercent réciproquement une *influence* les uns sur les autres.
2° L'*intermède* de cette influence est le fluide universel qui
pénètre et entoure tout. 3° Cette influence mutuelle agit d'après
des *lois mécaniques* qui nous sont encore inconnues. 4° Elle
produit des effets alternatifs comparables au flux et au reflux.
5° Les *propriétés* de la matière et des corps dépendent de cette
influence réciproque. 6° Tout agent agit immédiatement sur
les nerfs, et donne lieu dans le corps de l'homme à des phénomènes analogues à ceux de l'aimant. Il y a en nous des pôles
différents et opposés. 7° Le magnétisme animal est la *qualité* de
notre corps qui donne de la réceptivité pour les agents généraux. 8° Le magnétisme animal passe avec une promptitude
incroyable d'un corps dans un autre, qu'ils soient vivants ou
inertes. 9° Il agit à des distances considérables sans avoir besoin
d'intermède. 10° Il est réfléchi, comme la lumière, par un miroir. 11° Il est augmenté, propagé et communiqué par le son.
12° Il y a des corps vivants qui ont une propriété tellement
contraire au magnétisme animal, que leur présence *détruit* tous
les effets de ce dernier. 13° Cette *force* opposée peut être également accumulée et propagée. Elle pénètre aussi tous les corps,
et c'est par conséquent une *force positive*. 14° L'aimant est aussi
susceptible du magnétisme animal et même de la force contraire,
sans que son attraction pour le fer en éprouve la moindre altération : le magnétisme animal est donc totalement différent du
magnétisme minéral. 15° On peut , à l'aide de ce principe ,
guérir immédiatement les maladies nerveuses et médiatement
toutes les autres. Il nous explique l'action des médicaments et
la production des crises. 16° C'est par lui que le médecin
reconnaît toutes les maladies même les plus compliquées ;
et c'est avec son secours que la médecine peut être portée
au plus haut point de perfection. — Tel est le système de
Mesmer, qui produisit un fol engouement à son apparition ,

mais qui tomba bientôt dans le mépris, faute de réaliser ses menteuses promesses : aujourd'hui il n'est plus qu'une branche du charlatanisme médical, avec le somnambulisme qui dérive de lui. Ce somnambulisme survenait chez les malades qu'il magnétisait, et qu'il prétendait mettre dans un état intérieur de clairvoyance, par lequel l'âme concentrée et exaltée pouvait embrasser l'ensemble de l'univers, des fonctions de l'organisme et même de la vitalité des autres hommes, par une espèce de sixième sens capable de faire des prédictions. d'indiquer des moyens curatifs, de parler des langues nouvelles, de voir et d'entendre en dormant, de révéler des trésors cachés, etc. — Le système de Mesmer est évidemment incomplet et sans principe primordial, puisqu'il ne considère le *fluide magnétique universel* que comme l'*intermède de l'influence* réciproque des êtres : or il ne nous a pas expliqué la cause et la nature de cette influence originelle, de laquelle il faisait dériver les *propriétés* de la matière et des corps. Le fluide magnétique, considéré comme le lien de toutes les parties de la nature, n'est qu'une généralisation vague, qui rappelle l'âme du monde, le pneuma des Stoïciens, l'éther de Descartes et de Newton, et l'électricité universelle des chimistes. Mais il est évident que le magnétisme n'était pas un principe primitif auteur de tout, puisque Mesmer admettait une *force contraire*, accumulable comme lui et pouvant détruire tous ses effets. Cependant nous devons reconnaître qu'il existe des agents vitaux et nerveux, par lesquels les hommes et les animaux s'influencent réciproquement. Sans doute ces fluides étaient admis déjà avant le système du magnétisme ; mais l'histoire doit de la reconnaissance à Mesmer, pour avoir rappelé l'attention de son siècle sur leur existence, et pour avoir voulu expliquer la médecine par leur généralisation. Comme Athénée, l'auteur du pneuma, comme Paracelse, l'auteur du fluide sydérique, comme F. Hoffmann, l'auteur de l'éther nerveux, Mesmer ne fut qu'un précurseur de l'*Impondéralisme* : mais il ne l'a pas créé, parce qu'il n'a pas divisé la totalité de la matière en *Impondérables* et en *Pondérables*, et parce qu'il n'a pas subordonné, comme nous, toutes les explications chimiques, physiologiques et médicales, à l'initiative, à l'omnipotence et à l'exclusivisme de l'*Impondéralisme*.

Gazisme de Baumes — Inspiré sans doute par les découvertes des célèbres chimistes Lavoisier et Fourcroy, Baumes, à l'exemple de Sylvius, voulut réappliquer la chimie à la médecine, mais en s'appuyant sur de nouveaux principes. En effet, l'*élément gazeux* domine tellement dans ses explications patholo-

giques et dans ses applications thérapeutiques, que son système
en a pris un caractère spécial, et nous a engagé à lui consacrer la
dénomination de *Gazisme*. Nous y avons été d'autant plus au-
torisé, que cet auteur lui-même donne à sa nouvelle chimie
médicale le nom de *chimie pneumatique*. Après avoir déclaré
que les phénomènes de la vie sont les effets des attractions et
des combinaisons chimiques, Baumes considère l'homme sous les
trois points de vue de ses principes constituants, de ses facultés
et de ses fonctions. 1° Les principes du corps vivant sont les gaz
oxigène, hydrogène, azote, les acides carbonique, phosphorique,
etc. Ils forment les fluides et les solides, et conséquemment la
gélatine, l'albumine, la fibrine, le sang, les humeurs et les tissus
des viscères. 2° Les facultés sont la vie, la sensibilité, l'irritabilité, les sensations et le tempérament, qui dépendent des principes chimiques précédemment énoncés. Quoique le calorique
soit aussi un agent de vitalité, cependant la caloricité n'est
point une faculté des êtres organisés. 3° Les fonctions sont
la respiration, la calorification, la cutanisation, la digestion,
l'animalisation, l'assimilation, la sanguification, les sécrétions et
la génération. Toutes ces fonctions sont dues à des combinaisons chimiques vitales, mais qui sont bien différentes des combinaisons exécutées dans nos laboratoires. Non-seulement la
chimie doit expliquer la physiologie, mais elle doit s'appliquer
encore à la pathologie. Aussi Baumes fonde sa nosologie sur les
combinaisons chimiques que les *principes gazeux* du corps
peuvent faire avec nos éléments oxidables ou acidifiables. Et il
rapporte toutes les maladies aux désordres : 1° de l'oxigénation,
2° de la calorification, 3° de l'hydrogénation, 4° de l'azotisation,
5° de la phosphorisation. C'est pourquoi il admet cinq grandes
classes d'affections, qui sont les oxigénèses, les calorinèses,
les hydrogénèses, les azolénèses et les phosphorénèses. Et
chacune de ces cinq classes se divise en deux genres, selon
la surabondance ou l'insuffisance pathogéniques de l'oxigène,
du calorique, de l'hydrogène, de l'azote et de l'acide phosphorique. 1° Oxigénèses. Les suroxigénèses comprennent les inflammations et les spasmes, et les désoxigénèses embrassent les
affections scorbutiques et chlorotiques. 2° Calorinèses. Les surcalorinèses renferment les hémorrhagies actives, les maladies
d'échauffement et les étisies essentielles. Les descalorinèses contiennent les affections marquées par la faiblesse et la langueur.
3° Hydrogénèses. Les surhydrogénèses sont les fièvres bilieuses,
intermittentes et rémittentes des pays marécageux. Les déshy-
drogénèses se confondent avec les surcalorinèses et les suroxi-

génèses. 4° Azoténèses. Les surazoténèses comprennent les maladies putrides et contagieuses. Les désazoténèses rentrent dans les suroxigénèses. 5° Phosphorénèses. Les surphosphorénèses embrassent les maladies des tissus artériels et articulaires, dues à la prédominance des phosphates de chaux et de soude. Les désphosphorénèses sont les maladies où ces phosphates sont en insuffisance. La chimie pneumatique doit aussi imposer ses explications à la matière médicale et à la thérapeutique. C'est pourquoi les médicaments seront divisés : 1° en oxigénants, 2° en calorinants, 3° en hydrogénants, 4° en azoténants, 5° en phosphorénants. De plus, chacune de ces classes sera divisée en deux genres ; ainsi on aura les suroxigénants et les désoxigénants, les surcalorinants et les descalorinants, les surhydrogénants et les déshydrogénants, etc. Et tous ces médicaments seront employés contre les maladies qui les réclament, selon le principe curatif des contraires.—Tel est le *Gazisme* de Baumes. Ce système est tombé dès son apparition, et n'a valu que du ridicule à son auteur. Cependant nous dirons que ce gazisme était renfermé dans la science, au même titre que l'humorisme et que le solidisme ; et que la théorie médicale devait l'engendrer tôt ou tard, pour compléter le cercle de ses évolutions. Aussi désormais ne pourra-t-elle plus rien imaginer en dehors des cinq éléments philosophiques de tous nos systèmes, c'est-à-dire, en dehors : 1° de la métaphysique, 2° de l'Impondéralisme, 3° du gazisme, 4° de l'humorisme, 5° du solidisme. Et toute synthèse que la science inventera dans l'avenir devra nécessairement rentrer dans un de ces cinq chefs radicaux de nos doctrines. C'est pourquoi Baumes, tout en se trompant, a rempli une lacune dont l'histoire lui tiendra compte. En effet, si l'Impondéralisme est le système par excellence et celui qui doit dominer et guider les autres, il n'est pas moins vrai que les gaz, les humeurs et les solides, quoique remplissant un rôle subalterne, ne doivent pas moins être pris en considération par les explications pathologiques et pour les applications thérapeutiques. C'est pourquoi l'utopie du gazisme aura son utilité, au même titre et sous les mêmes points de vue que les utopies de l'humorisme et du solidisme. Mais indépendamment des cinq chefs primitifs de nos doctrines, il en est d'autres secondaires que la science invoquera souvent pour établir sa synthèse : tels seront la chimie, la physique, l'anatomie, la physiologie, la symptomatologie et la séméiotique, la pharmaceutique et la thérapeutique. C'est de là que nous sont venus la plupart de nos systèmes médicaux, sous les noms de médecine chimique, mécanique, anatomique, physiologique, symtômatique , empirique, homœopathique. Il s'agit de savoir sur laquelle de ces sciences on doit plutôt fonder les principes de notre art ; et il s'agit de déterminer en même temps la part d'influence et le degré de prééminence qu'elles doivent exercer en médecine. Or, la première considération philosophique appartient évidemment à la *physique*, qui nous confirme l'existence de la matière ; qui nous la montre sous les quatre formes d'agents impondérables, de gaz, de liquides et de solides ; et qui nous permet de diviser les corps en deux genres uniques et absolus, qui sont les *Impondérables* et les *Pondérables*. Toutes les erreurs de la science jusqu'aujourd'hui , proviennent de la méconnaissance et du défaut de distinction de ces deux sortes d'éléments constitutifs de la nature. Ensuite vient le tour de la *chimie*, qui nous enseigne que l'activité atomistique, que les lois moléculaires et que les *forces* élémentaires résident uniquement dans les *Impondérables* et dans leurs combinaisons ; qui nous apprend que toutes les *propriétés* de la matière reposent sur eux, sont des conditions inhérentes à leur nature ; et que toutes les lois, mouvements et opérations que ces propriétés exécutent , ne sont que des manifestations de forces intégrantes et que des actes essentiels , causés par l'*activité* chimique et atomistique de ces mêmes *Impondérables*. De plus, la chimie nous prouve que les Impondérables sont les auteurs de tous les phénomènes universels ; qu'ils possèdent l'initiative en toutes choses, et que c'est par leur activité propre et par la somme de leur action et de leur combinaison, qu'ils constituent les gaz, les liquides et les solides. Maintenant il est évident que ce n'est pas avec de la *métaphysique* et des abstractions que les êtres pourront se constituer et se mouvoir. Conséquemment , la première condition de l'existence des êtres, c'est la somme physique des Impondérables et des Pondérables de la Nature. Et la condition indispensable de leurs mouvements , c'est l'activité chimique de leurs impondérables constitutifs. Ce sont donc les *Impondérables* et leur activité chimique sur les pondérables , qui ont *organisé* et *vivifié* tous les êtres , qui ont causé leur structure anatomique , et qui ont déterminé leur activité physiologique. L'*anatomie* et la *physiologie* ne viennent donc qu'en sous-ordre , après la physique et la chimie , dans la hiérarchie d'importance des diverses sciences naturelles et médicales. La structure anatomique a été produite par l'initiative physique et par l'influence chimique des Impondérables. Mais dans un cadavre, ces Impondérables sont maintenus à l'état de combinaison, de saturation et de neutralisation ;

tandis que dans un corps vivant, les tissus sont de plus enchaî-
nés et renouvelés par eux. Ce sont aussi les Impondérables qui
causent la *vie*, les *lois* et les opérations vitales, et toutes les *fonctions* de relation. De sorte que la physiologie est exclusivement
l'effet des *Impondérables*, qui l'entretiennent par le concours
des gaz, des humeurs et des solides, et par l'influence chimique,
confectionnante, assimilante et disposante qu'ils exercent sur
eux. Mais une fois qu'un corps est physiquement et chimiquement constitué dans un état d'organisation et de vie, l'arrangement de ses Impondérables et de ses Pondérables s'est effectué
sous des lois spéciales d'activité, qui imposent à ses éléments les
conditions nouvelles et dominantes de la physiologie. De sorte
que la chimie physiologique d'un être n'est plus celle d'un autre ;
et de sorte que les Impondérables eux-mêmes qui entrent dans
le foyer chimicophysiologique de cet être, doivent obéir à ses
lois, sous peine de produire des maladies. La *Chimie physiologique* des Impondérables organisateurs et vitalisateurs, doit donc
être le pivot des sciences médicales. C'est elle qui doit primer
l'*Hygiène*, et inspirer la nécessité de mettre les stimulations et
les absorptions des *modificateurs* en harmonie avec les besoins
fonctionnels de nos Impondérables. C'est elle qui doit primer
la *Pathologie*, et expliquer la manière dont les causes morbifiques *dérangent* l'activité, les lois, les rayonnements, les rapports, les mouvements, et toutes les opérations de nos Impondérables sur les Pondérables gazeux, liquides et solides. C'est
elle qui doit primer la *Matière médicale*, et indiquer non-seulement la nature homogène, hétérogène ou spécifique des médicaments, mais encore exprimer les formules sous lesquelles ils
pourront avantageusement *modifier* nos Impondérables et nos
Pondérables dérangés. Enfin, c'est encore la chimie physiologique qui doit primer la *Thérapeutique*, et suggérer les méthodes
par lesquelles le médecin pourra *régulariser* les désordres et les
altérations de nature, d'activité et de quantité de nos Imponté-
rables et de nos Pondérables. On voit donc que la Médecine
repose entièrement sur la *Chimie physiologique*, et doit se fonder
avant tout sur les principes de notre *Impondéralisme*. Si Baumes
s'est trompé en la rattachant au *gazisme* par sa chimie pneumatique, son erreur fut partagée encore plus aveuglément par ceux
qui la basèrent sur l'*humorisme* et sur le *solidisme* ; car les *gaz*
sont des agents qui sont bien plus immédiats aux causes chimiques et vitales, que les liquides et les solides, puisqu'ils sont
bien plus saturés d'*Impondérables* et qu'ils influencent de plus
près les foyers fonctionnels de la physiologie.

MÉDECINE PHYSIOLOGIQUE DE BICHAT ET DE BROUSSAIS. — D'un côté , les principes des Vitalistes, des Mécaniciens, des Chimiâtres, des Humoristes et des Solidistes, se disputaient l'empire de la théorie ; d'un autre côté, la pratique livrée à l'empirisme et à la routine, semblait n'avoir d'autre guide que le *tact médical ;* et l'anatomie , la physiologie et la thérapeutique restaient isolées et sans coordination. Bichat résolut d'enchaîner ces sciences dans leur dépendance réciproque, et tenta de fonder un système complet sur les *phénomènes positifs* de la vie , sur l'anatomie , sur les fonctions, sur la *distinction des tissus,* sur les sympathies qui les unissent , sur l'observation des effets généraux et locaux des médicaments, enfin sur les résultats de l'ouverture des corps. Mais les principes qu'il invoqua , ou les *propriétés vitales,* ne furent que des *abstractions* analogues à la tonicité de Stahl, à l'irritabilité de Glisson et d'Haller, à l'excitabilité de Brown, qui les lui inspirèrent : aussi Bichat ne fut-il, comme ces auteurs vitalistes, qu'un médecin *métaphysicien.* Voici sa doctrine. Le cahos n'était que la matière sans *propriétés.* Pour créer l'Univers , Dieu la doua de gravité , d'élasticité , d'affinité, etc. ; et de plus, une portion eut en partage la *contractilité* et la *sensibilité.* De là résultent deux classes d'êtres, les organiques et les inorganiques ; deux classes de propriétés, les non vitales et les vitales ; deux classes de sciences les physiques et les physiologiques. De même que la chimie a ses corps simples dont le mélange variable forme les corps composés ; de même l'anatomie a 21 *tissus* simples , dont les combinaisons diverses forment ces organes. Les caractères et les différences de ces tissus , sont fondés sur leur organisation et sur leurs propriétés. La *force vitale* , principe immatériel (Barthèz) , imprègne ces tissus à divers degrés (Bordeu) , et leur donne des modes particuliers de contractilité et de sensibilité. Sur ce principe repose toute la théorie des sécrétions , des exhalations , des absorptions et de la nutrition. Le sang est un réservoir commun où chaque organe choisit, d'après sa structure, ce qui est en rapport avec sa *sensibilité ,* pour se l'approprier, le garder ou le rejeter. L'homme est comme formé par deux *vies* adjointes (Platon et Aristote , saint Augustin et Sanchèz). La première , *organique* ou végétative , préside à la digestion, à la circulation , à la respiration , aux sécrétions , aux absorptions , aux exhalations et à la nutrition. La deuxième, dite *animale* , préside aux sensations , à l'intelligence , à la voix et à la locomotion. Ces deux vies diffèrent par des traits distinctifs. Dans la vie organique , il y a irrégularité des formes , discordance d'actions, continuité d'exercice, indépendance de l'habitude. Elle préside aux passions. Dans la vie animale, il y a symétrie des formes, concordance d'actions, intermittence d'exercice, assujettissement à l'habitude. Elle préside aux actes de l'intelligence. Dans la vie organique, la sensibilité est sans conscience, la contractilité est involontaire. Elle se développe sans éducation et meurt la dernière. De plus, la contractilité est sensible comme celle qui meut le cœur, ou elle est insensible comme celle qui exécute la nutrition. Dans la vie animale, la sensibilité existe avec conscience, la contractilité est volontaire. Elle a besoin d'éducation et s'eteint la première. Il n'est pas un phénomène physiologique ou pathologique qui ne doive se rapporter à ces *propriétés vitales*, car elles président à toutes les fonctions organiques et animales, ainsi qu'à leurs dérangements. Les maladies ne sont que des *exaltations*, des *diminutions*, des *perversions* ou des *abolitions* de ces propriétés vitales. C'est pourquoi le but de tout moyen curatif doit être de les ramener au type qui leur est naturel, soit en ajoutant aux *organes* des forces nouvelles, soit en retranchant celles dont ils sont surchargés, soit en les modifiant spécifiquement quand elles sont altérées. Nous ne connaissons bien que les médicaments qui agissent sur une fonction déterminée; nous ignorons l'action des autres. Cependant tous tendront à ramener les forces vitales dérangées, à leur type normal. Chaque force vitale à ses médicaments particuliers. 1° On diminuera l'exaltation de la sensibilité organique et de la contractilité insensible, par des cataplasmes, des fomentations, des bains locaux. On les exaltera dans leur diminution, par des applications vineuses et résolutives, par des fortifiants généraux ou spéciaux. 2° La contractilité organique sensible s'exaltera par les vomitifs et les purgatifs, pour le canal alimentaire; tandis qu'elle s'appaisera par les calmants des vomissements et des déjections alvines. 3° La sensibilité animale aura aussi les topiques stupéfiants contre la douleur locale, et les narcotiques intérieurs pour assoupir l'action cérébrale. 4° La contractilité animale paralysée s'exaltera par les vésicatoires, les frictions, l'urtication; et quand elle sera convulsée, elle s'affaiblira par les antispasmodiques. Tout se rapporte aux propriétés vitales : leur augmentation, leur diminution et leur altération, sont en dernière analyse le but invariable des méthodes curatives. « Si tout dérive des lois vitales, c'est donc la *Physiologie* qui doit présider à l'explication de la Pathologie et de la Thérapeutique. C'est donc sur elle seule qu'il faut élever l'édifice de la médecine. Laissons à

la chimie son affinité, à la physique son élasticité, n'appliquons
à la médecine que la *contractilité* et la *sensibilité».* —Voilà comment l'illustre Bichat a fondé la *Médecine physiologique.* Mais
si ses principes didactiques paraissent exacts, leur base est in-
complète, leur conception est vague, et leur pratique difficile.
Quelles idées positives peut-on se faire d'une force vitale et de
propriétés vitales qu'on dit immatérielles ? Comment comprendre que de telles *abstractions* puissent s'exalter, s'affaiblir,
s'altérer et s'abolir ? Et bien plus, comment prétendre les
réintégrer rationnellement dans leur type normal, et selon
quels rapports chimiques et médicamenteux ? L'essence inconnue des propriétés vitales ne peut être modifiée que
d'une manière empirique, puisqu'on ne peut établir de relation scientifique entre leur immatérialité et l'activité moléculaire des médicaments. Cette condition si défectueuse de la
théorie de Bichat, rend donc son application impossible ou ha-
sardeuse ; on ne peut la pratiquer qu'en tâtonnant, faute de connaître les rapports *élémentaires* qui doivent enchaîner les dérangements morbides à la causalité vitale, et les forces curatives aux dérangements morbides. Or ce vice est capital,
parce qu'il ferme la porte au rationalisme et à la certitude.
Certes, un *vitalisme* aussi *métaphysique* ne peut servir de
fondement à la véritable médecine, et ne peut se comparer à
notre *Impondéralisme,* dont les principes positifs, dont les dé-
ductions exactes, dont les applications logiques expliquent si
clairement la théorie et la pratique.

Broussais, le continuateur de Bichat, s'efforça d'appliquer ses
idées à la pathologie. Il rallia la sensibilité et la contractilité
organiques sous le terme générique d'*irritabilité.* L'exaltation
physiologique de l'irritabilité cause l'irritation, et son exaltation morbide produit l'inflammation ; de sorte que cet auteur
part de l'*irritation* et de l'*inflammation,* pour expliquer tous les
phénomènes pathologiques et toutes les maladies. L'irritation
est déterminée par une stimulation des agents extérieurs, qui
augmente la sensibilité et la contractilité. Lorsque les stimulants ont cumulé une excitation dans une partie, ou quand ils
lui ont manqué, il en résulte, ou une exaltation, ou une diminution d'action, appelées *irritation* et *subirritation.* L'irritation
prend le nom d'*inflammation,* quand elle accumule le sang avec
tumeur, rougeur, chaleur extraordinaire et quelquefois douleur.
Les irritations intenses de tous les viscères sont constamment
transmises à l'*estomac* et au *cœur.* L'irritation de l'estomac détermine des influences sympathiques plus ou moins fortes sur le

cerveau et sur l'appareil locomoteur. Et l'irritation du cœur précipite ses contractions, en produisant le phénomène de la *fièvre*, qu'on a crue jusqu'ici une essence, une *entité* bilieuse, muqueuse, etc., mais qui n'est qu'un *accident sympathique*, dû à l'irritation locale et primitive d'un viscère. — C'est ainsi que Broussais a été conduit à *désessentialiser les fièvres :* mais il avait été dirigé dans cette voie par ses prédécesseurs. Cullen, qui rattachait la synoque et le typhus à la force ou à la faiblesse de la réaction vitale, n'admettait point d'autres fièvres distinctes, et reconnaissait même la fièvre hectique comme symptomatique d'une affection locale. Bordeu affirmait que toute fièvre dépend de l'inégale distribution des forces, et prend son origine dans l'irritation d'un viscère. Et Pinel avait déjà dit qu'il faut se garder d'attribuer de la réalité à la *fièvre* en général, de la considérer comme existante par elle-même, de vouloir la définir, puisque c'est un terme purement abstrait. — Toutes les fièvres essentielles des auteurs se rapportent à l'inflammation de l'estomac, presque toujours accompagnée de celle des intestins. Les *gastro-entérites*, quand elles s'exaspèrent, aboutissent à la stupeur, au fuligo, à la lividité, à la prostration ; elles représentent ce qu'on appelle fièvres putrides, adynamiques, typhus ; et quand elles entraînent le désordre du cerveau, elles produisent le délire, les convulsions, et prennent le nom de fièvres malignes, nerveuses, ataxiques. C'est par la gastro-entérite primitive, concomitante ou consécutive, que naissent, se compliquent et s'exaspèrent presque toutes les maladies. Les phlegmasies, les hémorrhagies, les névroses, les altérations organiques, sont toujours dues originellement à une irritation inflammatoire, qui prend le nom de *subinflammation* dans les maladies chroniques et dans les affections aiguës des tissus lymphatiques, comme dans les scrophules, les dartres, les tubercules. Il est toujours dangereux de ne pas arrêter l'inflammation dans son début, car les crises sont des efforts violents et souvent dangereux, que la *nature* déploie pour soustraire l'économie à un grand danger : il est donc imprudent de les attendre et utile de les prévenir. On y parvient par les débilitants, par les révulsifs, par les toniques fixes et par les stimulants diffusibles. — Cette utopie de Broussais est basée sur les principes métaphysiques de l'irritabilité et de l'irritation. Il est impossible de faire de la médecine exacte, sans connaître les *agents* positifs et élémentaires de ces deux phénomènes physiologiques, ainsi que de l'inflammation et de la fièvre. Or, notre doctrine prouvera que ces agents sont des *Impondérables*, susceptibles d'être diminués, accumulés et

régénérés ; de plus , elle expliquera par eux toutes les lois physiologiques , pathologiques et thérapeutiques de l'organisme.
C'est l'ignorance de ces lois qui a causé l'insuffisance et l'incohé-
rence du système de Broussais. Quand il survient ce qu'il appelle des *irritations* intenses, qui ne sont que des accumulations
locales de *calorique* , il en résulte des contractions fibrillaires et
des engorgements d'humeurs, qui font *obstacle* aux irradiations
des trois agents impondérables de la *vie*, de la *locomotion* et de
la *sensibilité*. Cet obstacle produit un refoulement de ces agents
subtils sur leur triple source encéphalo-rachidienne. Celle-ci
s'exalte et réagit par des transports et des décharges *simultanés*
d'impondérables, sur l'estomac , sur le cœur et sur le cerveau.
C'est la résistance ou la faiblesse de ces viscères envers les réactions centrales, qui déterminent leurs symptômes respectifs de
surexcitation gastrique, cardiaque, céphalique. Sans les impondérables réfoulés et repoussés par les contractions, d'une part des
viscères, et d'une autre part des appareils centraux de l'innervation, il n'y aurait point de sympathies, point de synergies, point
d'efforts résolutifs, point de crises. Quand la gastro-entérite
existe, il y a des exaltations concomitantes et analogues dans les
grands viscères de la circulation, de la locomotion et de la sensorialité : seulement ces derniers résistent plus longtemps aux tensions ardentes de la réaction vitale, parce qu'ils ont des débouchés
plus ouverts et plus faciles , ce qui retarde leur inflammation.
C'est pourquoi la gastro-entérite n'est ni la cause absolue ni
l'occasion constante de la fièvre, des convulsions et du délire :
elle n'est pas à cet égard , dans d'autres conditions que les autres viscères. Seulement Broussais à reconnu que, quand elle
existait , les symptômes fébriles, spasmodiques , ataxiques et
fuligineux , avaient une grande tendance à venir : c'est une vérité dont il faut lui tenir compte ; mais il l'a rattachée à un principe défectueux et trop restreint. Cependant il a rendu un
grand service à notre art , en démontrant que le traitement
prompt de la gastro-entérite aiguë et chronique, était un excellent moyen de prévenir les terminaisons malheureuses des maladies , sous les formes typhoïdes , convulsives, délirantes, so-
poreuses , maniaques, hypochondriaques et hystériques. Voilà
ce qu'il y a de positif et d'avantageux dans sa théorie sous le
rapport pratique : mais ses principes synthétiques sont abstraits
et faux ; et la gastro-entérite était à ses yeux une entité qui
absorbait presque toute la pathologie. Quant à sa thérapeutique , elle fut trop exclusivement antiphlogistique et plutôt
instinctive que rationnelle , puisqu'il la fonda sur l'idée vague

de *l'irritation*, plutôt que sur les rapports chimiques et dynamiques, que le praticien doit toujours établir entre les agents physiologiques et les substances médicamenteuses.

Homoeopathie d'Hahnemann. — Hippocrate n'avait pas seulement établi le principe des contraires, *contraria contrariis opponenda ;* mais il avait aussi avancé le principe des semblables, *similia similibus curantur*. Seulement le premier, paraissant plus conforme aux besoins de la nature, fut pratiqué plus généralement par tous les pathologistes *dichotomistes*. Il n'y eut que Cardan qui fit une opposition vive au principe des contraires, pour lui substituer la prééminence du principe des semblables, dans les applications thérapeutiques ; et c'est en cela que nous l'avons considéré comme le précurseur d'Hahnemann. De plus le Spécificisme, quoique admis en principe par les anciens, quoique systématisé largement dans la métasyncrise de Thessalus et dans la récorporation des méthodistes, quoique positivement énoncé dans les âcretés spécifiques des chimiàtres, avait toujours été fort négligé sous la préoccupation devenue presque exclusive du dichotomisme systématique. Cependant les syphiliographes et les meilleurs expérimentalistes, comme Astruc et Hunter, reconnurent la nécessité de traiter spécifiquement les maladies produites par des causes virulentes, et admirent des fièvres et des phlegmasies spécifiques. Mais, je le répète, le *spécificisme* n'était pas encore élevé à la hauteur d'un système, et c'est Hahnemann qui le fonda et qui l'établit sur le principe antique *similia similibus curantur*. Voici son utopie. Une force dynamique *spirituelle* vivifie et entretient l'organisme. La maladie n'est que le désaccord de cette force vitale. Cette force spirituelle ressent seule l'influence dynamique des agents hostiles. La cause des maladies sera toujours inconnue, parce qu'elles sont de nature et d'origine dynamiques et spirituelles. Aussi les maladies ne pourront être détruites que par la puissance dynamique et *immatérielle* des médicaments. La maladie ne consiste que dans la totalité de ses symptômes. Il est inutile pour guérir de savoir comment la force vitale les produit. Il suffit d'enlever la totalité des symptômes pour enlever la totalité de la maladie. La totalité des symptômes est la seule indication qui doive guider dans le choix des remèdes. Les remèdes ne peuvent guérir, qu'en opérant des changements sur l'homme, sur sa manière d'agir et de sentir. Leur vertu dynamique ne peut être constatée qu'en les expérimentant sur un corps sain. Les médicaments, qui produiront en lui des *symptômes semblables* à ceux d'une maladie quelconque, seront les agents qui la guériront le plus sûrement ;

et il faudra toujours y recourir pour obtenir une thérapeutique
rationnelle. Telle est la méthode dite homœopathique, qui
guérit les semblables par les semblables. Elle se fonde sur la loi
inconnue de la nature qui veut que, dans l'homme vivant, toute
affection dynamique s it éteinte d'une manière durable par une
plus forte qui lui ress emble beaucoup. Cette loi pourrait s'expliquer par l'action du remède homœopathique, qui attire à la force
vitale désaccordée une maladie médicinale *artificielle*, mais un
peu plus forte et moins durable, qui se substitue à la maladie
naturelle. Cette maladie naturelle s'éclipse sous la supériorité
de la maladie artificielle ; et la force vitale obligée de déployer
plus d'énergie contre cette dernière, en triomphe bien vîte et
rétablit la santé. Ce résultat provient de ce que le corps de
l'homme est beaucoup plus accessible à l'action perturbatrice
des puissances médicinales, qui sont constantes et absolues, qu'à
celles des maladies naturelles dues aux causes physiques , et qui
ne sont que variables et relatives. Toutes les maladies aigües et
chimiques, doivent se rapporter à une psore presque toujours
atonique, qui prend les formes de la sycose, de la syphilis et de
la gale. Mais cette psore s'affaiblit bien vîte par une résolution
simple, sous la stimulation directe du mercure, du soufre et des
agents *spécifiques* ou homœopathiques. Jamais les médicaments ne
pourront guérir une maladie quelconque par la loi *contraria contrariis*. Cependant lorsque la vie est gravement menacée par une
asphyxie, une suffocation, un empoisonnement; comme un danger aussi pressant ne laisserait pas le temps d'agir à un médicament homœopathique, il est permis alors d'employer l'allopa-
thie. Les grandes doses des médicaments excitent une réaction
qui tend à désaccorder bien plus encore la force vitale. Les plus
petites doses sont les plus avantageuses. C'est par la division
extrême que l'homœopathie prétend développer les vertus médicinales les plus pénétrantes. Une goutte de suc végétal et une
autre d'alcool seront ramenées, par des dilutions successives, au
décillionième degré de puissance, celui qu'on emploie le plus
souvent. Les remèdes solides et secs seront d'abord réduits au
millionième degré d'atténuation pulvérulente; ensuite on prendra
un grain de leur substance, et on les traitera par des dilutions
successives jusqu'à ce qu'on ait obtenu le trentième degré du
développement de sa puissance. — Telle est l'analyse presque
textuelle de ce pitoyable système, qui part aussi de l'immatérialité et de l'abstraction des forces vitales et médicamenteuses,
pour aboutir à des hypothèses ridicules et à des erreurs énormes.
L'auteur lui-même avoue qu'il ne connaît ni la nature de la

force vitale , ni l'action des causes morbifiques, ni la puissance dynamique des remèdes : et avec cette ignorance, il veut arriver au rationalisme ; tandis qu'il fait de l'empirisme le plus grossier. Pour lui, la maladie consiste dans la totalité des symptômes, et non dans les perversions des organes et dans les perturbations de leurs fonctions. Comme les symptômes sont des effets morbides , il ne s'attaque qu'à eux et non à leur cause, c'est-à-dire, à l'activité physiologique dérangée. Pourtant il a reconnu une psore spécifique ; mais sans rechercher son origine et son rôle, il n'a eu en vue que de l'attaquer empiriquement, et que de combattre ses effets symptômatiques homœopathiquement. Encore dans ce but ne fait-il qu'invoquer un principe faux, par lequel il suppose que les agents médicinaux guérissent les maladies dont ils peuvent provoquer tous les symptômes semblables sur un homme sain. Une affection ne peut s'éteindre par l'effet d'une autre, que d'une manière dérivative ou révulsive ; mais alors elle frappe ailleurs et dans des tissus voisins. Quand une maladie artificielle ou médicinale frappe une maladie naturelle dans son essence même, dans le même tissu et dans sa propre activité physiologique, elle ne change ni sa nature, ni son siége, elle ne se substitue pas à elle, elle ne fait que l'accroître dans son degré, sans doute en provoquant de plus grands efforts réactifs des forces organiques ; mais l'effet est toujours directement *stimulant :* et, dans ce cas, l'excitation survenue ne s'éteindra jamais que de deux manières , soit directement par la soustraction des stimulus , soit indirectement par lassitude et épuisement. Là dedans , il n'y a point de spécificité. Mais si vous imaginez une *psore* intégrante à la maladie, le médicament prétendu spécifique que vous emploierez, ne fera que prêter son concours direct d'action à la force vitale, qui résoudra avec son aide cette psore, la scorie virulente qui l'affecte, qui la gêne et la pervertit ; mais encore cette résolution sera directe et s'opérera par stimulation et surexcitation. La spécificité que l'on suppose dans le médicament est gratuite ; elle est fondée sur l'ignorance des rapports qui enchaînent la cause médicatrice à l'effet produit. Parce que des remèdes particuliers ont paru guérir plus spécialement la syphilis, la gale, les scrophules, on a rattaché empiriquement et hypothétiquement cette prédilection médicamenteuse, à l'idée d'une puissance imaginaire, à une affinité dynamique spéciale , au mot de *spécificité;* et l'on en a fait un principe de système. Conservons-le pour l'acquit de notre conscience , mais rappelons-nous que ce mot n'est qu'un mot , tant que le *modus faciendi* est ignoré. Or, quand on voit l'air pur, un régime sain , les amers, les ferrugineux et les sudorifiques produire tous les effets des spécifiques, n'est-on pas en droit de penser que ces derniers n'agissent comme eux que par stimulation et résolution directes, en se dissolvant dans l'activité fonctionnelle et en augmentant sa force curative. Mais pour admettre ces explications, il ne faut pas voir d'immatérialité ni d'abstraction dans les forces physiologiques et médicinales, mais bien les attribuer à des *agents impondérables* vivificateurs, assimilables et curateurs. Il y a contradiction dans la thérapeutique d'Hahnemann, car si les puissances dynamiques des médicaments sont immatérielles, il doit peu importer d'administrer des doses fortes ou des doses *infinitésimales*, puisqu'un peu plus ou un peu moins d'immatérialité ne peuvent changer la nature ni l'activité physiques de nos organes et de nos fonctions. En théorie, Hahnemann n'était donc qu'un vitaliste et un métaphysicien exagéré : en pratique, il ne fut qu'un empirique : car ses agents de substitution, ou ses remèdes spécifiques et homœopathiques, n'attaquaient en réalité les maladies que par une surexcitation analogue, mais plus mesurée, que tous les stimulants de l'ancienne médecine. L'exercice de sa méthode fut toujours considéré par tous les bons esprits comme un charlatanisme médical.

Conclusion. — Nous venons d'exposer tous les systèmes qui se sont disputé le sceptre de la médecine, et nous avons examiné fidèlement leurs principes fondamentaux. Maintenant, conformément à l'assertion que nous avons avancée en commençant cette analyse historique, il est facile de se convaincre que toutes ces doctrines ne se rattachent qu'à cinq chefs spéciaux ; nous ajouterons même qu'il n'y en a point d'autres d'imaginables ni de possibles, faute d'éléments d'inspirations. Ces cinq chefs sont : 1° la *métaphysique*, qui a l'intuition pour cause et l'illusion et l'erreur pour résultats : 2° l'*Impondéralisme*, qui est inspiré par l'existence et l'activité des impondérables, les seules sources positives et réelles de toutes les lois de la Nature et de l'homme ; 3° le *gazisme*, qui est inspiré par l'existence et l'action des gaz ; 4° l'*humorisme*, qui est inspiré par l'existence et la circulation des liquides ; 5° le *solidisme*, qui est inspiré par l'existence et les mouvements des solides. Nous avons vu que les spéculations de la métaphysique sur le vitalisme, étaient des aberrations de l'esprit sans base ni réalité. D'un autre côté la chimie et la physique nous prouvent journellement que les gaz, les liquides et les solides n'existeraient pas, ne jouiraient d'aucune activité, ne se combineraient, ne s'organiseraient et ne se vivifieraient pas, sans l'intervention primitive et conditionnelle des *agents impondérables.* Nous pouvons donc conclure que l'*Impondéralisme* est la doctrine par excellence, celle qui doit primer et expliquer non-seulement le vitalisme métaphysique, mais encore le gazisme, l'humorisme et le solidisme. Notre récapitulation de ces cinq chefs de systèmes, va nous rappeler la part que chacun d'eux a prise dans l'évolution des synthèses médicales. Nous allons voir comment la science, embrassant le cercle de toutes les théories possibles, n'a pu sortir des inspirations fournies soit par l'abstraction, soit par les impondérables, soit par les gaz, soit par les liquides, soit par les solides. Et son impuissance jusqu'à ce jour à cet égard, nous prouvera que ses spéculations, dans l'avenir, seront fatalement restreintes dans ces cinq causes de systèmes, *les seules accessibles à l'esprit humain.* Il faudra toujours que la raison tourne dans ce cercle d'idées, et choisisse nécessairement entre la métaphysique, entre l'impondéralisme, le gazisme, l'humorisme ou le solidisme. Pour nous, nous proclamons la prééminence et l'exclusivisme de l'*Impondéralisme.* Nous proclamons sa prééminence, parce que nous voulons que l'Impondéralisme soit désormais une doctrine dominante, au même titre que l'a été jadis l'humorisme, et que l'est aujourd'hui le solidisme; or cette idée n'a jamais appartenu à personne, et c'est en cela que nous prétendons au titre de novateur. Nous proclamons la prééminence de l'Impondéralisme, parce que les Impondérables sont les principes éternels et les seuls mobiles de l'Univers et des Etres. C'est aussi pour ce motif que nous proclamons son exclusivisme, et parce que la métaphysique n'est qu'un jeu et un égarement de l'esprit, et parce que les gaz, les liquides et les solides sont des effets passagers des impondérables : cependant, notre exclusivisme théorique n'empêchera pas de faire la part pratique, mais secondaire, que réclameront les pondérables, quelles que soient leurs formes gazeuses, liquides ou solides.

1° La *métaphysique* comprend tous les genres de vitalisme, et conséquemment les systèmes fondés sur les nombres de Pythagore, sur l'intelligence générale d'Anaxagore, sur l'âme universelle de Platon, sur la nature et les facultés d'Hippocrate et de Galien, sur l'archée de Van Helmont, sur l'attraction de Newton, sur l'âme de Stahl, sur les forces nerveuses de Cullen, de Bordeu et de Barthez, sur l'excitabilité de Brown, sur les propriétés vitales de Bichat, sur l'irritation de Broussais, sur le dynamisme immatériel d'Hahnemann. Il est évident qu'avec de tels principes, on ne peut créer une doctrine positive et rationnelle, puisque ces principes sont des abstractions, et puisque des abstractions ne peuvent expliquer les maladies que conjecturalement , et ne peuvent les guérir qu'empiriquement , par l'impuissance d'établir des rapports directs et sûrs entre des causes métaphysiques et des agents physiques , chimiques et médicamenteux.

2° L'*Impondéralisme* est un chef de doctrine qui n'était pas encore généralisé avant nos travaux ; mais les conceptions progressives de la science et l'instinct améliorateur de la pratique ont, pendant le cours des siècles , suggéré çà et là des principes vagues et restreints, qui devaient nous conduire à l'Impondéralisme , sans que leurs auteurs en eussent même la moindre prévision. Tels furent le feu d'Héraclite, l'âme plastique du monde de Zénon , les esprits animaux d'Erasistrate, la chaleur de Dioclès et d'Asclépiade, l'esprit sydérique de Paracelse, le principe fermentatif de Van Helmont et des chimiâtres, l'âme matérielle et sensitive de F. Hoffman , le fluide magnétique de Mesmer. Certes , aucun de ces agents n'a été proclamé à titre d'Impondérable ; et jamais la causalité et l'activité qu'on leur a prêtées , n'ont été fondées sur les conditions chimiques et sur les effets physiques de leur impondéralité. C'est pourquoi les théories dont ils ont été l'occasion, ont failli dans leur base, dans leur application et dans leur durée.

3° Le *gazisme*, qui tendait à rattacher la science universelle et médicale à la causalité primordiale des gaz , comprend l'air d'Anaximène, le pneuma ou air ardent des stoïciens, le pneuma d'Athénée, le *gaz* que Van Helmont considérait comme le principe de la vie et de la génération des corps, la vapeur insensible de Sanctorius, les exhalaisons volatiles des chimiâtres , les gaz oxigène, hydrogène et azote de Baumes. Mais il est certain que tous ces principes n'existeraient pas et ne seraient plus aujourd'hui supposables, sans les *Impondérables* qui les ont gazéifiés, et qui les constituent intrinséquement par leurs combinaisons avec des pondérables.

4° L'*humorisme*, le plus vieux et le plus longtemps suivi de tous les systèmes , s'est appuyé dans l'origine sur l'eau de Thalès, et plus tard sur l'humeur peccante , sur la crudité , la coction et la crise d'Hippocrate , sur la plénitude d'Erasistrate , sur les intempéries et les cacochymies de Galien , sur les alcalinités et les acidités humorales des chimiâtres , sur l'obstruction de Bœrhave, sur les congestions inflammatoires de tous les praticiens. Mais la chimie nous apprend qu'il ne peut exister ni liquides, ni humeurs, sans une participation et sans une modification primitives et conditionnelles des *Impondérables*. Voilà ce qui subordonnera toujours l'Humorisme à l'Impondéralisme.

5° Le *solidisme* tire son origine de Phérécide, qui regardait la terre comme le principe de toutes choses. Asclépiade contribua à le préparer, en engageant à élargir les pores et à amollir les obstacles au cours des esprits animaux et des corpuscules sanguins. Arétée s'attachait aussi à détruire les obstacles au cours du pneuma et des humeurs, et localisait déjà les maladies dans les viscères. Les mécaniciens s'efforçaient surtout de vaincre la résistance des solides. Enfin, les anatomopathologistes et les solidistes considérèrent les tissus des organes, comme seuls capables de recevoir l'impression des causes morbifiques et de subir les modifications des agents thérapeutiques. Mais il est certain qu'un *solide* ne pourrait se constituer sans impondérables primitifs, sans élémens gazeux et sans humeurs assimilables ; et l'expérience nous montre que les pondérables qui le composent, sont susceptibles de se résorber et de s'évaporer, de se ramollir et de se liquéfier, de s'endurcir et de se racornir, selon les proportions morbides des impondérables, des gaz et des humeurs qui le conditionnent. Les solides sont donc, comme les gaz et les liquides, à la merci des *Impondérables.* Voilà ce qui proclamera toujours l'incontestable prééminence de l'*Impondéralisme* sur le gazisme, sur l'humorisme et sur le solidisme. Mais c'est peu de ces considérations préliminaires pour faire entrevoir cette supériorité ; nous allons la démontrer d'une manière encore plus convaincante, en développant les principes fondamentaux de notre *Doctrine des Impondérables.*

EXPOSITION

DE

LA DOCTRINE

DES

IMPONDÉRABLES.

DEUXIÈME PARTIE.

PRINCIPES DE L'IMPONDÉRALISME.

*Anima sanguine alitur,
sicut lumen oleo.*
LACTANCE.

INTRODUCTION.

Donner l'explication abrégée des lois de l'Univers et de l'homme, et les appliquer à la médecine, tel est le but de cet ouvrage. — Pour expliquer la Nature, nous rejetterons les abstractions et les hypothèses qu'on a invoquées jusqu'aujourd'hui ; et nous ne tirerons nos principes que de l'existence, des forces et des lois des *Agents impondérables.* — Pour expliquer l'homme, nous repousserons aussi les erreurs du vitalisme, de l'humorisme et du solidisme, pour substituer à leurs systèmes creux les principes vrais de l'*Impondéralisme*, doctrine nouvelle que nous édifions. — Le Vitalisme d'Hippocrate, de Van Helmont, de Stahl, de Brown et de Bichat, ne s'appuie que sur la métaphysique, et conséquemment que sur des spéculations vides et mensongères. Le Gazisme de Baumes, l'Humorisme des Galénistes et des Chimiâtres, le Solidisme de Cullen et l'Organicisme des modernes, ne sont que des inventions fausses et dangereuses ; puisque les gaz, les liquides et les solides n'existeraient pas sans les *Impondérables* qui les conditionnent, qui leur infusent leurs qualités chimiques, et qui les font passer par les trois états physiques de la matière. Donc les impondérables

9

sont des principes plus immédiats ; donc l'Impondéralisme sera
plus vrai et plus rationnel que les systèmes antérieurs. En effet,
ceux-ci n'ont jamais invoqué que des causes métaphysiques, et
n'ont jamais employé que des mots abstraits et vagues, tels que
ceux de nature, facultés, force vitale ou nerveuse, archée, âme,
irritabilité, propriétés, irritation. Or, ce sont des inventions
imaginaires, sans réalité, sans corps, sans prise pour le médecin
et pour les médicaments. Mais le vocabulaire immémorial de la
science a toujours ploclamé l'indispensabilité de l'*Impondéralisme* ; et l'art pratique a toujours fait la médecine du feu. C'est
ce qui nous est prouvé par la nécessité des mots : pyrexie, fièvre,
effervescence du sang, phlogose, inflammation, coction des
humeurs, antiphlogistiques, tempérants, fébrifuges, échauffants,
sudorifiques. Voilà les bases véritables et les indications certaines de l'art. En Physiologie, si la santé consiste dans l'harmonie
des lois et des mouvements du *feu vital* et des *Impondérables
animateurs* ; en Pathologie, les maladies résulteront des troubles
fonctionnels de ces fluides subtils ; et la Thérapeutique ne consistera que dans leur régularisation, par les secours de l'Hygiène
et de la Matière médicale.

CHAPITRE Ier. — *De l'Univers.*

L'Espace, le Temps, l'Infini, les Nombres, sont des abstractions ; ils ne sont pas des corps : ils ne sont rien. L'Univers est un
être matériel, limité, organisé, et vivant à sa manière. Sa matérialité est incontestable : ce serait abstraire, inventer et extravaguer,
que de lui prêter des éléments immatériels. Ses limites et son
organisation seront prouvées par la description de sa structure
anatomique. Sa vitalité repose sur les lois des *agents impondérables*, dont le concours constitue sa merveilleuse physiologie.
La plus grande vérité qui frappe le philosophe astronome, c'est
que, parmi les milliards de corps célestes qui composent l'Univers, les uns sont *enflammés* et les autres sont *opaques*. Les
corps célestes sont donc formés, 1° d'un principe matériel et actif
qui produit la flamme, et que j'appelle Phlox ; et 2° d'un principe matériel et passif qui n'est pas la flamme, et que je nomme
Aphlox. Voilà les deux seuls principes constituants du Monde.
Il n'y a qu'une somme bornée de *Phlox* ou d'atômes actifs ; et il
n'y a qu'une somme bornée d'*Aphlox* ou d'atômes passifs. Le
Phlox est la grande âme plastique, fluide et *impondérable*, qui
a organisé et qui vivifie la nature. Et l'Aphlox est le *substratum*

inerte, et la base pondérable et modifiable, avec laquelle ie Phlox
a construit l'Univers. Le *Phlox* se présente sous trois formes principales, qui sont : 1° le *calorique*, 2° l'*électricité*, 3° la *lumière*.
Néanmoins, il est susceptible de se manifester sous une foule d'autres modifications, qui tiennent de la combinaison de ces trois
formes primitives. — L'*Aphlox* s'offre à nous sous les formes pondérables des gaz, des liquides et des solides divers : encore ces trois
états de la matière ne pourraient exister sans des Impondérables
phloxiques intégrants ; puisque les impondérables sont les seuls
agents possibles de la Gazéification, de la Liquéfaction, et de la
Solidification. — Une bougie allumée, qui est l'image la plus
fidèle d'un astre, nous prouve que le Phlox est potentiellement
attractif, *sécréteur* et *rayonnant*. Mais, par catachrèse, et pour
faciliter le langage, nous sommes obligés de dire que l'*attraction*,
le *sécrétisme* ou action de sécréter, et l'*expansion*, sont les
trois lois primordiales du principe actif de la nature ; et pourtant
ces trois lois ne sont que des actes élémentaires du phlox, et
non des facultés métaphysiques. Les manifestations magnétoélectriques du phlox paraissent plutôt opérer l'attraction. Les
manifestations électrocaloriques semblent plutôt exercer le pouvoir sécréteur, ou combustif et transformateur. Mais ses manifestations calorico-lumineuses produisent plutôt l'expansion. Le
phlox, par ses trois lois inhérentes, attractive, sécrétante, rayonnante, est la seule cause de l'anatomie et de la physiologie de
l'Univers. C'est encore lui qui a déterminé la forme et la vie de
tous les Etres. — L'attraction, le sécrétisme et l'expansion sont
prouvés : 1° par la structure anatomique de tous les êtres, dont
les voies convergentes indiquent l'attraction, dont les appareils
centralisateurs impliquent le sécrétisme, et dont les voies divergentes annoncent l'expansion. Ces trois lois sont encore prouvées : 2° par les phénomènes d'absorption, d'assimilation et
d'excrétion des animaux, des végétaux, des cristaux, des planètes
et des soleils. Sous l'influx du Phlox, le seul agent moteur et
vivifiant, l'Aphlox change sans cesse, pour former la partie pondérable et organique des corps constitutifs de la nature. — C'est
le Phlox qui, par ses mélanges innombrables avec l'Aphlox,
cause les phases successives de composition, de croissance, de
maturité, de reproduction, de décadence, de décomposition, de
transformation et de régénération, par lesquelles passent tous
les êtres dans leur individualité, et même la nature entière
dans sa vaste unité. Des opérations incessantes du Phlox sur
l'Aphlox, résultent une métempsycose universelle et un cercle
éternel de productions et de destructions.

Dans une phase palingénésique de cahos, le *Phlox* et l'*Aphlox*
étaient confondus : mais l'action attractive, sécrétante et expansive du premier sur le second, a engendré un globe unique et immense, à la fois organisé et vivant. Ce globe originel attira, sécréta,
rayonna. Il se développa prodigieusement. Enfin il enfanta un
nombre incalculable d'étoiles primaires, qu'il lança dans l'espace,
et qui tournèrent autour de lui. Dans d'autres âges successifs,
le globe central et régénérateur et les étoiles primaires produi-
sirent des millions et des milliards d'astres secondaires, tertiaires,
etc. Ces astres de moins en moins volumineux furent graduellement superposés les uns aux autres, dans la hiérarchie généalo-
gique et prodigieusement colossale des créations célestes. Tout
cet ensemble, par des lois propres et dans des âges ultérieurs innombrables, finit par engendrer des astres de plus en plus petits, et
enfin des derniers soleils qui furent aux confins du monde. Et ces
soleils, par leurs lois particulières, projetèrent eux-mêmes des
planètes dont ils furent les centres animateurs, ce qui constitua
autant de systèmes planétaires. Et les planètes engendrèrent
elles-mêmes des satellites, qui furent les dernières productions
ramificatives du grand arbre sidéral et opaque, ou *phloxique* et
aphloxique de la nature. Telle est la forme anatomique de
l'Univers, qui est orbiculaire dans sa totalité ; et qui, à partir
d'un globe central et pivotal, est composé d'immenses traînées
d'astres, développés hiérarchiquement, et disposés ramificative-
ment, jusqu'aux confins circonférenciels et arrondis du monde.

Les lois anatomiques de cet ensemble universel se réfléchissent dans un système planétaire, qui est un petit univers en mi-
niature ; puisque le soleil est au centre ; puisque les planètes
sont hiérarchiquement superposées sur lui ; et puisque les satellites multiples d'une planète sont aussi appuyés et graduellement superposés sur elle. Un système planétaire n'est donc qu'un
des innombrables rameaux du grand Arbre du Monde.—Si, avec
un seul os d'un animal même antédiluvien, le docte Cuvier pouvait par des inductions savantes inférer et dessiner son squelette,
pourquoi ma raison, avec un système planétaire, c'est-à-dire
avec un ramuscule du grand Arbre de la Nature, ne pourrait-
elle pas induire et figurer la grandiose Anatomie de l'Univers?
—Tous les corps célestes, lumineux et opaques, sont composés
de Phlox et d'Aphlox. Tous sont organisés et vivants. Tous
attirent, sécrètent et excrètent. Tous ont un mouvement général
d'ensemble. Tous opèrent une révolution particulière autour de
l'astre qui les domine immédiatement ; et tous ont un mouvement propre et individuel sur eux-mêmes. — L'attraction ne

s'opère pas en raison des masses, par ce que l'Aphlox est inerte ;
mais l'attraction s'exécute en raison de la quantité de Phlox inhérent à un corps , parce qu'il n'y a que le Phlox qui soit attractif.
— S'il n'y avait que de l'attraction dans l'Univers , tout serait
non-seulement pôlarisé, mais encore conjoint , adhérent , compacte et en cahos : il fallait donc que l'expansion vînt pondérer
l'absolutisme de l'attraction. C'est pourquoi les mondes sont
distants et équilibrés par les rapports harmoniques qui existent
entre leurs attractions, leurs sécrétismes et leurs expansions
réciproques. — Mais toutes ces lois ne peuvent s'exécuter que
par l'intervention des Impondérables. — Tous les mondes vi-
vent, s'alimentent, se développent , excrètent et enfantent. —
La Nature s'est formée , détruite et reformée plusieurs milliards
de fois ; elle s'usera dans sa totalité , elle périra encore et re-
tombera dans le cahos , mais ce sera pour se reconstituer, se
régénérer, rajeunir et passer par une nouvelle maturité : car tel
est le cercle éternel de ses vicissitudes, qui lui sont imposées par
son Phlox et son Aphlox constituants , dont les éléments in-
créés sont impérissables , dont les lois sont constantes et suffisantes, et dont les rapports inévitables sont toujours organisateurs et vivificateurs. On comprendra cette vérité , quand on
saura que le Phlox devient Aphlox et inversement ; quand on
saura que les impondérables deviennent pondérables et inversement ; parce que les molécules électriques, caloriques et lumineuses se maintiennent actives et phloxiques, tant qu'elles sont
enflammées ; tandis qu'elles deviennent inertes et aphloxiques
lorsqu'elles s'éteignent , ou après l'usure et la cessation de leurs
mouvements expansifs ; pourtant elles se rallumeront plus tard
et s'amortiront encore, et toujours ainsi continuellement. Ce
cercle perpétuel provient de ce que les molécules vivantes ,
ou phloxiques, en engendrent d'autres par leur activité et leur
force assimilante. Mais quand elles s'usent et s'éteignent , elles
deviennent aphloxiques et passives, jusqu'à ce qu'elles soient de
nouveau assimilées , activées et phloxées , pour s'éteindre plus
tard, et toujours ainsi éternellement.

La Terre est un produit du soleil et une annexe de notre
système planétaire. Elle contient en elle les rudiments de tous
les éléments aphloxiques et phloxiques, qui constituent l'anatomie et la physiologie de l'Univers entier. Elle n'est, en quelque
sorte, qu'un extrait final et un dernier bourgeon du grand
arbre de la Nature. Elle est organisée dans son Aphlox : elle est
vivante par son Phlox : elle a donc aussi son anatomie propre
et sa physiologie particulière. Son noyau brûlant est attractif,

sécréteur et rayonnant : et la puissance de ses lois se fait sentir sur toutes les masses qui la composent ; dans les immenses ramifications métalliques qui la sillonnent ; dans toutes les couches concentriques qui l'enveloppent ; et même bien loin au-delà de son atmosphère, où son influx électro-magnétique l'équilibre dans ses rapports avec le soleil, avec la lune, avec les autres planètes , et avec les comètes qui l'approchent. La terre possède d'immenses soupiraux convergents , pour son alimentation, d'immenses volcans divergents , pour ses excrétions et ses relations externes. De ces volcans et de toute sa masse, il s'opère des dégagements intenses et défensifs d'électricité , de chaleur et d'impondérables divers. L'aiguille aimantée , le fil à plomb, le flux et le reflux de la mer, et sa température , prouvent sa vie propre , comme le pouls indique la circulation et la vie d'un homme. Mais sa chaleur n'est pas empruntée comme celle d'un boulet rougi au feu, qui doit se refroidir graduellement selon les lois physiques : loin de là ! sa chaleur est vitale et s'entretient, se dissipe et se renouvelle par des lois physiologiques particulières. — Dans sa jeunesse et dans son âge d'enfantement, la terre a projeté la lune, et l'a asservie à sa révolution autour du soleil et à sa rotation sur elle-même. — Plus tard , quand la terre eut soulevé les montagnes et se fut créé des voies volcaniques suffisantes pour la liberté de son expansion et de ses excrétions, elle n'enfanta plus à l'extérieur ; mais toute la force de son Phlox central et rayonnant , fut employé à organiser et à vivifier des minéraux et des cristaux, des végétaux calcaires et une foule d'êtres hybrides , qui furent des liens transitoires pour engendrer les règnes végétal et animal. Alors ces derniers surgirent par une évolution graduelle et ramificative, et par le changement progressif et l'épuration successive de la substance phloxoaphloxique de la terre. La progression des végétaux s'opéra par les agames , par les cryptogames et par les phanérogames. Mais la progression du règne animal s'exécuta par les infusoires, par les polypes, par les radiaires, les vers, les annelides, les crustacées , les arachnides , les insectes , les mollusques, les poissons, les reptiles , les oiseaux, les mammifères, les quadrumanes, les bimanes , les orangs-outangs , les troglodites, les Papous, les Boschismans, les Cafres, les Nègres, les Malais, les Mongols et les Caucasiens. — L'homme est, *dans notre planète* , le sommet final des élaborations du monde ; c'est le fruit le plus mûr et le plus épuré de la Nature. Mais il s'enchaîne au grand arbre universel et ne fait qu'un avec lui, de la même manière que le fruit d'un pommier tient à ses branches et à son tronc. — Voilà le système universel des choses : il n'y a que cela dans l'espace. Et tout vient du *Phlox* et de l'*Aphlox*, et de l'exercice des trois lois attractive, sécrétante et expansive du premier sur le second. Aussi l'explication de la Nature entière et de l'Homme lui-même, ne pourra-t-elle jamais s'appuyer que sur les lois des *Impondérables*, dont le *Phlox* est le symbole, et que sur leurs modes d'action sur les pondérables, dont l'*Aphlox* est l'expression. Nous conclurons donc que le Phloxisme ou l'*Impondéralisme*, par ses principes et par leurs conséquences, constituera la véritable *Doctrine* philosophique et médicale.

CHAPITRE II. — *De l'Homme.*

Le corps de l'homme est le résumé final et l'extrait quintessencié des élaborations immenses et progressives de la Nature. Les éléments et les lois de l'Univers sont parvenus à leur dernier degré de subtilisation, pour le construire, le vivifier et l'animer. L'organisme ne doit sa structure, sa vie et son animation qu'à ses éléments constitutifs, qui ne sont que des transformations et que des perfectionnements du Phlox et de l'Aphlox de la Nature. Son Phlox à lui est la somme de ses *Impondérables* vitalisateurs, moteurs et sensibilifiants. Son Aphlox est la somme de ses *Pondérables* gazeux, liquides et solides. L'union des Impondérables et des Pondérables a formé les tissus, les appareils, les fibres, les humeurs, les globules, les gaz. Mais ce sont les Impondérables qui imposent les lois physiologiques, et qui font fonctionner les organes : eux seuls constituent les causes de vitalité et d'activité du corps. Le cadavre n'est qu'un assemblage de pondérables dépouillés du phlox attractif, sécréteur et rayonnant, qui conditionnait la vie. Les Impondérables exercent toute l'activité physiologique ; et les Pondérables, tels que les gaz, les liquides et les solides, seraient inertes sans l'influx des Impondérables.—Dans notre organisme, les Impondérables principaux sont : 1° le calorique vital ; 2° le fluide moteur ; 3° le fluide sensorial ; 4° le fluide sensible ; 5° l'*aura* prolifique.—Tous sont susceptibles de s'exalter, de s'affaiblir, de se pervertir et de s'abolir, par l'effet soit des aliments, soit des modificateurs. — Les Impondérables, par leurs lois d'attraction, de sécrétion et d'expansion, sont les causes directes de l'anatomie et de la physiologie : cette vérité fera le triomphe de l'*Impondéralisme*. — Cependant il faut tenir compte aussi des gaz, des liquides et des

solides du corps ; parce qu'ils sont les gangues et les instruments
des Impondérables , et parce qu'ils servent d'intermédiaires
entre leur activité et les modificateurs internes et externes. —
Les solides se réduisent à six arbres, qui sont : 1° le nerveux
gris ; 2° le nerveux blanc ; 3° l'artériel ; 4° le veineux ; 5° le
lymphatique ; 6° l'osseux. C'est la combinaison de ces arbres
et de leurs dépendances respectives, qui forme la structure entière du corps et ses divers organes constitutifs.

CHAPITRE III. — *Anatomie.*

La structure des appareils du corps, n'est qu'un arrangement
des Pondérables par les Impondérables , pour exercer les trois
lois attractive, sécrétante et rayonnante, de ces derniers. Or,
l'exercice de ces trois lois constitue la vie. Ce n'est qu'avec
l'aide des Impondérables impulsifs et saturateurs , que les gaz,
les liquides et les solides exécutent secondairement ces lois, et
entretiennent auxiliairement la vie. C'est l'attraction des Impondérables qui a déterminé les racines *convergentes* des six
arbres anatomiques ; c'est le sécrétisme qui a façonné leurs
tiges *centralisantes ;* et c'est l'expansion qui a développé leurs
branches *divergentes.* — La construction de l'anatomie et l'activité de la physiologie n'ont qu'un triple but , qui consiste à
faire attirer, sécréter et repousser des Impondérables et des
Pondérables. — Il est bien important de connaître les parties
principales de l'appareil vital, l'*Arbre nerveux gris,* et ses principaux ganglions et plexus , parce que les plus grandes fonctions
radicales reposent sur eux et s'exécutent par eux. — Pour l'é-
tude des six arbres anatomiques et de leurs rapports , nous renvoyons nos lecteurs à la description que nous en avons donnée
dans nos autres ouvrages, et aux planches qui les figurent.

CHAPITRE IV. — *Physiologie.*

Si l'organisme est un composé anatomique d'appareils solides
et d'éléments liquides et gazeux, arrangés de manière à favoriser
l'action, l'entretien et la réparation des Impondérables ; la Physiologie, à son tour, est l'exécution des lois d'activité de ces
Impondérables. — De même qu'il y a en nous trois principaux
Impondérables , qui sont : le *calorique ,* le *fluide moteur* et le
fluide sensible ; de même il y a trois fonctions principales , qui

sécrètent ces impondérables, et qui sont : 1° la fonction de la Calorification, 2° la fonction de la Motilité, et 3° la fonction de la Sensibilité. De plus, il y a trois appareils nerveux, qui sont les siéges anatomiques de ces trois fonctions ; et ces trois appareils principaux sont : 1° le Calorificateur, 2° le Locomoteur, et 3° le Sensibilifiant. — Dans le cadavre, ces trois appareils sont inertes, parce qu'ils sont dépouillés de leurs *Impondéra-b'es*. Dans l'état vivant, ces trois appareils fonctionnent, parce qu'ils sont suffisamment pénétrés de leurs *Impondérables* ; et leurs fonctions d'attraction, de sécrétisme réparateur et d'expansion, sont d'autant plus énergiques, qu'ils sont plus saturés de leurs impondérables respec if-. — Retenons donc bien que les trois principales fonctions de l'organisme sont : 1° celle qui sécrète et dépense le *Calorique vital* ; 2° celle qui forme et dégage le *Fluide moteur* ; 3° celle qui façonne et exhale le *Fluide sensible*. Mais ces trois fonctions ne peuvent s'exercer qu'à l'aide des trois lois inhérentes aux *Impondérables*, et qui sont l'*Attraction*, le *Sécrétisme* (*) et l'*Expansion*.

Le mot *Vie* est une abstraction : la science doit s'en défaire, parce qu'il conduit à des erreurs. Le mot *Calorification* doit le remplacer, parce qu'il est meilleur, plus positif, et parce qu'il explique la sécrétion du calorique à la température constante de 36° 2/3. — C'est le Phlox solaire, sans lequel tout serait glacé et mort sur notre planète, qui fut la cause originelle de l'organisation et de la vie de tous les êtres terrestres, en réunissant leurs éléments pondérables, en s'y infusant, en y excitant une calorification propre, et en leur imposant ses trois lois chimiques d'attraction, de sécrétisme et d'expansion. Les combinaisons magnétoélectriques du phlox, ont surtout déterminé l'attraction ; ses combinaisons électrocaloriques ont surtout causé le sécrétisme ; et ses combinaisons caloricolumineuses ont surtout produit l'expansion. — La force du Phlox suffit pour tout expliquer : en effet, une bougie allumée, qui est l'image fidèle d'un astre, est aussi la représentation la plus exacte de la vie, puisque cette bougie *attire* des combustibles, puisqu'elle les *sécrète*, et puisqu'elle *irradie* des combarés. — Au même titre, notre Vie est une *Calorification* qui attire, sécrète et rayonne aussi ; mais c'est une calorification latente. Les animaux à sang froid, ont une calorification encore bien plus obscure, parce qu'elle fut relative aux conditions originelles qui les ont

(*) *Sécrétisme* veut dire action de sécréter, tardis que le mot de sécrétion n'en exprim que le produit.

constitués, vivifiés et modifiés. — Au lieu du mot *Vie*, nous adopterons, comme son synonyme plus réel et plus vrai, le mot *Calorification*. Ce mot calorification veut dire sécrétion de calorique. La calorification est la fonction primordiale de l'organisme ; elle est inhérente à l'arbre fondamental *nerveux-gris*, à la fois encéphalospinal, ganglionnaire et viscéral. La calorification vitale s'exécute dans la substance grise encéphalospinale, toutes les fois que cette substance grise est suffisamment saturée de son Phlox spécial, c'est-à-dire, d'atômes magnétoélectriques, caloriques et lumineux , particulièrement combinés. C'est de l'action de ce Phlox en suffisance, que dérive la température normale du corps ; que résultent les trois lois primordiales, l'attraction, le sécrétisme igné et l'expansion ; et que jaillit le calorique vital, propre à effectuer toutes les fonctions principales et secondaires.

CHAPITRE V. — *Des trois appareils fondamentaux, et des trois lois primordiales de la Vie.*

1° La Calorification vitale attire ; 2° elle sécrète ; 3° elle irradie : on doit donc l'étudier sous les trois rapports de son attraction, de son sécrétisme et de son expansion. Chacune de ces lois possède un appareil particulier, pour s'exercer ; d'où résultent : 1° l'appareil du Sécrétisme igné ; 2° l'appareil de l'Attraction ; 3° l'appareil de l'Expansion. — Comme la Calorification vitale sécrète du calorique , nous lui donnerons le nom de Sécrétisme igné, ou mieux encore , de *Pyrisme :* mot dérivé de πυρ qui veut dire *Feu.*

ARTICLE 1. — *L'appareil du Pyrisme,* du sécrétisme igné, ou de la calorification vitale , trois synonymes, siége dans la moelle grise spinale, qui est, à ce titre, le foyer de la Vie. La moelle grise spinale est le *centre* vital qui reçoit l'influence des modificateurs , et qui est le point de départ de toute réaction dite vitale. — Il faut que ce foyer s'alimente , pour s'entretenir ; c'est pourquoi il *attire* des combustibles. Il faut qu'il *sécrète* ces combustibles ; c'est pourquoi il sépare leurs Impondérables de leurs Pondérables. Il faut ensuite qu'il *irradie* le Phlox , ou le Calorique qu'il a sécrété, et qu'il repousse les matières comburées, ou les résidus de sa sécrétion. — C'est le calorique dégagé par le Pyrisme spinal, qui est l'agent vital unique ; c'est lui qui forme, organise et vivifie les Gaz, les Liquides et les Solides. Sans la Calorification vitale , ou Pyrisme spinal, et sans le Calorique qu'il sécrète et irradie, il n'y aurait point de Gazéification, ni de Liquéfaction, ni de Solidification. C'est ce qui nous prouve que le *Gazisme*, l'*Humorisme* et le *Solidisme*, doivent être subordonnés à l'*Impondéralisme*.

ARTICLE 2. — L'*appareil de l'Attraction* est composé de canaux *convergents*, dont les principaux sont : 1° le laryngobronchique, 2° le gastro intestinal, 3° l'absorbant chylifère, 4° le veineux, 5° tous les absorbants lymphatiques. — Tous tiennent aux nerfs, aux plexus et aux ganglions du trisplanchnique, et conséquemment à la moelle grise spinale, le siége du Pyrisme vital. — Tous contiennent des fluides convergents, et des matériaux combustibles ou sécrétables. Ces matériaux sont attirés par le foyer calorificateur ; ils sont sécrétés et décomposés par lui en impondérables et en pondérables. Les impondérables sont en partie appropriés et assimilés, pour réparer le phlox ou calorique vital, et en partie irradiés par les ramifications de la moelle grise et du trisplanchnique, pour vivifier et faire fonctionner le reste de l'organisme. Mais les pondérables, qui ont abreuvé le foyer calorificateur, sont repoussés, et serviront de matériaux aux sécrétions secondaires et aux excrétions. Ceux qui ne seront pas éliminés du corps, seront transformés en liquides et en solides, propres à construire les différents viscères et toute la charpente de l'organisme.

ARTICLE 3. — L'*appareil de l'Expansion* se compose : 1° de l'arbre artériel et de son fluide, qui est pour ainsi dire incandescent, et qui noircit quand le phlox l'abandonne ; 2° de tous les lymphatiques *divergents* et destinés à l'élimination des matériaux comburés. Parmi ces lymphatiques sont : les exhalants cutanés, l'appareil urinaire, le salivaire, les exhalants utérovaginaux, etc. Tous ces viscères d'expansion tiennent aussi aux nerfs, aux plexus et aux ganglions du trisplanchnique, et conséquemment à la moelle grise spinale, le siége du *Pyrisme* vital.

De ce chapitre, nous concluerons que tout en Anatomie et en Physiologie se réduit en instruments et en fonctions d'apport, d'assimilation et d'élimination. — Les fluides convergents ou combustibles sont l'air, les aliments, le chyle et le sang noir. L'agent transformateur, comburant ou vital, est le *Calorique*, qui rayonne par les nerfs ganglionnaires, et plus abondamment encore par le cœur et dans le sang rouge. C'est pourquoi ce dernier fluide a toujours été considéré comme vital. Les fluides comburés sont le sang rouge, la bile, l'urine, les fèces : à mesure que les fluides comburés et divergents ou récrémentitiels

circulent, ils se dépouillent, dans les organes et dans les glandes, des principes vitaux et ignés ; ils tendent à se déphloxer,
à devenir inertes ; et finalement, ils ne sont plus propres qu'à
former des tissus moins importants, comme les tendons, les
cartilages et les os. Les pores et les orifices des divers organes
absorbants, les glandes dépuratrices comme le foie, la rate,
le pancréas, les reins, les membranes aspirantes et perspirantes
et les canaux excréteurs, tous ces instruments, dis-je, ne font
que concourir très-secondairement, quoique indispensablement,
aux trois grandes *Lois primordiales* de l'Attraction, du Pyrisme
calorificateur et de l'Expansion de notre Organisme.

CHAPITRE VI. — *Des fonctions auxiliaires et immédiates de la vie.*

La Vie n'est que la Calorification, ou le *Pyrisme*. Le Pyrisme attire, sécrète du phlox ou calorique, et l'irradie. Son
foyer est la moelle grise spinale. Cette moelle grise est alternativement dilatée ou aspirante, et contractée ou repoussante. Sa
dilatation et son aspiration, ainsi que sa contraction et son impulsion, se réfléchissent par les irradiations de son calorique, à
travers les rameaux gris spinaux, sur tous les ganglions et sur
tous les plexus du trisplanchnique, et conséquemment sur tous
les nerfs vitaux des viscères. Voilà les causes immédiates, qui
influencent les fonctions de la respiration, de la circulation, de
la sensorialité, de la digestion, des absorptions, des sécrétions,
de la nutrition et des excrétions. Si tous les organes exécuteurs
de ces fonctions, attirent et repoussent, aspirent et perspirent,
absorbent et rejettent, c'est parce qu'ils attiennent aux diverses
parties du trisplanchnique ; et c'est parce que ces parties annexes de l'appareil vital, sont autant de soupiraux et de volcans
qui s'ouvrent et qui se ferment, sous l'aspiration et sous l'expiration centrale du Pyrisme, sous la dilatation attirante et sous
la contraction repoussante de la moelle grise spinale, le pivot
de la vie, le foyer de la *combustion* dite vitale. — Si le Pyrisme rachidien sécrète du Phlox ou calorique, ce calorique
s'en exhale par les ganglions et les plexus du trisplanchnique,
et par des appareils viscéraux qui servent de *débouchés vitaux*. Ces débouchés sont à la fois des voies attirantes et des
issues exhalantes, ou des soupiraux d'attraction et des
cratères d'expansion. — Les dix principaux *débouchés* sont :
1° la pulmonisation, 2° la cardiatisation, 3° l'encéphalisation,

4° l'épigastrisation , 5° l'hypogastrisation , 6° l'artérialisation ,
7° la veinosatisation, 8° la lymphatisation, 9° la mucosatisation.
10° la dermatisation. Ces dix mots signifient que le calorique
vital s'exhale du *Pyrisme* par dix rayonnements partiels, et
notamment par les plexus et les nerfs gris : 1° pulmonaires,
2° cardiaques , 3° encéphaliques, 4° épigastriques , 5° hypogastriques, 6° artériels , 7° veineux, 8° lymphatiques, 9° muqueux, 10° cutanés.

C'est par ces débouchés que les modificateurs entrent et
pénètrent, pour influencer le Pyrisme calorificateur : et c'est
encore par eux qu'ils sont repoussés et sortent, quand le Pyrisme possède une force suffisante de réaction vitale. —
Quoique le calorique, qui s'exhale directement du pyrisme soit
à peu près identique partout, pourtant on doit plutôt lui donner
le nom de ses débouchés spéciaux , et l'appeler le calorique :
1° pulmonisant, 2° cardiatisant, 3° encéphalisant, 4° épigastrisant, 5° hypogastrisant, 6° artérialisant, 7° veinosatisant, 8° lymphatisant , 9° mucosatisant , 10° dermatisant. Ces dix sortes
d'exhalations du calorique vital vont saturer, vitaliser, contracter et faire fonctionner leurs gaz , leurs liquides et leurs
solides respectifs et exécuteurs des fonctions : 1° pulmonaires,
2° cardiaques, 3° encéphaliques, 4° digestives, 5° hypogastriques.
6° artérielles , 7° veineuses , 8° lymphatiques, 9° muqueuses.
10° cutanées.

Le calorique focal du foyer vital fait donc irruption par dix
volcans ou *débouchés* bien distincts, pour aller échauffer et vivifier les principaux départements de l'organisme ; pour y répandre
à profusion son atmosphère ignée ; et pour y opérer toutes les
fonctions de gazéification, de liquéfaction, de solidification, de
coction, de sécrétion, de transformation, d'assimilation , de décomposition et d'excrétion. — Outre les dix débouchés principaux, il y en a beaucoup de secondaires et , pour ainsi dire,
autant que de plexus ganglionnaires ; tels sont : le rénal, l'hépatique, le splénique, le pancréatique, l'utérin, le vésical, le
rectal, etc. — Les poumons sont les plus vastes soupiraux de la
fournaise vitale. C'est le phlox pulmonisant, qui vivifie les poumons, et qui produit l'hématose et l'expiration. — Le ventricule
gauche du cœur est le véritable volcan vital. C'est le phlox cardiatisant qui produit la systole, l'impulsion et la chaleur du
sang. Le pouls est le dynamomètre de la force et de l'expansion
du Pyrisme vital. — C'est le phlox encéphalisant qui active la
fonction locomotive , qui allume la sensorialité, et qui fait sécréter les *impondérables moteur et sensible.* — C'est le phlox

épigastrisant, dégagé par le plexus cœliaque, qui opère la digestion , avec le concours du calorique et des humeurs fournis par les nerfs et les vaisseaux du foie, de la rate et du pancréas. — Le phlox hypogastrisant exécute les fonctions de la sécrétion de la semence, de la menstruation, de la grossesse, et préside aux excrétions de l'urine et des fèces. — Le phlox artérialisant, ou dégagé par la séreuse des artères, produit les pulsations artérielles avec la résistance du sang rouge ; il échauffe, vitalise, rougit, digère et confectionne ce sang ; il forme son sérum, son albumine, ses globules et sa fibrine. Mais la dépuration du sang rouge se fait surtout dans la rate et dans les reins. — Le phlox veinosatisant digère le sang noir, dont la dépuration s'effectue dans le foie par la sécrétion et l'excrétion de la bile. — Le phlox lymphatisant modifie la lymphe et albuminise le sérum, dont la dépuration s'opère surtout par le pancréas, par les glandes salivaires et par les reins. Le phlox mucosatisant cuit les matériaux contenus dans les muqueuses ; il sécrète le mucus, il produit les perspirations et il facilite les excrétions. — Le phlox dermatisant cause la transpiration insensible , imprime la température de la surface, sécrète les humeurs de la peau, produit la sueur, exhale toutes les vapeurs, les gaz, et tous les principes odorants et puants du corps.—Toutes ces explications fonctionnelles nous apprennent que le *Pyrisme vital* attire et s'alimente, sécrète du *Phlox* ou du *Calorique*, et le dégage par les débouchés principaux et secondaires. Le *Phlox* est donc l'agent vital. Plus la moelle grise spinale en est saturée, comme dans l'adulte, plus la vie est forte, c'est-à-dire, plus la Calorification est active, et plus elle dégage du *Calorique* en abondance dans les organes, qui en sont plus vivifiés, plus activés et plus énergiquement fonctionnant. C'est la force de la Calorification qui fait la force de la Vie ; c'est elle qui représente la puissance de la *nature* des anciens, de cette invention abstraite, occulte et hippocratique, à qui l'on donnait une certaine autocratie. Mais cette autocratie n'est que l'effet du dynamisme de la *Calorification vitale* et spinale, qui est supérieure, quand sa réaction l'emporte sur les stimulations de ses modificateurs ; et qui fléchit, quand elle en est dominée. Comme tous les débouchés vitaux sont obligés d'attirer des combustibles, et d'irradier le calorique que dégage le Pyrisme calorificateur, il est nécessaire qu'ils soit libres et ouverts dans une juste mesure. Car s'ils étaient trop dilatés, le calorique central se dégagerait trop profusément , et l'atmosphère ignée et immédiate de la calorification serait trop raréfiée , ce qui *affaiblirait* la vie. Tandis que si les débouchés vitaux étaient trop *contractés*, le calorique central ne se dégagerait pas suffisamment, il serait morbidement retenu et accumulé, et l'atmosphère ignée de la calorification serait trop condensée, ce qui *exalterait* trop la vie. On sent donc de quelle manière se forment *l'affaiblissement* et la *surexitation* de la force vitale, de la Vie, du *Pyrisme*. Mais la Combustion vitale n'est pas seulement susceptible de *s'affaiblir* et d'être *surexitée* ; elle peut aussi se *pervertir* par des absorptions malsaines ; et de plus, elle peut encore *s'abolir*, soit par des absorptions toxiques, soit par son épuisement subit, suraigu, ou chronique et hectique. — La santé est l'équilibre qui doit exister entre l'Attraction, le Sécrétisme igné et l'Expansion du Pyrisme vital, ainsi que dans sa convenable *Stimulation* par les modificateurs. Mais quand cette stimulation des modificateurs est trop forte, le rayonnement du calorique vital est entravé, il est refoulé sur la calorification ; cette dernière en est oppressée, suractivée, exaltée. Alors la moelle grise calorifiante résiste, se contracte, et tend à réagir plus ou moins violemment. Elle s'efforce de faire faire irruption à son calorique, par les principaux *débouchés* viscéraux ; elle les échauffe, les contracte énergiquement, et soulève des mouvements défensifs, qu'on a nommés synergiques, sympathiques, résolutifs et critiques, sans en comprendre ni le dynamisme, ni le mécanisme. Dans ses efforts de réaction et de délivrance, la Calorification darde et tend son expansion ignée, contre tous les débouchés viscéraux, qui cherchent à lui résister de concert. Cette résistance universelle est persistante, dans les maladies aiguës comme dans les chroniques : c'est pourquoi, quand la Calorification force ses débouchés, elle fait toujours céder les plus faibles. Néanmoins, tous les débouchés sont en quelque sorte *solidaires*, et ils se suppléent réciproquement, quand leur résistance est successivement vaincue, sous l'étreinte du Pyrisme contracté, et sous les tensions impulsives de son atmosphère calorique. — Si la *vie générale* consiste dans la *Calorification*, la *vitalité locale* résulte de la quantité de *Calorique* ou de *Phlox*, soit constitutionnel, soit actuel et passager, que possède un tissu ou un organe. Cette vitalité locale est commune aux gaz, aux humeurs et aux viscères. Et de même que la vie générale, ou le Pyrisme, peut s'exalter, s'affaiblir, se pervertir et s'abolir, de même la vitalité locale, ou la *Phloxie*, peut s'exalter, s'affaiblir, s'altérer et s'annuler. Et si la mort générale n'est que l'extinction de la *Calorification* spinale ou du Pyrisme, la vitalité locale n'est que l'extinction de la Phloxie ou de la *Caloricité* particulière d'un tissu.

CHAPITRE VII. — *Des opérations auxiliaires et médiates de la vie.*

Si les lois primordiales de la physiologie sont l'Attraction, le Pyrisme et l'Expansion , et si les lois auxiliaires et immédiates sont la Pulmonisation, la Cardiatisation, l'Encéphalisation, l'Epigastrisation, l'Hypogastrisation, l'Artérialisation, la Veinosatisation, la Lymphatisation, la Mucosatisation et la Dermatisation, on doit considérer comme des lois auxiliaires, mais médiates de la vie, les opérations viscérales du calorique même , telles que la formation du chyle et du sang , l'exécution des sécrétions et des excrétions , etc. Au reste , ces opérations dépendent toujours , plus ou moins directement, des lois primordiales et des lois auxiliaires immédiates, qui retentissent inévitablement sur tous les points de l'organisme ; et l'on peut dire , avec raison , que les lois générales de la calorification et que les lois locales de la caloricité , concourent indispensablement à l'effectuation des grandes et des petites fonctions.

Il existe deux sortes de *Phlox* ou *Calorique*. Le premier est le calorique *rayonnant* , celui qui jaillit du pyrisme , dans son acte expansif. Le second est le calorique *fixe* ou *intégrant*, celui qui est inhérent ou constitutionnel à la texture des viscères. — Le calorique *rayonnant* se dégage par les rameaux latéraux de la moelle grise, pour s'infuser dans la chaîne ganglionnaire du trisplanchnique, pour pénétrer dans ses plexus , dans ses nerfs, dans ses névricules et dans le canevas des organes , qui en sont échauffés , vivifiés et rendus *contractiles.* — Le calorique rayonnant est passager ; il ne fait que traverser les tissus , pourtant en les saturant toujours plus ou moins. Mais le calorique *fixe* est celui qui tient aux molécules constitutives des viscères : c'est lui qui conditionne primitivement les tissus , et qui les fait ou nerveux gris , ou artériels , ou veineux , ou lymphatiques, ou musculaires, ou glandulaires, ou séreux, ou aponévrotiques, ou tendineux, ou synoviaux, ou ligamenteux, ou cartilagineux, ou osseux, selon ses proportions superlatives ou diminutives, relativement aux éléments pondérables. — Ce calorique intégrant , selon ses proportions, impose aussi aux tissus et aux organes leur caloricité propre, leur température particulière, leur vitalité individuelle, leur sensibilité organique et leur contractilité spéciale. La sensibilité organique des auteurs métaphysiciens, n'est autre chose que la susceptibilité du calorique intégrant à recevoir la stimulation des modificateurs. — La contractilité organique n'est aussi que l'effet de la manifestation active du calorique, qui réagit sur ses modificateurs, en opérant la contraction des molécules et des textures réagissantes. Quand les contractions texturales sont visibles, on a dit vaguement que c'était par l'effet de la contractilité sensible ou manifeste. Quand les contractions sont invisibles, on a dit que c'était par l'effet de la contractilité insensible ou occulte. Mais ce langage *ontologique* n'est plus praticable aujourd'hui : puisque l'*Impondéralisme* fait comprendre que tous ces phénomènes *apparents* ou *latents*, dépendant de la prétendue *contractilité*, ne résultent que de l'impulsion et que des doses proportionnelles, soit du *calorique* vital *rayonnant*, soit du *calorique* vital *intégrant*. — Mais le calorique ne produit pas que des effets de contractilité ; il opère aussi des effets de *caloricité*, de vitalité et de *chimie* physiologique. C'est lui qui *gazéifie*, qui *liquéfie* et qui *solidifie* les éléments combustifs du corps. C'est lui qui augmente et diminue les gaz ; qui raréfie, épaissit, cuit, transforme et purifie les humeurs ; qui tonifie si différemment les tissus et les viscères. La vitalité, la tonicité, les températures viscérales, ne sont donc que les résultats des divers degrés de la *caloricité*, autrement dit, de l'intégration et de l'assimilation du *Phlox* vital dans les divers tissus. Par ces explications, on sent que les propriétés abstraites des vitalistes antérieurs, doivent tomber devant le positivisme élémentaire de l'*Impondéralisme*. — C'est le calorique vital intégrant aux tissus, et en concours avec le calorique vital rayonnant du Pyrisme, qui opère toutes les fonctions générales de la physiologie, et toutes les fonctions locales des parenchymes. Mais le calorique intégrant, dans ses actes locaux, ne fait jamais que réfléchir les *lois centrales* ; et il ne peut opérer que des effets, soit attractifs et absorbants, soit sécréteurs, cocteurs, transformateurs et assimilateurs, soit expansifs, résolutifs, critiques, répulsifs, évacuateurs. Tous ces phénomènes du calorique local et constitutionnel, ne sont que les reflets partiels et moléculaires des grandes *lois* de la calorification vitale elle-même, ou du *Pyrisme*, dont toutes les opérations physiologiques dépendent plus ou moins immédiatement. En effet : 1° l'*attraction focale* préside aux attractions et aux absorptions gastrique, chyleuse, aérienne, veineuse, lymphique, glandulaire, nutritive, etc. 2° Le *sécrétisme igné*, exécuté soit par la calorification de la moelle grise spinale elle-même, soit par ses irradiations splanchniques immédiates, opère la digestion des aliments, la confection du chyle, la décomposition de l'air, la formation du sang rouge , du sang noir et de la lymphe , l'assimilation des *Impondérables* et des *Pondérables* , la gazéification, la liquéfaction , la solidification, les sécrétions glandulaires , etc. 3° *L'expansion focale* produit l'expiration de l'air, l'impulsion du sang , les contractions diverses des organes , les excrétions glandulaires , la désassimilation , les exhalations muqueuses et cutanées, les évacuations excrémentitielles, etc. De ces considérations , nous conclurons qu'il ne se passe pas un seul acte dans l'organisme , qui ne tire son principe , son but et sa fin , dans les lois primordiales de la *Calorification*, et dans les lois locales de son agent *calorique*. Nous avons de nouvelles preuves du principe que nous venons de poser , dans la nutrition et même dans l'inflammation et dans la fièvre. En effet , la nutrition ne peut s'opérer que par une *attraction* alimentaire , que par un *sécrétisme* transformateur et que par une *expulsion* désassimilante. L'*inflammation* ne présente-t-elle pas d'abord une concentration *attractive* d'humeurs , ensuite une *coction* élaborante , et enfin une résolution *éliminatrice* ? Et la *fièvre* elle-même , qui n'est autre chose que l'exaltation vive de la calorification vitale , ne s'accompagne-t-elle pas d'une attraction trop absorbante , d'une coction générale très-énergique et de grands efforts expansifs de délivrance? — Or, tous ces phénomènes n'indiquent-ils pas la nécessité de pratiquer la médecine de l'*Impondéralisme* ? Et comment donc pourrait-on guérir rationnellement , si l'on ignore et les lois primordiales de la *calorification* vitale, et les lois particulières de son agent *calorique*?

CHAPITRE VIII. — *Des lois secondaires et des lois tertiaires de la Physiologie.*

La *vie radicale*, constituée par le *Pyrisme* attractif, calorificateur et rayonnant, est aidée, dans son alimentation et son entretien, par deux appareils nerveux blancs, qui sont greffés sur la pulpe grise encéphalospinale : et par deux fonctions de relation, qui sont entées sur l'expansion de son calorique *encéphalisant*, et sur le tribut réparateur, igné et sanguin, des artères carotides et vertébrales. Si l'on coupait ou si on liait ces artères, les fonctions de relation s'éteindraient aussitôt. — Les deux appareils spéciaux , qui constituent les caractères et les privilèges de l'animalité , sont formés de pulpe nerveuse jaune et blanche, et sont : 1° *l'appareil mo-*

teur, et 2° *l'appareil sensible*. Ces deux appareils composent ensemble l'arbre nerveux blanc animal, qui possède des racines sensuelles, un tronc mental, une tige épinière conductrice, des nerfs moteurs et sensitifs, des fruits reproducteurs ou glandes génitales, et une peau enveloppante et protectrice. Les fonctions des deux appareils de relation sont dépendantes, anatomiquement et physiologiquement, de l'appareil radical et des lois primordiales de la vitalité, ou de la calorification. C'est pourquoi nous avons nommé les fonctions animales les *lois secondaires* et *tertiaires* de la physiologie.

ARTICLE 1. *Lois secondaires.* — La *fonction locomotrice* doit s'appeler l'*Electrisme*, parce qu'elle sécrète de l'électricité animale. Cette fonction est due à la saturation de la partie de l'encéphale qui en est le siége, par une quantité suffisante d'*impondérables électriques*; et cette partie reçoit ces impondérables électriques, du calorique encéphalisant, qui s'y rend, qui s'y subtilise, et qui s'y transforme en *électricité* animale et *sui generis*. A son tour, la partie où siége la fonction de l'*Electrisme*, *attire* des impondérables similaires; elle les *sécrète* et elle les *irradie* en un *fluide* qui est son agent. Cet agent, je l'appelle fluide moteur, ou *Electron*, ou mieux *Purphos*: et j'adopterais de préférence ce dernier nom, parce qu'il vient de πῦρ, qui veut dire feu, et de φῶς, qui veut dire lumière : ce qui nous apprendra que le fluide moteur, ou le Purphos, tient à la fois du calorique et de la lumière. Cependant, au lieu de Purphos, nous dirons simplement le *Phos*, par abréviation, et en sous-entendant le mot *Pur*, qui devrait toujours le précéder. Cet impondérable est sécrété dans la région de l'encéphale, qui est le siége de l'*Electrisme*; et il est irradié dans les faisceaux antérieurs de la moelle épinière, et de là, dans tous les névrilèmes moteurs et dans tous les muscles de relation, pour opérer les mouvements animaux, soit volontaires, soit spasmodiques. L'*impondéralité* du fluide moteur, ou du *Phos*, est suffisamment prouvée, puisqu'on interrompt son courant, par la ligature et par la section des nerfs moteurs; et puisque, par ces opérations, on annulle les mouvements volontaires, on affaiblit la contractilité électrique des muscles. Cette contractilité n'est due, dans les muscles, qu'à la saturation de leur tissu nerveux blanc, par les impondérables électriques qu'ils reçoivent, soit de la moelle épinière et de la fonction de l'*Electrisme*, soit des atômes électriques du sang. Cette dernière cause peut donc rendre jusqu'à un certain point l'irritabilité et la contractilité musculaires indépendantes de la moelle et de l'encéphale. L'irritabilité musculaire n'est autre chose que la susceptibilité qu'a le tissu musculaire de recevoir et de repousser la stimulation des modificateurs. Cette propriété est due aux molécules du Phos saturateur, parce que ces molécules se resserrent d'abord concentriquement sous les *stimulus*, pour réagir ensuite excentriquement contre eux. C'est le premier de ces deux temps qui constitue l'*irritabilité* des muscles ; et c'est le second qui cause leur *contractilité* répulsive. — La fonction de l'*Electrisme*, qui se répare surtout pendant le sommeil, dépense le fluide moteur, ou le *Phos*, surtout dans la veille, par les mouvements volontaires et le travail musculaire. Ce *Phos* s'irradie de sa source sécrétante, pénètre dans les nerfs moteurs, dans les muscles, dans la peau, et forme, dans chaque individu, une atmosphère plus ou moins rayonnante et plus ou moins oppressive pour les autres hommes. Quand son rayonnement est faible ou ménagé, il provoque les sympathies sociales et les sentiments expansifs. Mais quand son rayonnement est trop excentrique, il devient refoulateur, concentratif et trop oppressif pour les autres ; ce qui engendre les antipathies sociales et les sentiments répulsifs. Les effets si différents que produisent sur la foule la vue d'un humble impotant et celle d'un pédant orgueilleux, démontreront suffisamment ces vérités aux investigateurs attentifs.

ARTICLE 2. *Lois tertiaires.* — La *fonction sensoriale*, ou de la sensibilité, doit s'appeler le *Lucisme*, parce qu'elle sécrète de la *lumière* animale, lumière *sui generis*, extrêmement purifiée et tellement atténuée qu'elle en est invisible. La fonction du *Lucisme* est due à la saturation de la partie blanche de l'Encéphale qui en est le siége, par une quantité suffisante d'*impondérables lumineux*. Et cette partie reçoit ces impondérables lumineux, d'une part, du *calorique* encéphalisant, et d'une autre part, du *Phos* de l'Electrisme : de sorte que ces deux fluides s'y rendent, s'y condensent, s'y subtilisent, s'y transforment finalement en *lumière animale et sensoriale*. A son tour, la partie qui est le siége de la fonction du *Lucisme*, *attire* des Impondérables homogènes, elle les *sécrète*, et elles les *irradie* en un fluide qui est son agent. Cet agent, je l'appelle le *fluide sensible*, ou *Aristophos* ; parce qu'il est, à la fois, de nature *lumineuse* et le principe le plus quintessencié de l'Univers. Cet impondérable sensible, ou *Aristophos*, est sécrété dans le foyer encéphalique du *Lucisme* ; et il est irradié dans les nerfs des sens, dans les faisceaux postérieurs de la moelle épinière, dans tous les nerfs sensitifs, et sur les surfaces sensibles, muqueuses et cutanées.

Dans ces organes de relation, l'aristophos produit une atmosphère de sensibilité animale, propre à percevoir les stimulations des modificateurs et propre à déterminer les sensations. *L'impondérabilité* du fluide sensible, ou de l'*aristophos*, est suffisamment prouvée par la section ou la ligature des nerfs sensitifs; ce qui interrompt le courant de ce fluide; ce qui annule les sensations; et ce qui paralyse les nerfs et les organes sensitifs, situés au-dessous de la ligature. — La sensibilité animale des organes qui sont susceptibles de jouir et de souffrir, n'est due qu'à la condensation en eux du fluide sensible, et à son afflux incessant. — La fonction du *Lucisme* est une espèce d'illumination mentale, constitutive du phénomène phosphorescent de la *sensorialité*, et qui s'allume pour la première fois à la naissance, et périodiquement à chaque réveil. Certes cette illumination mentale est assez manifeste, pendant la nuit, dans les yeux flamboyants des chats et des loups. Je suis porté à croire que cette illumination mentale et intermittente est le produit des exhalations hydrogénées, oxigénées, caloriques et phosphoriques du sang, qui prennent feu et s'allument spontanément dans l'encéphale, sous le coup électrisant de la naissance ou du réveil, pour produire le phénomène si merveilleux du *Lucisme* et de la sensorialité. — La fonction sensoriale du *Lucisme*, de même que l'*Electrisme* et le *Pyrisme*, dont elle dépend et avec les produits desquels elle s'alimente, *attire* aussi, *sécrète* et *rayonne* aussi. Après s'être alimentée, et s'être saturée d'Aristophos ou de fluide sensible, il faut qu'elle le *dépense*; ce qu'elle opère par des *débouchés* spéciaux et divers. Ainsi, l'*Aristophos* rayonne : 1° surtout par les nerfs des sens, chez les enfants, les gourmands et les artistes; 2° surtout par le cerveau et les idées, chez les philosophes et les savants; 3° surtout par les organes génitaux, chez les voluptueux. — C'est la plus grande fréquence et la prépondérance des rayonnements caloriques, électriques et lumineux, par les diverses parties de l'appareil animal, qui donnent à ces parties leur plus grand développement et toutes leurs configurations. Quelle autre puissance que les *Impondérables* pourrait opérer les modifications de constitution et de structure ? Aussi le système de Gall est-il vrai dans ses principes, quoiqu'il soit encore incomplet et souvent erronné dans ses applications. — Le rayonnement de l'*Aristophos* sensorial s'effectue avec plus ou moins de vivacité par les yeux. C'est pourquoi, les idiots ont les regards plats et sans expression, les enfants ont l'air timide, les hommes lymphatiques ou illétrés n'ont qu'un

faible éclat oculaire ; tandis que les yeux des hommes ardents
et passionnés, et surtout des hommes de génie, sont comme
étincelants. Cette *scintillation mentale* des caractères bouillants
et des esprits supérieurs, ne jaillit pas seulement par les regards ;
mais elle s'exhale encore, de concert avec l'électricité animale,
par les pensées brillantes, par des saillies saisissantes, par des
gestes expressifs et même par la prestance. Il ne s'opère donc
pas un acte sensorial, qui ne soit une dépense d'*aristophos* ou
d'impondérable sensible ; de même qu'il ne s'effectue pas un
seul mouvement volontaire, qui ne soit une dépense du *Phos*
ou d'impondérable moteur. Mais d'un autre côté, comme le
Phos et l'*Aristophos* résultent directement de la transformation et de la subtilisation du *Phlox*, il s'ensuit que les agents
des fonctions de relation, ne peuvent pas se dépenser, sans
occasionner aussi une dépense analogue de *calorique vital*.
C'est pourquoi les opérations de la motilité et de la sensibilité
influencent et exploitent inévitablement la *calorification* ; et
c'est pourquoi l'on doit considérer les fonctions du *Pyrisme*, de
l'*Electrisme* et du *Lucisme*, comme réciproquement solidaires.
Chez les individus apathiques et simples d'esprit, les impondérables physiologiques se dépensent surtout par les fonctions vitales
du Pyrisme, sous la forme primordiale du Phlox ou calorique.
Mais chez les hommes de peine et chez les bûcherons, les impondérables s'évaporent surtout par les fonctions motrices de l'Electrisme, sous la forme secondaire de l'impondérable moteur ou
Phos. Tandis que chez les hommes studieux et méditatifs, les
impondérables s'exhalent surtout par les fonctions mentales,
sous la forme tertiaire du fluide sensible ou Aristophos. — De
plus, nous dirons que les fonctions sensoriales du Lucisme, et
les fonctions motrices de l'Electrisme, sont excitantes et exploi-
tantes pour le Pyrisme. Elles sont excitantes pour le Pyrisme
calorificateur, en ce que les impondérables moteur et sensible,
dans leurs opérations, refoulent le calorique sur son foyer
combustif, qui en est attisé, concentré et sollicité à une
plus ou moins vive réaction. Et quand cette réaction cen-
trifuge est portée à l'extrême, elle détermine les désordres
ataxiques, en provoquant les spasmes et les convulsions de l'E-
lectrisme, et en occasionnant le délire et la loquacité du Lucisme.
Ces explications doivent donc nous faire comprendre la réciprocité d'influence, de stimulation et de dépendance, des fonctions
de la calorification, de la motilité et de la sensibilité. Cette
réciprocité résulte de l'action et de la réaction des trois impondérables, calorique, moteur et sensible, qui, dans leur diffusion

sous la compression des modificateurs, se poussent et se repoussent inévitablement, en surexcitant eux-mêmes le Pyrisme, l'E-
lectrisme et le Lucisme. — Ainsi que le Pyrisme, l'Electrisme
et le Lucisme sont susceptibles aussi de s'exalter, de s'affaiblir,
de se pervertir et de s'affaiblir, et par des lois semblables, et
par des causes analogues. Ces quatre modes d'affections constitueront toutes les *maladies générales* de ces trois fonctions.
Mais, d'un autre côté, les impondérables, vital, moteur et sensible, ou le phlox, le phos et l'aristophos, sont susceptibles aussi
de s'exalter, de s'affaiblir, de s'altérer et de s'abolir, dans leurs
actes particuliers et respectifs. C'est pourquoi les quatre modes
d'affections de ces trois agents impondérables, constitueront
toutes les *maladies locales*.

CHAPITRE IX. — *Conclusions sur la Physiologie.*

Les médecins consciencieux, qui voudront s'assurer de la
vérité de l'*Impondéralisme*, n'auront qu'à s'adresser les questions suivantes :

1° L'organisme est-il autre chose qu'un composé *chimique*
d'*Impondérables* et de *Pondérables ?*

2° L'*anatomie* n'est-elle pas exclusivement formée d'appareils
convergents, centralisateurs et *divergents ?*

3° La *physiologie* pourrait-elle s'exécuter, sans les trois lois
générales et locales d'*attraction*, de *sécrétisme* et d'*expansion ?*

4° Est-il une source permanente de chaleur, une de motilité
et une de sensibilité ? Oui, certes : donc le *Pyrisme*, l'*Electrisme* et le *Lucisme* sont vrais.

5° La chaleur, la motilité et la sensibilité ne sont-elles pas
trois agents *impondérables*, qu'on peut intercepter par la
section et la ligature ? Oui, certes : donc le *Phlox*, le *Phos* et
l'*Aristophos* sont réels.

Ces principes fondamentaux de l'*Impondéralisme* suffiront
pour assurer son rationalisme, et pour établir sa prééminence
sur le vitalisme abstrait, sur le gazisme ridicule, sur l'humorisme mensonger et sur le solidisme empirique.

CHAPITRE X. — *Sujet de l'Hygiène.*

L'Hygiène entretient la santé et prévient les maladies. Pour
bien l'appliquer, il faut connaître les causes et les influences de

la constitution. des tempéraments, des âges, des sexes, des habitudes , de l'hérédité et des professions. — On admettra la *constitution pyrique*, ou celle de la calorification ; la constitution *électrique*, ou celle de la motilité ; et la constitution *lucique*, ou celle de la sensibilité. Ces trois constitutions existent simultanément dans le même individu : mais la pyrique est fondamentale; l'électrique n'est que secondaire ; et la lucique n'est que tertiaire. — Les tempéraments résultent de la prédominance de l'expansion vitale ou calorique, par un ou plusieurs *débouchés* viscéraux. C'est pourquoi on admettra les tempéraments : 1° pulmonisant, 2° cardiatisant, 4° épigastrisant, 3° encéphalisant, 5° hypogastrisant, 6° artérialisant, 7° veinosatisant, 8° lymphatisant, 9° mucosatisant , 10° dermatisant. Mais ces tempéraments sont rarement simples.; le plus souvent ils se combinent diversement. Ainsi le sanguin se compose ordinairement du 1° et du 2°. Le bilieux est formé par la réunion du 4°, du 5° et du 3°. Le nerveux repose uniquement sur le 3°. L'athlétique résulte des 2 premiers et du 6°. Le mélancolique provient de l'union des 3°, 4°, 5° et 7°. Le lymphatique dérive directement du 8°. Le scrofuleux est formé du 8° et du 9°, avec altération de la calorification. L'obèse vient du 1°, du 4°, du 5°, du 8° et du 10°. — Il existe aussi des tempéraments spéciaux de l'animalité, et qui tiennent aux expansions et aux dépenses superlatives du Phos ou impondérable moteur, et de l'Aristophos ou impondérable sensible, par des voies privilégiées et habituelles. C'est ainsi qu'on admettra les prédominances sensuelle, mentale, vocale, locomotive, génitale, hyperesthésique. — Les âges se signalent par les changements de caloricité et de force, qu'éprouve l'appareil vital , et par les modifications successives que son expansion fait subir à ses dépendances splanchniques. C'est ainsi que l'encéphalisation domine dans l'enfance ; que la pulmonisation et la cardiatisation l'emportent dans la jeunesse ; que l'épigastrisation et l'hypogastrisation sont prépondérantes dans l'âge mûr, etc. — Les sexes impriment des modifications profondes à l'organisme , en lui imposant la menstruation , la confection de la semence, les besoins de l'accouplement, la grossesse, l'accouchement , la lactation , etc. Toute perte séminale entraîne une grande dépense d'impondérables , calorique , moteur et sensible. — L'hérédité est la transmission des dispositions diverses des parents aux enfants, par la voie des fonctions congénitales du Pyrisme , de l'Electrisme et du Lucisme, et par l'intermède du Phlox, du Phos et de l'Aristophos. Voilà ce qui imprime aux descendants les mêmes propensions

physiologiques, et ce qui leur fait contracter des maladies semblables, aux mêmes âges et dans les mêmes sexes. — Les habitudes ne résultent que du trop grand exercice des fonctions
attractive, sécrétante, expansive, et que des dépenses spéciales
et trop exagérées, soit du phlox, soit du phos, soit de l'aristophos. — La vie n'est que l'exécution permanente des lois d'attraction, de sécrétisme et d'expansion du Pyrisme, de l'Electrisme et du Lucisme, sur les impondérables, les gaz, les liquides
et les solides. La force de la vie consiste dans la plus grande
saturation ignée de la moelle grise; dans la facilité de sa fonction calorifiante; dans l'exacte liberté de son expansion; et dans
sa stimulation et son alimentation suffisantes par les modificateurs. Sa faiblesse, au contraire, provient de ces conditions
rendues négatives. Sa décadence n'est que l'effet de la désassimilation progressive du calorique spinal, par l'évaporation non
renouvelée des atômes ignés. De même la plus forte intelligence
peut arriver à la décrépitude, à l'idiotisme et à l'insensibilité,
par la décomposition lente ou par l'éventement subit des atômes
aristophosiques de la pulpe blanche encéphalospinale, le siége
anatomique et physiologique de la sensorialité. — Le pouvoir
de prolonger la vie et de retarder la mort, consiste à activer
suffisamment les fonctions du Pyrisme, de l'Electrisme et du
Lucisme, et à harmoniser les expansions de leurs impondérables
respectifs, avec les viscères et leurs modificateurs. — La mort
n'est que la cessation ou l'étouffement du Pyrisme, qui entraîne
infailliblement la suspension définitive de l'Electrisme et du
Lucisme.

CHAPITRE XI. — *Agents de l'Hygiène.*

L'homme vit par le Pyrisme; il se meut par l'Electrisme; il
sent par le Lucisme. Ces trois fonctions, qui dégagent trois impondérables, sont comme trois machines à vapeur, à soupapes
multiples, à *débouchés* divers, qui sont obligés de s'ouvrir et de
se refermer alternativement, pour soulager les trois foyers sécréteurs et rayonnants. On sent bien que si les impondérables, qui
se dégagent de ces foyers sécréteurs, n'éprouvaient pas dans leur
expansion : 1° la résistance physiologique des gaz, des liquides
et des solides, et 2° la résistance hygiénique des *modificateurs*,
ces mêmes impondérables s'évaporeraient outre mesure : aussi
en résulterait-il bientôt la faiblesse et l'extinction du Pyrisme,
de l'Electrisme et du Lucisme. Les pondérables du corps et les

agents de l'hygiène, sont donc les *rétenteurs* et les *stimulateurs*
des impondérables fonctionnels. Ces pondérables constitutifs
sont nécessaires, pour servir d'intermédiaires entre les impondérables physiologiques et les modificateurs de l'hygiène. Il résulte des rapports des uns et des autres une coërcition salutaire,
sans laquelle nos fluides subtils s'évaporeraient maladivement et
mortellement. Les gaz, les liquides et les solides du corps, ainsi
que les modificateurs alimentaires et externes, sont utiles pour
entretenir, emprisonner, refouler, stimuler convenablement les
impondérables rayonnants et leurs trois foyers sécréteurs. C'est
leur pondération exacte et réciproque, qui maintient l'équilibre
des fonctions vitales. Les agents de l'hygiène agissent sur nous
de deux manières : 1° ou par *impression*, 2° ou par *dissolution.*
—J'appelle *obstacle*, ou *stimulation*, l'*impression* des modificateurs sur nos impondérables et sur nos fonctions. Cet obstacle
peut être ou trop fort, ou convenable, ou trop faible. Un obstacle
trop fort refoule trop nos impondérables, et *surexcite* nos foyers
sécréteurs. Un obstacle convenable *équilibre* les rapports et
maintient la santé. Un obstacle trop faible ou insuffisant relâche
les ouvertures et les débouchés, laisse évaporer trop d'impondérables, et *affaiblit* nos foyers fonctionnels. Ces considérations
nous font admettre, au sujet des modificateurs *impressionnants :*
1° ceux qui sont trop *concentrants ;* 2° ceux qui sont *équilibrants ;* 3° ceux qui sont trop *raréfiants,* selon qu'ils refoulent
trop, convenablement, ou pas assez, nos impondérables physiologiques. — Les agents de l'hygiène agissent aussi sur nous par
dissolution, c'est-à-dire, par la somme d'éléments *absorbables*
et *assimilables*, que leur décomposition intérieure fournit, soit
aux foyers centraux de la calorification, de la locomotilité et de
la sensorialité, soit aux organes locaux qui en dépendent. La
dissolution des agents hygiéniques, peut être surabondante,
convenable ou insuffisante. Une dissolution surabondante *surexcitera* nos fonctions ; tandis qu'une dissolution convenable les
équilibrera et les maintiendra en santé ; et tandis qu'une dissolution insuffisante les affaiblira. Mais si une dissolution intro-
duisait dans l'économie des éléments malsains et toxiques, on
sent bien qu'il en résulterait, de plus, des effets morbides de
perversion ou d'*abolition.* Ces nouvelles considérations nous
font admettre encore, au sujet des modificateurs solubles :
1° ceux qui sont surexcitants ; 2° ceux qui sont équilibrants ;
3° ceux qui sont affaiblissants. Quant à ceux qui sont *pervertissants* et tuants, ce ne sont plus des modificateurs hygiéniques,
mais des agents morbifiques et empoisonnants. — Le pouvoir

que les modificateurs possèdent , de faire *obstacle*, impression
et stimulation , aux rayonnements des impondérables physiologiques , résulte : 1° de leur *aphlox* intrinsèque, ou de leurs
pondérables constituants , et 2° de leur phlox intégrant, ou de
leurs impondérables élémentaires. Dans le premier cas, l'obstacle est passif et s'opère par une résistance d'inertie. Mais
dans le deuxième cas , la stimulation est active, et s'effectue
par influence intime et dynamique. — De même on doit attribuer la *dissolution* physiologique des modificateurs assimilables,
et les phénomènes fonctionnels qui en dérivent, à la quantité
et à la nature des pondérables et des impondérables qui entrent dans leur composition. Les assimilables pondérables étant
aphloxiques, appauvriront et affaibliront les foyers fonctionnels
du Pyrisme, de l'Electrisme et du Lucisme. Les assimilables
constitués par un mélange convenable de pondérables et d'impondérables, deviendront réparateurs et nutritifs. Mais les
assimilables, qui contriendront beaucoup d'impondérables relativement à la minorité de leurs pondérables, seront surabondamment alimentants et trop surexcitants. — De plus, comme
la cause de toute activité, soit chimique, soit physiologique, soit
hygiénique, soit médicinale, repose exclusivement sur la nature
et sur les proportions des *impondérables caloriques, électriques*
et *lumineux,* il s'ensuit : 1° que les modificateurs , qui ne con-
tiendront pas assez de *calorique* intrinsèque, seront des *affaiblissants* du Pyrisme ; 2° que ceux qui en renfermeront trop,
seront des *surexcitants* du Pyrisme ; 3° que ceux qui ne possé-
deront pas assez d'*électricité* intrinsèque, seront des *affaiblissants* de l'Electrisme ; 4° que ceux qui en auront trop , seront
des *surexcitants* de l'Electrisme ; 5° que ceux qui ne seront pas
assez pénétrés de *lumière* intrinsèque, seront des *affaiblissants*
du Lucisme ; 6° que ceux qui en seront trop saturés, seront des
surexcitants du Lucisme.

On se rappelle que nous avons renfermé, dans le terme générique d'*Aphlox* , toute la variété des *Pondérables* existants ;
et que nous avons compris, sous le nom générique de *Phlox,*
tous les *Impondérables* de la Nature. De plus, nous avons établi, en principes, que l'Aphlox était la source de toute inertie,
de toute passivité ; et que le Phlox était la cause de toute
activité et de toute puissance chimique, physiologique et mécanique. Eh bien, l'on pourrait composer une *échelle* des matériaux de l'hygiène et de la matière médicale, selon l'abondance
de leur phlox intrinsèque, par rapport à leur aphlox, c'est-à-
dire, selon les proportions superlatives de leurs impondérables

constituants , par rapport à leurs pondérables. En voici un exemple : l'eau pure, l'eau de guimauve, la limonade légère, le petit lait, la décoction de fécule, les purées , les légumes , les viandes blanches, les viandes faites , les infusions de chicorée, de houblon et de quinquina , les vins ordinaires, les infusions d'absinthe et de romarin , les viandes noires , les épices , les vins généreux , les alcooliques, les potions éthérées et ammoniacales, les épispastiques, les acides minéraux purs, les alcalis caustiques. Certes, dans cette série de modificateurs impressionnants et solubles, on ne peut nier une gradation d'activité, qui les rend successivement rafraîchissants, alimentaires, toniques, excitants, brûlants. Eh bien ! cette gradation n'est due qu'à la quantité progressive du *Phlox intrinsèque*, qui est tellement saturateur et concentré dans les acides minéraux purs et dans les alcalis, qu'il leur donne une puissance caustique et toxique. — Dans la pathologie, nous n'oublierons pas que c'est de l'*action phloxique*, soit superlative , soit privative, soit viciée, soit nulle, des modificateurs, que résultent les maladies.

CHAPITRE XII. — *Modificateurs spéciaux de l'Hygiène.*

Les modificateurs spéciaux de l'Hygiène sont ceux qui influencent les impondérables physiologiques, par leur action immédiate sur les *débouchés* viscéraux de l'organisme. Mais leur influence retentit toujours définitivement sur l'axe nerveux gris rachidien, qui est le siège du *Pyrisme vital*, qui est le point central, où aboutit inévitablement toute *stimulation* , et d'où part toute *réaction*. — Les modificateurs pulmonisants sont : l'air atmosphérique , les intempéries, les mélanges gazeux, les odeurs, les miasmes. — Les modificateurs cardiatisants sont : le chyle, le sang rouge, le sang noir, le sérum, et leur albumine, leurs globules, leur fibrine. Ces mêmes modificateurs influencent aussi l'artérialisation, la veinosatisation et la lymphatisation. — Les modificateurs épisgastrisants sont : les aliments, les boissons, les miasmes avalés, les médicaments, les poisons. — Les modificateurs hypogastrisants sont : le coït, la semence, le fœtus, les injections, les pessaires, les lavements, les·urines, les matières stercorales. — Les modificateurs encéphalisants sont : la vision et l'audition des objets physiques, et toutes les sortes de sensations, les idées , le travail intellectuel, les émotions morales. — Les modificateurs de la mucosatisation sont tous les ingesta, les applicata et les excréta. — Les modificateurs de la dermatisa-

tion sont : l'air, les vents, les climats , l'habitation , les vêtements, les sensations du tact , les frictions, les onctions, les
cosmétiques. — Tels sont les genres de modificateurs , qui influencent les diverses expansions du *calorique* vital, dans les
départements splanchniques ou *débouchés* viscéraux. — Ces modificateurs spéciaux agissent sur les rayonnements particuliers du
calorique vital : 1° par *contact* ; 2° par *dissolution* ; et, comme
nous l'avons dit, par contact et dissolution ou *trop forts* , ou
convenables , ou *insuffisants* , ou *viciés*, ou *nuls.* Mais , je le
répète, leur action impressionnante et soluble retentit toujours
infailliblement sur le Pyrisme vital, qui s'en surexcite, ou qui
s'en équilibre, ou qui s'en relâche , ou qui s'en pervertit, ou
qui s'en abolit. Et c'est de ses contractions variables , que
résultent ses diverses *réactions* défensives ; lesquelles réactions
s'opèrent, soit sur ses débouchés vitaux immédiats , soit sur
l'électrisme et le lucisme, par l'intermédiaire de l'encéphalisation
et de la cardiatisation. Voilà ce qui engendre les sympathies,
les synergies , et toutes les crises générales et spéciales.

CHAPITRE XIII. — *Règles de l'Hygiène.*

Les règles de l'Hygiène consistent à entretenir la santé et à
prévenir les maladies, en maintenant l'équilibre des fonctions,
c'est-à-dire , en évitant l'excès, le défaut , la viciation et la
privation des modificateurs. — Pour l'Attraction : il faudra
maintenir la liberté des canaux convergeants et des débouchés
absorbants. — Pour le Pyrisme : on alimentera sainement et
suffisamment. — Pour l'Expansion : on entretiendra l'ouverture
des canaux divergeants, des débouchés exhalants et des émonctoires. Il faut que rien n'arrête le cours et ne suspende la sortie
des impondérables , des gaz, des vapeurs, des liquides ; il faut
aussi que rien ne s'oppose aux mouvements fonctionnels des
solides : sinon, il en résulterait des contractions fibrillaires, des
résistances viscérales, des engorgements d'humeurs , des refou-
lements de gaz, et conséquemment des concentrations morbides
d'impondérables sur le Pyrisme. Alors ce dernier en serait op-
primé , surexcité *fébrilement,* et emporté aux réactions générales, et aux tensions *inflammatoires* locales. On fera donc en
sorte que le Pyrisme vital ne soit jamais, ni trop resserré, ni trop
ouvert , dans ses voies d'absorption et d'exhalation, si l'on
veut éviter son exaltation, sa débilitation et même son extinction. On parviendra à ce but par les précautions suivantes :

1° en n'introduisant dans l'organisme que des modificateurs solubles, convenables et suffisants ; 2° en évitant ceux dont les principes assimilables seraient surabondants, ou insuffisants, ou viciés, ou toxiques ; 3° en harmonisant l'*impression* des modificateurs spéciaux avec les rayonnements du calorique vital à travers ses débouchés splanchniques ; 4° en évitant l'excès, l'insuffisance, la perversion et l'absence de leurs stimulations. C'est ainsi qu'on préviendra les maladies hypersthéniques, hyposthéniques, cacosthéniques et anasthéniques. — Mais pour bien *équilibrer* la pression des agents *impressionnants* avec les divers dégagements ignés de l'organisme, et pour bien *harmoniser* les agents *solubles* et assimilables avec les besoins et la force du Pyrisme vital, il faut supputer, avec tact et comme par intuition, la mesure et le degré d'application, d'ingestion et de pureté de ces agents ; afin de les administrer au foyer vital et à ses débouchés, selon les indications de la constitution, des tempéraments, des âges, des sexes, des habitudes et des professions. — On devra toujours proportionner l'alimentation et les dépenses des impondérables vitaux et animaux, à la force des foyers sécréteurs de la chaleur, de la motilité et de la sensibilité. — On réprimera ou l'on tempérera les prééminences, on fortifiera ou l'on excitera les débilités fonctionnelles, on assainira les viciosités, on ranimera les inactivités, par le contact et la dissolution des impondérables homogènes, ou hétérogènes, ou spécifiques, administrés selon les principes des contraires et des semblables. — Enfin : 1° équilibrer les fonctions et les débouchés de la vie radicale, entr'eux et avec la vie animale ; 2° équilibrer les fonctions et les débouchés de la vie animale, entr'eux et avec la vie radicale ; 3° mettre les modificateurs impondérables et pondérables, en harmonie avec les besoins d'attraction alimentaire, de sécrétisme réparateur, et d'expansion défensive du Pyrisme, de l'Electrisme et du Lucisme, voilà le résumé de l'Hygiène.

CHAPITRE XIV. — *Pathologie.*

La Pathologie sera basée sur nos principes chimiques, anatomiques, physiologiques et hygiéniques. — Les maladies ne sont pas des *individualités ontologiques ;* mais elles sont des dérangements dans l'attraction, le sécrétisme et l'expansion : 1° soit des foyers centraux de la chaleur, de la motilité et de la sensibilité générales ; 2° soit des agents particuliers de la chaleur,

de la motilité et de la sensibilité locales. — Rappelons-
nous bien, pour la compréhension de ce qui suivra, que
nous avons donné : 1° le nom de *Pyrisme* à la *vie* elle-même,
à la calorification, à la fonction radicale qui sécrète la chaleur
générale ; 2° le nom d'*Electrisme* à la fonction animale qui
sécrète la motilité générale ; 3° le nom de *Lucisme* à la fonction animale qui sécrète la sensibilité générale ; 4° le nom de
Phlox, ou calorique, à l'agent subtil de la chaleur ; 5° le nom
de *Phos*, ou de fluide moteur, à l'agent subtil de la motilité ;
6° le nom d'*Aristophos*, ou de fluide sensible, à l'agent subtil de
la sensibilité. Nous devons retenir ces nouvelles *dénominations*
avec d'autant plus de soin, qu'elles seront les racines de notre
nomenclature doctrinale, et les bases de nos classifications
nosologiques, pharmacologiques, thérapeutiques. Il suffit d'é-
mettre cette idée, pour qu'on en sente toute l'importance :
puisque, sans les six dénominations des trois fonctions nouvelles et des trois agents nouveaux que nous introduisons dans
la science, non-seulement notre langage ne serait pas compris ;
mais l'*Impondéralisme* serait complètement défiguré dans sa
forme, et tout-à-fait altéré dans son esprit. En effet, l'Impondéralisme proclame, en principe, que le Pyrisme, l'Electrisme
et le Lucisme, ainsi que le Phlox, le Phos et l'Aristophos, sont
les *siéges primitifs* de toutes les maladies ; tandis que les pondérables gazeux, liquides et solides du corps, ne s'affectent
jamais que *consécutivement* aux troubles, soit des trois foyers généraux, soit des trois activités locales des *Impondérables.*—Les
causes morbifiques, comme les agents de l'hygiène, ne peuvent
agir que de deux manières : 1° ou par *contact* ; 2° ou par *dissolution*. Le contact peut être trop fort, ou trop faible, ou viciant, ou
nul. De même la dissolution peut s'effectuer avec excès, ou avec
insuffisance, ou avec perversion, ou avec privation. De ces deux
ordres de causes résulteront des maladies par exaltation, par
affaiblissement, par viciation, par abolition. Les causes impressionnantes et solubles peuvent, sans doute, affecter aussi directement les gaz, les liquides et les solides du corps ; mais elles ne
produisent réellement des maladies, qu'en dérangeant le Pyrisme, l'Electrisme, le Lucisme, et le Phlox, le Phos, l'Aristophos. — Nous n'admettons pas de maladies de toutes pièces et
ontologiquement individualisées, comme les comprenaient les
Vitalistes ; mais nous ne connaissons que des *Etats morbides
fonctionnels*. Qu'on remarque bien que nous ne disons pas des
Etats morbides organiques, comme les Solidistes du jour,
parce que les *conditions morbides* ne tiennent que secondaire-

ment aux éléments *pondérables* et inertes des *organes* ; tandis qu'elles tiennent primitivement à leurs éléments *impondérables*, qui sont les seuls *agents* de leur vitalité et de leurs fonctions, et qui sont les *patients* principaux des maladies. — Il ne peut exister que des *États morbides généraux*, et que des *États morbides locaux*. Les affections, soit primitives, soit consécutives, du Pyrisme vital, sont les seuls états morbides généraux ; ils dominent tous les autres en importance et par leur tendance. Les affections de l'Electrisme et du Lucisme sont bien des états morbides généraux, relativement à ces foyers fonctionnels ; mais elles sont des états morbides locaux par rapport au Pyrisme, dont ces foyers secondaires dépendent. Les affections qui résultent des dérangements d'activité des impondérables calorique, moteur et sensible, hors de leurs foyers centraux et dans leurs organes respectifs, sont aussi des états morbides locaux. — Les *symptômes* sont des troubles consécutifs, que manifestent les gaz, les liquides et les solides, sous les modifications primitives et causales des trois foyers fonctionnels, le Pyrisme, l'Electrisme, le Lucisme, et de leurs trois agents impondérables, le Phlox, le Phos, l'Aristophos. Pour ceux qui connaîtront bien nos lois physiologiques, les *symptômes* se convertiront facilement en *signes* dans leur esprit, en inspirant la valeur des dérangements de nos *trois foyers fonctionnels* et de nos *trois impondérables*. — L'originalité des principes de l'Impondéralisme rendra nécessairement son Etiologie, sa Symptômatologie, sa Séméiologie, sa Nosologie, son Diagnostic et son Pronostic, bien différents de ceux des autres systèmes. — Pour bien apprécier les maladies, il importe de bien saisir l'enchaînement des Causes, des Fonctions, de leurs Agents impondérables, et des Symptômes. 1° Les causes dérangent les foyers de la calorification, de la locomotilité et de la sensibilité. 2° Ces fonctions dérangées désordonnent les fluides calorique, moteur et sensible. 3° Ces impondérables désordonnés troublent les gaz, les liquides et les solides, qui manifestent seulement alors leurs dérangements consécutifs, par les *symptômes*. Si donc les *symptômes* n'indiquent, qu'*en quatrième ordre*, l'action des causes morbifiques, les troubles des fonctions et les désordres des impondérables, c'est évidemment une absurdité que de pratiquer la *médecine symptómatique* et conséquemment *organique*. La véritable médecine ne peut être que la *Séméiologique* ; mais il faut qu'elle soit fondée sur les inductions de l'*Impondéralisme*.

Le Pyrisme, par ses réactions sur son calorique rayonnant, sur les fluide moteur et sensible, sur les gaz, sur les liquides

et sur les solides, est à la fois la cause efficiente des symptômes,
des sympathies, des synergies, des crises et de toutes les évacuations. Le mécanisme de ces opérations est facile à comprendre.
Nous avons appelé cause morbifique, tout agent capable de
troubler les lois générales du Pyrisme, de l'Electrisme et du
Lucisme, et les lois locales du Phlox, du Phos et de l'Aristophos. Ces troubles ne peuvent s'opérer que par *obstacle* ou *dissolution*, soit en excès, soit en insuffisance, soit en perversion,
soit en absence. 1° Si l'*obstacle* trop fort des modificateurs,
refoule les impondérables sur le Pyrisme, sur l'Electrisme et sur
le Lucisme, il provoquera leurs *réactions* défensives, impulsives
et délivrantes. Voilà donc la cause des *Etats morbides généraux,
pyriques*, *électriques*, *luciques*, ou de la chaleur, de la motilité
et de la sensibilité générales ; et voilà les causes de leurs symptômes généraux de surexcitation. De plus un *obstacle* trop fort,
qui agit localement sur le Phlox, sur le Phos et sur l'Aristophos, concentre aussi ces impondérables, et détermine leurs
réactions spéciales. Voilà donc aussi la cause des *Etats morbides
locaux*, *phloxiques*, *phosiques* et *aristophosiques*, ou de la chaleur, de la motilité et de la sensibilité locales ; et voilà les causes
de leurs symptômes locaux de surexcitation. 2° Si l'*obstacle* des
modificateurs est trop faible, les impondérables des trois foyers
fonctionnels, n'étant pas suffisamment contenus, s'irradieront et
s'évaporeront outre mesure ; et il en résultera des états morbides généraux d'affaiblissement. Mais si l'*obstacle* trop faible
n'agit que sur les activités locales des trois impondérables, il en
surviendra des états morbides locaux de faiblesse. On comprendra bien aisément aussi : 3° comment une *dissolution* surabondante de modificateurs assimilables, surexcitera le Pyrisme, l'E-
lectrisme et le Lucisme, en leur fournissant trop d'impondérables réparateurs ; 4° comment une dissolution insuffisante les
débilitera, en ne leur fournissant pas assez d'impondérables alimentaires ; 5° comment une dissolution viciée les pervertira, en
leur imposant des impondérables malsains ; 6° comment une
dissolution nulle, c'est-à-dire, une privation d'impondérables,
les abolira, en ne pas les sustentant.— Notre Nosologie sera
basée sur les effets que ces causes produiront sur les fonctions
générales du Pyrisme, de l'Electrisme et du Lucisme, et sur
les activités locales du Phlox, du Phos et de l'Aristophos.
Mais nous devons dire que, dans toutes les conditions pathologiques, les symptômes généraux appartiennent exclusivement
au Pyrisme; tandis que les symptômes locaux ne se manifestent
que par les troubles des fonctions auxiliaires et secondaires, et

ne s'exécutent que par l'intermédiaire des trois agents impondérables. Quant aux gaz, aux liquides et aux solides, ils ne font que partager les mêmes vicissitudes morbides que les trois foyers fonctionnels et que les trois impondérables ; ce qui a lieu secondairement, consécutivement et inévitablement. Si donc les pondérables gazeux , liquides et solides du corps sont , tantôt surabondants, trop plastiques , surexcités , tantôt insuffisants , trop clairs, débilités, tantôt viciés , dénaturés, dégénérés, tantôt amortis et paralysés , c'est parce qu'ils subissent les conséquences des atteintes initiales du Pyrisme et des modifications relatives du Phlox vital. Les symptômes généraux sont produits par les réactions diverses du Pyrisme, sur les appareils viscéraux ou sur les débouchés vitaux ; et ils s'apprécient par leurs désordres fonctionnels. Ainsi , c'est le Pyrisme qui provoque les symptômes : 1° pulmonisants, ou respiratoires ; 2° cardiatisants, ou circulatoires ; 3° artérialisants et veinosatisants , ou congestifs et hémorrhagiques ; 5° lymphatisants, ou œdémateux et hydropiques ; 6° encéphalisants, ou nerveux et ataxiques ; 7° épigastrisants et 8° hypogastrisants, ou bilieux, venteux et diarrhéiques ; 9° mucosatisants, ou sécréteurs et catharraux ; 10° dermatisants, ou éruptifs et transpirateurs. — Tous les symptômes locaux de la vie radicale, sont exécutés par le *Phlox ;* et c'est uniquement cet agent calorique qui compose , modifie, augmente , diminue ou altère les gaz , les liquides et les solides. — Les symptômes propres aux fonctions centrales de la locomotilité et de la sensibilité, sont déterminés par leurs irradiations respectives à travers leurs appareils et leurs débouchés spéciaux. Mais les symptômes partiels de la motilité et de la sensibilité , sont effectués directement et localement par les impondérables moteur et sensible.

CHAPITRE XV. — *Nosologie.*

Toutes les *maladies* ne consistent qu'en un plus ou moins grand nombre d'*Etats morbides généraux ou locaux.* Nous avons vu que ces états morbides ne pouvaient être causés que par des agents susceptibles d'exalter, d'affaiblir, de vicier ou d'abolir l'activité fonctionnelle : 1° soit du Pyrisme , 2° soit de l'Electrisme, 3° soit du Lucisme , 4° soit du Phlox , 5° soit du Phos, 6° soit de l'Aristophos. C'est pourquoi les dérangements de ces six activités fonctionnelles , constitueront six classes pathologiques. Mais comme chacune de ces six activités fonctionnelles est susceptible, sous l'influence des causes morbifiques , de prendre six modifications différentes, il en résultera, pour chacune d'elles, six sortes d'états morbides particuliers. De sorte que notre cadre nosologique se composera de six classes et de trente-six ordres. En voici le tableau.

Cadre Nosologique.

1re CLASSE. *Pyropathie.* Elle embrasse les états morbides généraux du Pyrisme vital, de la calorification, c'est-à-dire, de la fonction qui produit la chaleur générale.

1. 1er ORDRE. Hyperpyrisme, ou exaltation, sans fièvre, de la chaleur générale.
2. 2e — Pyrexie, ou exaltation, avec fièvre, de la chaleur générale.
3. 3e — Hypopyrisme, ou affaiblissement de la chaleur générale.
4. 4e — Cacopyrisme, ou viciation, sans fièvre, de la chaleur générale.
5. 5e — Cacopyrexie, ou viciation, avec fièvre, de la chaleur générale.
6. 6e — Apyrisme, ou abolition de la chaleur générale.

2e CLASSE. *Phloxopathie.* Elle contient les états morbides locaux du Phlox ou de la chaleur locale.

7. 1er ORDRE. Hyperphloxie, ou exaltation, sans inflammation, de la chaleur locale.
8. 2e — Phlogose, ou exaltation, avec inflammation, de la chaleur locale.
9. 3e — Hypophloxie, ou affaiblissement de la chaleur locale.
10. 4e — Cacophloxie, ou viciation, sans inflammation, de la chaleur locale.
11. 5e — Cacophlogose, ou viciation, avec inflammation, de la chaleur locale.
12. 6e — Aphloxie, ou abolition de la chaleur locale.

3e CLASSE. *Électropathie.* Elle embrasse les états morbides généraux de l'Electrisme, ou de la fonction qui produit la motilité générale.

13. 1er ORDRE. Hyperélectrisme, ou exaltation, sans fièvre, de la motilité générale.
14. 2e — Electrexie, ou exaltation, avec fièvre, de la motilité générale.

15.   3ᵉ   —   Hypoélectrisme, ou affaiblissement de la moti-
          lité générale.
16.   4°   —   Cacoélectrisme, ou viciation, sans fièvre, de la
          motilité générale.
17.   5°   —   Cacoélectrexie, ou viciation , avec fièvre, de la
          motilité générale.
18.   6°   —   Abélectrisme , ou abolition de la motilité géné-
          rale.

4ᵉ classe. *Phosopathie.* Elle renferme les états morbides locaux du Phos, ou de la motilité locale.

19.   1ᵉʳ ordre. Hyperphosie , ou exaltation , sans inflammation,
          de la motilité locale.
20.   2ᵉ   —   Phosose , ou exaltation , avec inflammation , de
          la motilité locale.
21.   3°   —   Hypophosie , ou affaiblissement de la motilité
          locale.
22.   4ᵉ   —   Cacophosie, ou viciation, sans inflammation, de
          la motilité locale.
23.   5ⁿ   —   Cacophosose, ou viciation , avec inflammation ,
          de la motilité locale.
24.   6ᵉ   —   Aphosie, ou abolition de la motilité locale.

5ᵉ classe. *Lucopathie.* Elle contient les états morbides généraux du Lucisme, de la Sensorialité, c'est-à-dire, de la fonction
qui produit la sensibilité générale.

25.   1ᵉʳ ordre. Hyperlucisme , ou exaltation , sans fièvre, de la
          sensibilité générale.
26.   2ᵉ   —   Lucexie, ou exaltation , avec fièvre , de la sensi-
          bilité générale.
27.   3°   —   Hypolucisme, ou affaiblissement de la sensibilité
          générale.
28.   4°   —   Cacolucisme, ou viciation, sans fièvre, de la sen-
          sibilité générale.
29.   5ᵉ   —   Cacolucexie, ou viciation, avec fièvre, de la sen-
          sibilité générale.
30.   6ⁿ   —   Alucisme, ou abolition de la sensibilité générale.

6ᵉ classe. *Aristophosopathie.* Elle renferme les états morbides locaux de l'Aristophos, ou de la sensibilité locale.

31.   1ᵉʳ ordre. Hyperaristophosie, ou exaltation, sans inflamma-
          tion , de la sensibilité locale.

32. 2ᵉ — Aristophosose , ou exaltation , avec inflamma-
        tion, de la sensibilité locale.
33. 3ᵉ — Hypoaristophosie , ou affaiblissement de la sen-
        sibilité locale.
34. 4ᵉ — Cacoaristophosie, ou viciation , sans inflamma-
        tion, de la sensibilité locale.
35. 5ᵉ — Cacoaristophosose, ou viciation , avec inflamma-
        tion, de la sensibilité locale.
36. 6ᵉ — Abaristophosie , ou abolition de la sensibilité
        locale.

Il ne peut exister que ces 36 *ordres pathologiques*. Toute
maladie doit s'y ranger : aucune ne peut s'y soustraire.—Ces 36
ordres pathologiques doivent être considérés comme étant les
seuls Éléments des maladies qu'ils constituent , soit isolément ,
soit bien plus souvent par leurs combinaisons multiples et variées. Quant aux Gaz , aux Liquides et aux Solides , nous avons
dit qu'ils ne pouvaient jamais s'affecter que secondairement aux
Impondérables fonctionnels , saturateurs et constituants. —*Les*
36 *États morbides*, qu'on pourrait, à juste titre, appeler les 36
Éléments des maladies, se compliquent en plus ou moins grand
nombre, pour former *toutes les affections*, quelles qu'elles
soient. On comprend, en effet , que toutes les maladies ne peuvent résulter que des dérangements simples ou compliqués
du Pyrisme, de l'Electrisme , du Lucisme , et du Phlox, du
Phos, de l'Aristophos. Pour apprécier une maladie, il ne faudra
donc que bien embrasser ses symptômes , et les *analyser* ou les
composer, *pour les transformer en signes nosologiques*,
c'est-à-dire, pour en déduire ceux des 36 *États morbides* qui
coexistent actuellement, et qui constituent la maladie présente.
Ainsi nos 36 ordres nosologiques seront eux-mêmes les fondements de la *séméiologie*. Comme leur association variée compose la diversité des *affections* , il suffira d'énumérer et de
classer ceux qui coexistent dans un organisme, pour indiquer
la *nature* et la *signification* de la maladie qu'ils déterminent.
Notre nosologie sera donc, à la fois, une base sûre pour apprécier un *symptôme*, pour évaluer un *signe* et pour *diagnostiquer*
une affection : nous verrons aussi , plus tard , quelle suffira
même pour établir les *indications curatives*. Tels seront les
avantages de l'*Impondéralisme*.

CHAPITRE XVI. — 1ʳᵉ Classe. *Pyropathie. Maladies de la chaleur générale.*

1ᵉʳ Ordre. *Hyperpyrisme.* C'est l'exaltation franche, mais sans fièvre, de la vie, de la combustion vitale, de la calorification, en un mot, du *Pyrisme*, ou de la fonction primordiale qui sécrète la *chaleur générale.* — L'hyperpyrisme est *signifié* au diagnostic, par les *symptômes* suivants. La chaleur générale est augmentée. Les fonctions vitales sont plus énergiques. La respiration est plus avide et plus accélérée. Les battements du cœur sont plus forts, et la circulation est plus active. La digestion est plus prompte. Il existe une vigueur encéphalique inaccoutumée, et la sensorialité est plus vive. Il y a des chaleurs erratiques, une tendance aux congestions et aux hémorrhagies, des exhalations plus profuses. Les gaz sont surabondants, les liquides plus plastiques, et les solides plus denses, plus actifs, plus contractés. Les excrétions sont plus réduites et plus animalisées. — L'hyperpyrisme existe, dans les cas de plénitude ignée, de turgescence gazeuse, de pléthore sanguine, de polylymphie active et graisseuse, de rhumatisme vague, de disposition aux érythèmes, au flux hémorrhoïdal, aux hémorrhagies actives; et même dans les crises nerveuses, dans la goutte et dans la gravelle. Toutes ces maladies ne sont que des symptômes et des effets de l'hyperpyrisme, qui les cause par les réactions du Phlox sur les appareils fonctionnels, sur les fluides et sur les solides. — Les causes de l'*hyperpyrisme* sont, ou des modificateurs trop refoulants, ou des assimilations trop abondantes. Voilà ce qui concentre et exalte le Pyrisme trop fortement, quoique apyrétiquement; voilà ce qui détermine ses coctions élaborantes, ses réactions et ses crises. Et c'est de là que résultent les sueurs, les congestions, les hémorrhagies et les urines spéciales, que l'on observe dans la pléthore, dans les érythèmes, le rhumatisme, la goutte et la gravelle.

2ᵉ Ordre. *Pyrexie.* C'est l'exaltation franche et fébrile de la vie, de la calorification, ou du Pyrisme. Ce phénomène morbide est *inhérent* au Pyrisme, à la fonction qui produit la chaleur générale. — Ses causes sont : un obstacle trop concentrant, des ingesta surabondants et surexcitants, un engorgement inflammatoire des viscères. Sous ces causes, la fièvre est produite par le refoulement concentrique et trop persistant du *Calorique rayonnant.* Alors, sous cet influx pathologique, il résulte une exaltation vive du Pyrisme, exaltation qui constitue la *Fièvre,*

en passant à un degré supérieur d'activité que nous nommons
Pyrexie. Puisqu'il n'y a qu'un Pyrisme, il n'y a donc qu'une
pyrexie ; il n'y a donc qu'une fièvre , et non plusieurs fièvres.
C'est une absurdité que d'avoir pluralisé des fièvres , et de les
avoir différenciées par des *symptômes*. Nous, nous n'admettons
que la *fièvre*, qui est un phénomène toujours unique et identique. — La fièvre peut avoir deux périodes : une franche et
une viciée. La première période est dite franche , tant que la
calorification vitale, dans son exaltation ascendante et fébrile, ne
se vicie pas : alors la pyrexie est ordinairement légère et facilement curable. Nous appelons cette période franche, *Protopyrexie*, parce qu'elle est ordinairement débutante. La deuxième
période est dite viciée , et elle survient quand la calorification
vitale, dans son exaltation ascendante et fébrile, ne peut plus
s'entretenir à l'état franc, et se pervertit par des résorptions
viciantes, dues à la violence, à l'oppression congestive et à l'incendie du Pyrisme. Alors le Phlox se dénature ; et par lui les
gaz et les liquides s'altèrent, et les solides tendent à se décomposer et à dégénérer. Nous appelons cette période viciée ,
Deutopyrexie, parce qu'elle succède le plus souvent à l'autre.
— La Protopyrexie prend les formes , ou inflammatoire, ou
bilieuse, ou muqueuse, ou éruptive, ou ataxique, selon que les
réactions centrales s'effectuent, avec prédominance , sur les appareils et sur les *débouchés*, ou pulmonisant et cardiatisant, ou
épigastrisant et hypogastrisant, ou mucosatisant, ou dermatisant, ou encéphalisant. Telle est la cause des symptômes respiratoires, circulatoires, digestifs, sécréteurs, excréteurs, exanthématiques et encéphaliques, qui caractérisent le premier degré de
la fièvre. — Quand la Pyrexie ne peut plus se soutenir à l'état
franc, elle se vicie, et aboutit plus ou moins promptement à la
Deutopyrexie. Alors la fièvre, c'est-à-dire, la vie, la calorification, le Pyrisme, la fonction de la chaleur générale, passe à l'état
de violence et de dégénérescence aiguës, que les anciens appelaient *typhoïde* et *putride*, et que des modernes avaient fort improprement nommé *adynamique*. Ce mot adynamique, qui
veut dire privation de force, a dû produire bien des effets meurtriers ; puisque, dans la deutopyrexie, il y a *fièvre* violente,
incendiante et vicieusement résorbante. Il est vrai que le Pyrisme ne peut pas longtemps se soutenir à un tel degré d'embra-
sement, sans bientôt s'affaiblir, s'oppresser et se prostrer. Mais,
même dans son collapsus, ce ne seraient pas des stimulants qu'il
faudrait, pour le conserver et le relever, tant qu'on n'aurait pas
enlevé les phlogoses et les engorgements ; qui, en refoulant le

calorique sur son foyer, entretiennent son oppression et sa surexcitation fébriles. — Une fois que la fièvre est arrivée à la deutopyrexie, elle n'appartient plus au 2ᵉ ordre nosologique, mais bien au 5ᵉ ordre, qui est la *cacopyrexie*, et notamment à la deuxième période de cette dernière, ou à la deutocacopyrexie. C'est par suite d'absorptions et de sécrétions *vicieuses*, que la protopyrexie dégénère en deutopyrexie et en cacopyrexie. La deutopyrexie se reconnaîtra aux symptômes suivants, qui sont les effets des réactions centrales et départementales de la calorification opprimée et embra-ée. La chaleur générale est surabondante, mordicante ou âcre. La respiration est gênée, engouée, avec râles sibilants. Le pouls est petit et raide. La soif est dévorante. La langue est sèche, dure, brune, noirâtre, et rôtie comme une côtelette grillée au feu. C'est le Phlox qui produit ces phénomènes membraneux et muqueux. Les dents et les muqueuses buccales sont noirâtres et fuligineuses, ou couvertes d'un enduit scorieux et carbonisé. Diverses régions ventrales sont ardentes, parfois tympanisées, parfois rétractées. La valvule du cœcum est contractée, et l'on entend un gargouillement cœcal à la pression. La rate et le foie sont gonflés. On aperçoit souvent des taches lenticulaires et des sudamina. Quelquefois il y a des vomissements : mais le plus souvent ce sont des déjections noirâtres et comme putrides. Des escarres et même la gangrène peuvent survenir. Mais, avant ou pendant que ces symptômes radicaux se manifestent, des symptômes de relation se développent parallèlement : tels sont la stupeur, les rêvasseries, le délire, le coma, les soubresauts, le tremblement de la langue, les spasmes, les convulsions. — La deutopyrexie est l'aboutissant ordinaire et inévitable des maladies aiguës qui tendent à la mort. — Dans la deutopyrexie, le foyer vital se dénature et universalise promptement son ardeur et sa viciation, par son Phlox mordant et altéré ; ce qui pervertit aussi les gaz, les liquides et les solides. — Les causes de la deutopyrexie, ou deuxième période de la fièvre, sont les phlogoses et les oblitérations larges ou tenaces des viscères, parce qu'elles refoulent trop de phlox sur le foyer calorificateur, qui s'emporte et s'incendie. — Il est bien important de se faire une idée juste de la signification que nous avons attachée aux mots pyrisme, pyrexie, protopyrexie et deutopyrexie : car il est impossible de pratiquer une médecine logique et heureuse, sans la connaissance exacte des phénomènes que ces mots représentent. — On devrait considérer la deutopyrexie, comme une fièvre hectique suraiguë ; puisqu'elle mine, épuise et éteint le Pyrisme, souvent en très-peu de temps. L'*Hecticopyrexie* chronique est la consomption lente et prématurée de la calorification vitale, qui succombe dans ses efforts défensifs, sous les résistances inflammatoires et sous les oblitérations insolubles des viscères. Mais dans les deux cas aigus et chroniques, la mort ne peut survenir que sous les effets de causes semblables et par un mécanisme identique.

3ᵉ Oᴅᴅʀᴇ. *Hypopyrisme.* C'est l'affaiblissement du Pyrisme, de la vie, ou de la calorification. — Il est signifié par les symptômes suivants : affaiblissement de la température générale, fonctions radicales diminuées d'activité, respiration moins ample, circulation moins rapide, battements du cœur claquants par l'effet de la clarification du sang, pouls petit et lent; fonctions cérébrales émoussées, nonchalance morale, fatigue prompte, sensibilité engourdie ; essoufflement au moindre exercice, grande impressionnabilité pour les intempéries, frissons erratiques. Pâleur, parfois bouffissure. Tendance aux lypothymies, aux congestions passives, aux hydropisies et aux pneumatoses asthéniques. Les exhalations ignées sont diminuées, ainsi que les vaporisations gazeuses ; les liquides sont diffluents, les solides sont relâchés et dans l'atonie. Les excrétions sont moins consistantes et moins animalisées. — L'hypopyrisme existe dans les cas d'anémie, de chlorose, de scorbut, d'état général accompagné de congestions, d'hémorrhagies, de sécrétions, d'hydropisies et de pneumatoses passives ; dans les cas de démence sénile, d'impuissance génitale, et de décrépitude, qui est un hecticopyrisme naturel. Tous ces résultats morbides de l'hypopyrisme, proviennent de la faiblesse de la calorification et de la détente du calorique rayonnant. — Les *causes* sont la pénurie des impondérables assimilés, et l'insuffisance des modificateurs impressionnants. Alors l'air, les aliments, les sensations, ne sont pas dans les proportions nécessaires pour réparer et activer convenablement la vie. Voilà ce qui produit l'hypopyrisme *direct*. Mais on doit distinguer aussi un hypopyrisme *indirect :* c'est l'affaiblissement, la dépression et l'usure de la calorification, qui résultent de l'abus des stimulants, ou de sa réaction vitale trop prolongée contre des phlegmasies et des obstructions chroniques.

4ᵉ Oᴅᴅʀᴇ. *Cacopyrisme.* C'est l'*altération* apyrétique de la calorification, par des absorptions et des assimilations malsaines et *viciantes*. Alors le Phlox vital est perverti, et il tend à dénaturer identiquement les gaz, les humeurs et les solides. Les

14

causes sont tous les assimilables nuisibles, à effets *spécifiques* et viciants. — Les *symptômes* sont les phénomènes généraux que présentent les scrofuleux , les tuberculeux , les rachitiques , les goîtreux, les dartreux. Le cacopyrisme existe aussi dans les incubations *apyrétiques* des affections éruptives , des infections, des contagions, de la syphilis , de la morve , etc. Tous ces états morbides divers sont dus à une viciation spécifique du Pyrisme et de son Phlox : et c'est le mode de dénaturation du Phlox , qui détermine toutes les altérations spéciales des liquides et des solides. •

5e ORDRE. *Cacopyrexie.* C'est l'exaltation *fébrile* et *viciée* du Pyrisme, ou de la calorification. Sous l'effet de *causes* fébricitantes et spécifiques , le Pyrisme est vicié dans ses absorptions , dans ses assimilations , dans son sécrétisme calorificateur, dans ses expansions ignées, dans ses crises excrétoires. Le Phlox est ardent et dénaturé , et les gaz , les liquides et les solides se vicient dans leur composition et dans leur activité. Mais le Pyrisme tend à réagir contre les principes miasmatiques et toxiques : c'est pourquoi il fait des efforts énergiques de *saturation* neutralisante , de *coction* décomposante , d'*impulsion* éliminatrice. Et de ces efforts, il résulte des mouvements extraordinaires, sympathiques, synergiques, critiques et évacuants. Et c'est pourquoi les crises s'effectuent avec plus ou moins de troubles , par les divers débouchés vitaux et viscéraux , et finalement par les exhalations d'impondérables, par les vaporisations gazeuses, par les excrétions humorales des muqueuses et de la peau. — La *Cacopyrexie* se présente sous les différents aspects des fièvres éruptives, de la rougeole , de la scarlatine, de la variole , etc.; de la fièvre paludéenne , de la fièvre pernicieuse , de la fièvre bilieuse des pays chauds , du typhus d'Europe , de la fièvre jaune, de la peste, du choléra asiatique ; des intoxications par le plomb , l'arsenic , etc. , des infections fébriles par les virus syphilitiques, farcineux, charbonneux, etc. Tous ces phénomènes pathologiques ne sont point des individualités morbides ; mais ils sont des résultats divers des différents genres d'exaltation et de viciation du Pyrisme en pyrexie. Ce sont les diverses causes spécifiques et fébricitantes , qui donnent tant de physionomies différentes au phénomène unique et toujours identique de la *fièvre* , en lui imposant des concentrations , des coctions , des réactions, des sécrétions , des évolutions, des crises et des terminaisons variées. Ce sont donc les causes qui déterminent , suivant leur nature spécifique , l'immense série des symptômes et des réactions dissemblables, qui caractérisent la cacopyrexie.

Pénétrons-nous bien que ces causes spécifiques ne peuvent être que des Impondérables et des Pondérables pervertissants et fébricitants, par l'effet de leur absorption, par la nécessité de leur coction, et par l'indispensabilité de leur élimination. — La cacopyrexie peut avoir aussi deux périodes, qui sont : 1° la *protocacopyrexie*, et 2° la *deutocacopyrexie*. Mais ces deux périodes sont toujours avec perversion ; et la première n'est pas franche comme la protopyrexie. Les deux périodes de la cacopyrexie présentent à peu près les mêmes semptômes et la même marche que les deux périodes de la Pyrexie. Ainsi la protocacopyrexie peut commencer, se soutenir et se terminer, d'une manière bénigne ou plus ou moins vive, sans passer au degré violent, plus perverti et plus grave de la deutocacopyrexie. Alors elle peut s'offrir aussi sous les formes, ou inflammatoire, ou bilieuse, ou muqueuse, ou éruptive, ou ataxique ; quoique l'ataxie indique déjà sa transition à la seconde période. Ces formes *cacofébriles* sont les effets des réactions variables de la Calorification vitale et de son Phlox, sur les débouchés divers, soit pulmonisant et cardiatisant, soit épigastrisant et hypogastrisant, soit mucosatisant, soit dermatisant, soit encéphalisant. Mais les réactions inflammatoires, gastriques, muqueuses, éruptives, ataxiques mêmes, presque toujours assez bien dessinées et démarquées au début de toute pyrexie et de toute cacopyrexie, finissent par perdre leurs traits saillants et distinctifs, à mesure que la fièvre prend de la violence et de la gravité. Alors toutes ces formes se confondent, quand la seconde période fébrile arrive ; et elles finissent par *aboutir* à une forme finale, que nous appelons *fuligineuse*, et à laquelle on avait déjà donné les noms de putride, d'adynamique, de typhoïde. Mais il est important de savoir pourquoi et comment la période d'adynamie, de putridité au de typhoïdité, arrive ; c'est-à-dire, comment la protocacopyrexie passe au degré et à la nature de la deùtocacopyrexie. Eh ! bien : c'est parce que la *calorification* vitale se maintient au premier degré de la fièvre, tant qu'elle peut s'élever et s'emporter sans trop se corrompre, sans trop se vicier et s'embraser, sous des résistances inflammatoires trop répercussives de son calorique, et par des résorptions et des assimilation trop pervertissantes. Mais lorsqu'elle a passé l'*ultimatum* de ses forces, alors elle est forcément congestionnée, elle se dénature, elle s'incendie, elle se putréfie dans son facteur calorique, en passant successivement par toutes les phases de la seconde période fébrile, ou de la *deutocacopyrexie*. Retenons donc bien que cette terminaison fatale de la calorification, résulte de la viciation même du *Pyrisme*, de la fonction primordiale et constitutive de la *Vie*. Et cette viciation, que partagent le Phlox vital, les gaz, les liquides et les solides, est causée par des résorptions pervertissantes, à la fois ignées, hydrogénées, carboniques, azotées, etc. Aussi le Pyrisme, nourri d'éléments aussi nuisibles et aussi toxiques, s'altère et faiblit bientôt, sous leur oppression congestive, sous l'impuissance de leur coction, et sous la surabondance des évacuations critiques. — Dans la protocacopyrexie, où la fièvre est modérée et où les réactions défensives sont moins vives, on ne voit ordinairement que des exanthèmes bénins et peu marqués. Mais dans la deutoeacopyrexie, où la fièvre est violente et où les réactions sont extrêmes, il survient le plus souvent des éruptions malignes et caractéristiques. Aussi doit-on considérer les vésicules miliaires, les pétéchies, les parotides, les bubons, les escharres et les charbons, comme des efforts critiques de la dépuration vitale. — Quant aux altérations anatomiques, intestinales et autres, qu'on observe dans les morts aiguës, on doit aussi les attribuer aux effets réactifs et violemment impulsifs de la *Calorification*, et à la force tensive et corrosive de son *Calorique* perverti et trop ardent.

6ᵉ Ordre. *Apyrisme*. C'est la suspension ou l'extinction de la *Vie*, de la *Calorification*, du *Pyrisme*. Ce phénomène résulte de l'inactivité fonctionnelle de la pulpe nerveuse grise encéphalospinale, qui est l'appareil même de la vie.—Les *causes* de l'Apyrisme sont la privation des modificateurs, ou bien leur action apoplectique, empoisonnante, tuante.—Les symptômes sont la décalorification ou le refroidissement du corps, le défaut de respiration et de circulation, l'annulation consécutive des fonctions locomotrice et sensoriale. — L'apyrisme est signifié par la syncope, par l'asphyxie, par la mort apparente et réelle. Ainsi ces cas pathologiques ne sont point des individualités morbides, mais bien des états symptômatiques de l'Apyrisme.

Conclusions sur les six ordres *pyropathiques*. — 1° Nous demanderons : existe-t-il une source générale de la chaleur? Oui. Donc le *Pyrisme*, ou la combustion vitale, ou la calorification, est une fonction réelle. Mais les six sortes de symptômes que nous avons rapportés au Pyrisme, prouvent qu'il est vraiment susceptible de six modifications morbides différentes : donc les six ordres *Pyropathiques* sont vrais. — 2° Nous induirons aussi que dans les six états morbides du Pyrisme, le Phlox, le Phos, l'Aristophos, les gaz, les liquides et les solides, sont morbifiés comme le foyer vital, et secondairement et analoguement. — 3° Mais, de plus, comme le Pyrisme est le soutien primordial, le vivificateur et le stimulateur de l'Electrisme et du Lucisme, par son expansion encéphalisante, nous conclurons aussi que les six états morbides primitifs du Pyrisme, tendent toujours à produire, *consécutivement*, les six états morbides qui sont propres à l'Electrisme, et les six états morbides qui sont propres au Lucisme. De sorte que, dans la généralité des cas, ces deux dernières espèces d'états morbides animaux, ne sont que des effets symptômatiques et corrélatifs aux diverses affections du Pyrisme.

CHAPITRE XVII. — 2ᵉ Cʟᴀssᴇ. *Phloxopathie. Maladies de la vitalité locale, ou mieux de la chaleur locale.*

Elle comprend tous les états morbides locaux du Phlox.

1ᵉʳ Oʀᴅʀᴇ. *Hyperphloxie.* C'est la surexcitation franche et non inflammatoire du *calorique*, qui vitalise, contracte et fait fonctionner un organe. — Les causes de l'hyperphloxie sont : 1° des modificateurs trop impressionnants et trop refoulants ; 2° des réactions trop tensives du calorique. — L'hyperphloxie a pour synonymes le *strictum*, la tonicité, le spasme, la sthénie, l'irritation. Mais ces expressions sont métaphysiques, et n'indiquent aucun agent réel. Tandis que notre hyperphloxie suppose un *agent impondérable* de la vitalité, qui est le *Phlox* ou le *Calorique* ; lequel est ou intégrant aux tissus, ou infusé en eux momentanément et morbidement ; et lequel est surabondamment accumulé et contracté dans ses molécules propres, ainsi que dans les gaz, dans les liquides et dans les solides dont il fait partie ; et lequel enfin est exalté dans son activité fonctionnelle, ce qui exagère conséquemment l'action organique du viscère hyperphloxé. — Les effets de l'hyperphloxie sont d'accumuler, de plastifier et d'échauffer, pathologiquement et chimiquement, les gaz, le sang, la lymphe, toutes les humeurs et même les solides. — L'hyperphloxie est un *stimulus* et une cause de contraction, de resserrement, d'oblitération, d'obstacle aux cours des impondérables, des gaz et des liquides ; et conséquemment c'est une cause élémentaire et active de congestion, d'engorgement et parfois d'induration, pour les solides. Aussi les *symptômes* que l'hyperphloxie développe, sont à la fois *ignés*, gazeux, sanguins, lymphiques et solidiques ; et ils sont les résultats de l'accumulation, de la réaction, de la tension, et de l'action chimique du *calorique local*. — Pour bien s'expliquer la pathologie, il faut ne jamais perdre de vue les deux sortes d'effets du calorique. 1° Le Calorique central, dans le Pyrisme calorificateur, et par ses irradiations immédiates et départementales , produit tous les phénomènes *généraux*. Mais, 2° le Calorique, envisagé hors du Pyrisme calorificateur, et considéré comme agent intégrant et fonctionnant des organes, est l'auteur de tous les phénomènes *locaux*. — L'hyperphloxie est *signifiée* par l'accroissement de la chaleur locale ; par l'état de strictum, de *sthénie* on d'irritation , admis par les auteurs métaphysiciens ; par la contraction viscérale, la concentration humorale , l'engorgement actif, la rougeur plus vive , le gonflement œdémateux, l'exhalation plus grande des gaz et des vapeurs, les pulsations locales des artères, le prurit des nerfs sensitifs trop agacés par la chaleur, les spasmes des nerfs moteurs offensés aussi par l'excès du calorique local , les efforts de *molimen hemorrhagicum*, les hémorrhagies , les sécrétions accrues ; la tension, la rénitence, le gonflement et la pesanteur locale ; parfois l'hypertrophie, la transformation franche , le rétrécissement, l'oblitération, l'induration chronique. L'hyperphloxie a encore, pour symptômes et pour signes, tous les états morbides locaux suivants : les surexcitations locales , les perspirations et les exhalations locales exagérées, la plénitude ignée partielle ; la pléthore sanguine, lymphique , gazeuse d'un organe ; la congestion et l'apoplexie actives ; l'hémorrhagie , l'hydropisie, la pneumatose circonscrites et sthéniques. — Les cas d'hyperphloxie coïncident presque toujours avec l'état général d'hyperpyrisme, et ils en résultent le plus souvent. — Jusqu'aujourd'hui on a expliqué tous ces phénomènes morbides , par les causes *abstraites* de la sthénie ou de l'irritation : mais l'*Impondéralisme* fera époque dans la science, parce qu'il rejette ces causes métaphysiques et intangibles, pour leur substituer des *Agents élémentaires*, qui seront plus compréhensibles pour l'esprit, et plus rationnellement modifiables par la chimie, par l'hygiène et par la matière médicale. Est-ce que la médecine, qui est une science de faits, d'observation, de Pratique, d'expérimentation chimicothérapeutique, peut baser ses principes sur des abstractions ? Cette idée est aussi absurde que stérile. Aussi, depuis le naturisme des anciens jusqu'au vitalisme des modernes, c'est-à-dire , depuis vingt-cinq siècles, la médecine n'a jamais été que conjecturale, empirique ou tâtonneuse ; elle ne s'est traînée que dans des utopies aussi creuses que ridicules. Il n'y aura que l'*Impondéralisme*, qui pourra la dresser enfin sur une base solide, et lui imprimer une théorie positive et une pratique fructueuse.

2° ORDRE. *Phlogose.* C'est l'exaltation franche et *inflamma-*

toire de la caloricité locale. Alors l'activité organique est supposée bien plus emportée que dans l'hyperphloxie. En effet, le Phlox est si excessivement accumulé et tensif, qu'il produit les phénomènes inflammatoires. — Ses *causes* sont un refoulement trop considérable du *Calorique*, son accumulation locale extraordinaire, et sa tension très-vive. Presque toujours la phlogose coïncide, soit comme cause, soit comme effet, avec la fièvre de la Calorification ou la pyrexie, dont elle subit les divers degrés de réaction. — Pour expliquer la théorie de la phlogose, nous dirons que l'excès du Phlox local contracte, engorge, échauffe et enflamme les gaz, le sang, la lymphe, les autres humeurs et les tissus : d'où résulte un obstacle aux rayonnements ignés du Pyrisme calorificateur. Alors celui-ci s'exalte, se fébricite, et réagit par des tensions sympathiques, synergiques et critiques, sur ses divers *débouchés* fonctionnels et exhalateurs. Mais sa réaction porte bien plus vivement et bien plus tensivement, contre son obstacle fébrigénique, c'est-à-dire, contre l'organe qui est le siége de la Phlogose. Et voilà ce qui détermine tous les *symptômes* de l'inflammation. Ces symptômes varient, selon les *éléments* prédominants de la phlogose : c'est ce qui donne à cette dernière ses formes *ignée, sanguine, lymphique, gazeuse ;* et c'est ce qui produit ses effets caractéristiques de *chaleur*, de *rougeur*, de *gonflement*, de *tension*, de *douleur*, de *pesanteur :* mais ces deux derniers symptômes appartiennent aux fonctions de relation, et non à la vie radicale ; et ils ne sont jamais que consécutifs. — Toute phlogose, livrée à elle-même, ce qu'on ne doit jamais faire, se compose de trois temps : 1° d'un temps de crudité ou plutôt de *concentration* ; 2° d'un temps de coction, c'est-à-dire, de saturation calorique et de *décomposition* ; 3° d'un temps de résolution, de crise ou d'*expulsion*. Mais ce dernier cas suppose une phlogose qui finit par une terminaison heureuse et franche. — La phlogose peut avoir aussi deux périodes. La première, qui est la *protophlogose*, dure tant que le Calorique se maintient dans une exaltation inflammatoire qui ne le dénature pas. Et si, dans ses premiers efforts de réaction, de saturation, de sécrétion et d'élimination, il parvient à vaincre son obstacle entravant ou l'engorgement qui lui résiste, alors il guérit par délitescence et résolution. Dans ce cas, il est victorieux ; et c'est ce qui a donné l'idée de l'*autocratie* du principe vital. Mais cette autocratie n'est que conditionnelle, fort limitée et bien souvent faillible. — La seconde période, qui est la *deutophlogose*, survient, quand le calorique local, dans sa réaction excessive, outre-passe la mesure de ses forces, et se pervertit dans sa nature et dans son activité. Mais alors la phlogose n'est plus franche, elle est altérée, elle se change en *cacophlogose* (voyez le 5ᵉ ordre). Et alors la prétendue autocratie du calorique vital, est le plus souvent vaincue ; puisqu'il n'a pas pu résoudre la phlegmasie dans son début et dans sa marche ascendante. Aussi la *deuto-phlogose* qui survient, s'accompagne-t-elle ordinairement d'ardeur insolite, de suppuration, d'ulcération, de transformation hétérogène, de ramollissement ou d'induration, et parfois de gangrène. — C'est le Phlox ou le Calorique, qui, dans tous les degrés de la phlogose, produit les symptômes phlegmasiques et les altérations cadavériques. En effet, quel autre agent que le calorique vital pourrait produire les rougeurs, les injections vives, les engorgements, la splénisation, l'hépatisation, les rétrécissements, les oblitérations, les dilatations actives, les ramollissements sthéniques, les ulcérations, les suppurations, les coagulations, les pneumatoses, la gangrène, l'atrophie, l'hypertrophie, les transformations, les érosions et les perforations ? Il n'y a réellement que l'*Impondérable* calorique, qui puisse opérer tous ces phénomènes chimicophysiologiques, et physico-mécaniques, par les effets de son activité enflammée et dénaturée, sur les *pondérables* gazeux, liquides et solides. Est-ce que ce n'est pas le Phlox, ou le principe impondérable vivificateur et dissolvant de la Nature, qui est la cause de toute gazéification, de toute liquéfaction, de toute solidification et de toute transformation ? L'*Impondéralisme* sera donc la *Doctrine* qui devra toujours prédominer en médecine !

D'après les considérations précédentes, on peut conclure que, si la *Pyrexie* est l'exaltation excessive et fébrile du *Pyrisme* ou de la vitalité générale, la *Phlogose* est aussi l'exaltation excessive et inflammatoire de la *Phloxie* ou de la vitalité locale. Il faut donc faire la part individuelle de ces deux phénomènes pathologiques si importants : l'un appartient à l'activité fonctionnelle de la chaleur générale ; et l'autre appartient à l'activité fonctionnelle de la chaleur locale. Ce sont donc deux phénomènes fonctionnels distincts, qu'on ne devra jamais confondre, et qu'il faudra toujours soigneusement préciser et évaluer, pour le diagnostic et le traitement. Sachons donc que la *fièvre* est une modification morbide du grand appareil de la vie et de la calorification ; tandis que la *phlogose* est une modification morbide de la caloricité intégrante d'un viscère. Ces deux phénomènes fonctionnels et pathologiques sont aussi *élémentaires*, aussi positifs et aussi distincts l'un que l'autre. Tantôt, c'est la pyrexie qui survient primitivement, par suite d'absorptions trop surexcitantes. Le plus souvent, c'est la phlogose qui débute, sous la trop grande impression des agents morbifiques; et alors elle provoque les réactions défensives et violentes du Pyrisme, qui s'exalte bientôt en Pyrexie, et qui développe les différents symptômes propres à cette dernière, et sur lesquels nous ne reviendrons plus. Mais quand la fièvre existe, elle a pour effet ordinaire d'augmenter la phlogose, et même de déterminer diverses inflammations *révulsives*, dans différentes parties de l'organisme. Mais c'est à tort qu'on a donné à ces inflammations, la fausse dénomination de *métastatiques*. Car une inflammation ne se déplace pas; elle est, ou elle n'est pas : et quand il en survient une autre ailleurs, ce n'est jamais la même qui a changé de place; mais c'est la réaction vitale et la tension du calorique local qui l'engendrent, dans la partie qui résiste le plus à leurs efforts d'irruption et de dégagement. Concluons donc encore que la Pyrexie est un effet d'ensemble et général; et que la Phlogose est un effet local et isolé.

Dans tous les cas de Phlogose , il y a *trois sortes de phénomènes* qu'on doit bien observer. 1° Ce sont les phénomènes *pyrétiques* ou généraux, qui appartiennent au foyer vital, à la fonction générale de la calorification , dont les lois d'attraction, de sécrétisme et d'expansion s'exécutent avec une violence marquée. 2° Ce sont les phénomènes *réactifs*, appelés scholastiquement sympathiques, synergiques, métastatiques et critiques. Ils sont effectués par le *Phlox rayonnant*, qui , du centre spinal calorificateur, se porte dans le trisplanchnique , dans les plexus et les nerfs ganglionnaires , et dans les divers départements et *débouchés* du calorique vital. 3° Ce sont les phénomènes *phlogosiques*, qui sont produits en partie par les tensions du Phlox rayonnant, et en partie par l'activité directe du *Phlox local*. Si l'on tient compte de ces trois causes combinées, on s'expliquera la variété des symptômes fébriles et inflammatoires , ou généraux ou locaux, qui s'éveillent dans les divers cas de *Phlogose*, surtout si l'on fait aussi la part de la différence des causes , des tissus, du siége dans les débouchés viscéraux , et du voisinage plus ou moins rapproché de l'*Appareil calorificateur ou vital*. Ce sont toutes ces considérations qui imprimeront à la phlogose existante tous ses caractères propres et locaux, et qui solliciteront aussi de la calorification en pyrexie toutes ses réactions symptômatiques, soit pulmonisantes , soit cardiatisantes, soit artérialisantes , soit veinosatisantes , soit lymphatisantes , soit épigastrisantes, soit hypogastrisantes , soit encéphalisantes , soit

mucosatisantes, soit dermatisantes, et leurs conséquences résolutives, critiques, évacuantes, et libératrices ou détériorantes.

3ᵉ Ordre. *Hypophloxie.* C'est l'affaiblissement de l'activité
du Phlox local. Ses causes sont la diminution du calorique tex-
tural, et l'abaissement de son action locale, soit par l'effet d'une
réparation insuffisante, soit par l'émoussement des névricules
du trisplanchnique. L'hypophloxie est la débilité, le *laxum*,
l'atonie, l'asthénie, le relâchement d'une partie viscérale, par
défaut de calorique intégrant. Ses symptômes et ses effets sont :
le peu de chaleur locale, la pâleur, la flaccidité, l'affaiblissement
fonctionnel, l'engorgement passif, les congestions, les hémorrhagies, les hydropisies, les pneumatoses passives, les œdèmes
asthéniques, les décompositions gazeuses, les diminutions d'absorption, de sécrétion, de nutrition, les exhalations, les exsu-
dations et les excrétions atoniques. Mais l'hypophloxie peut
produire aussi des altérations anatomiques ; et c'est le plus
souvent à elle qu'on doit rapporter la pâleur des tissus, les injections livides, les relâchements, les dilatations, les ramollissements chroniques, les ulcérations grises, les suppurations
blafardes, la clarification des humeurs, la fonte et la disparition
lentes des solides, les transformations asthéniques et par excès
de pondérables, comme les cartilaginations, les ossifications, les
pétrifications. Tels sont les symptômes, les signes et les produits de l'insuffisance du *Phlox local.* — Très-souvent l'hypophloxie résulte directement de l'hypopyrisme.

4ᵉ Ordre. *Cacophloxie.* C'est la perversion locale du Phlox, et
l'altération de son activité dans un organe. Alors les gaz, les
liquides et les solides de cet organe, sont aussi pervertis consécutivement. — Ses *causes* sont : ou une absorption malsaine et
primitive du Pyrisme ; ou une absorption nuisible du Phlox
d'un viscère ; ou des agents spécifiques comme des virus morbides. — Ses *effets* ordinaires sont : la viciation de la vitalité
ou de l'activité calorique d'un organe, la perversion de ses
sécrétions, de sa nutrition et de ses excrétions, l'altération de
sa composition chimique et anatomique, sa transformation
hétérogène et sa dégénérescence, relatives aux causes spécifiques
dénaturantes. — Les *symptômes* qui *signifient* la cacophloxie
sont : le goître, la grosse rate, certains engorgements anormaux
du foie, la cyrrhose, le stéatôme, les hydatides, le début du
squirrhe, le mélicéris, les loupes, les tumeurs blanches, les
exostoses, les végétations syphilitiques, l'infarcissement stru-
meux, les abcès froids scrofuleux, etc. La cacophloxie peut se
présenter sous les deux degrés d'hypercacophloxie et d'hypoca-

cophloxie. — La cacophloxie est bien souvent consécutive au cacopyrisme.

5e ORDRE. *Cacophlogose.* C'est l'état à la fois vicié et inflammatoire d'un organe. Quand la cacophloxie s'enflamme, elle passe à la cacophlogose. Alors le Phlox local est ardent et altéré dans sa nature : c'est pourquoi il pervertit et détériore aussi les gaz, les liquides et les solides, d'une manière relative à sa viciation et aux causes *spécifiques* qui l'ont produite. — Ses causes sont : 1° ou une cacopyrexie préalable, produite par des absorptions vitales, à la fois viciantes et enflammantes, telles que des miasmes, des poisons, des venins ; 2° ou des absorptions locales altérées, scorieuses, virulentes. Dans le premier cas, la cacophlogose est plus généralisée ; et elle s'annonce souvent par des éruptions dermatisantes, exanthématiques, vésiculeuses, pustuleuses, par des parotides, des bubons, des escarrhes. Dans le deuxième cas, la cacophlogose est plus localisée, et ses symptômes sont ceux des inflammations spécifiques, strumeuses, dartreuses, syphilitiques, morveuses, farcineuses, cancéreuses, gangréneuses, charbonneuses. La cacophlogose peut avoir deux périodes. La première est la *protocacophlogose*, qui a des caractères assez légers ou bénins. Elle dure, tant que l'activité fonctionnelle et calorique de l'organe enflammé et vicié, n'outre-passe pas l'*ultimatum* de ses forces, et ne se dénature pas notablement ; ce qui la maintient dans ses conditions chimiques et dans ses rapports physiologiques. Alors la protocacophlogose se résout ordinairement par délitescence, ou par une coction et une crise dépuratives. Mais quand ce résultat heureux n'a pas lieu, la protocacophlogose passe à la deuxième période, ou à la *deutocacophlogose*. Cette dernière à des traits graves, fuligineux et malins. Elle survient, quand la caloricité fonctionnelle s'exalte trop violemment et se dénature trop profondément, dans ses efforts de saturation, de coction et de crise. Alors la cacophlogose passe à son deuxième temps, marqué par l'ulcération, la suppuration, la gangrène, les transformations et les détériorations viscérales. Toutes les altérations cadavériques, qui succèdent aux inflammations spécifiques, sont produites par le *Cacophlox*, qui décompose, dénature, désorganise et transforme les gaz, les liquides et les solides. — On doit admettre aussi une deutocacophlogose *aiguë*, et une deutocacophlogose *chronique*. La première est caractérisée par la gangréne, la putréfaction, les escarres, les bubons, les anthrax, les charbons, *à marche rapide*. La seconde est signifiée par les cyrrhoses, les mélanoses, les tubercules, les encéphaloïdes, les fontes strumeuses, les ramollissements, les suppurations et les ulcérations grisâtres, *à marche lente*. — La cacophlogose est toujours accompagnée de cacopyrexie, dont elle est la cause ou l'effet. Et de même que la phlogose est, au point de vue *local*, ce que la pyrexie est au point de vue *général*, et inversement; la deutocacophlogose est aussi, en *petit*, ce que la deutocacopyrexie est en grand, et inversement. C'est pourquoi l'état fuligineux et gangréneux d'un viscère enflammé, est l'analogue, pour ce viscère, de la fièvre typhoïde ou putride pour le pyrisme vital. Considérez donc la deutocacophlogose comme une typhoïdité locale, putride et maligne. — De même qu'on doit admettre l'*hecticodeutocacopyrexie*, ou la fièvre chronique, hectique et avec perversion; de même on admettra aussi une *deutocacophlogose hectique*, lente et funeste, avec dénaturation du phlox et des divers éléments gazeux, liquides et solides de l'inflammation.

6° Ordre. *Aphloxie*. C'est la privation temporaire ou définitive de Phlox, de calorique, et conséquemment de vitalité, dans un organe ou dans une partie d'un tissu. L'aphloxie est causée directement par le manque local du phlox vitalisateur : aussi est-ce, à la fois, une dévitalisation et une décaloricité locales. Ses *causes* déterminantes sont des compressions ou des engorgements chroniques, qui font obstacle au cours du calorique rayonnant, et à l'assimilation du calorique local. — Les *symptômes*, qui *signifient* l'Aphloxie, sont : le froid local, l'inertie complète, la passivité absolue, la paralysie évidente, en un mot, la mort locale d'un organe, qui devrait être échauffé, vitalisé et excité par le Phlox. Aussi cet organe ou cette partie d'organe n'est plus susceptible de contraction, de fonction, de nutrition, de sécrétion, ni d'exhalation. On trouve des exemples plus ou moins approchants de l'aphloxie, dans la paralysie radicale de l'œsophage, de l'estomac, de la vessie, du rectum; dans l'induration des viscères avec inertie : et même dans les transformations avec excès de *pondérables*, comme les cartilagineuses, les osseuses, les pétrées et les cornées.

Conclusions sur les six ordres *phloxopathiques*. — 1° Nous demanderons : existe-t-il une chaleur locale qui se dégage dans les organes ? Oui : donc le Phlox, ou le calorique, est un fluide réel et incontestable. — 2° Les six sortes de modifications morbides locales du Phlox, prouvent la vérité des six ordres *phloxopathiques*. Toutes les altérations locales de la vitalité radicale, qu'elles soient franches ou spécifiques, y seront donc classées. — 3° Dans toutes les affections phloxopathiques, comme le

Phlox est l'agent chimique et physiologique, il faudra donc rapporter à son activité et à sa nature toutes les altérations vivantes et cadavériques des gaz, des liquides et des solides.— 4° Comme le Phlox est la puissance radicale et unique de la vitalité locale, il ne sera pas étonnant que, dans chacun des six états morbides qui lui sont propres, il influence, idiopathiquement et par voisinage, les fluides moteur et sensible, où le Phos et l'Aristophos, et qu'il provoque, *consécutivement* et *parallèlement*, chacun de leurs six ordres pathologiques respectifs.

CHAPITRE XVIII. — 3ᵉ CLASSE. *Electropathie. Maladies de la motilité générale.*

Elle embrasse tous les états morbides généraux de l'*Electrisme*, ou de la fonction locomotrice, qui sécrète et irradie l'électricité animale, le *Phos*, l'impondérable moteur.

1ᵉʳ ORDRE. *Hyperélectrisme.* C'est l'exaltation générale, franche et sans fièvre, de l'Electrisme.—Ses causes sont : une grande impulsion du ventricule gauche du cœur, une expansion trop vive du calorique encéphalisant, une plénitude trop considérable de l'impondérable moteur dans l'encéphale, une turgescence *phosique* de sa pulpe jaune, des faisceaux antérieurs de la moelle, et des nerfs moteurs. — De même que l'irritabilité organique ou vitale, quand elle est générale, est causée par trop de Phlox saturateur du Pyrisme ; de même l'irritabilité motrice est produite par trop de Phos saturateur de l'Electrisme ; et de même encore l'excitabilité sensoriale et l'excès de sensibilité, seront déterminés par trop d'Aristophos saturateur du Lucisme. — Les symptômes, qui signifient l'hyperélectrisme, sont : la surexcitation de la motilité générale, l'irritabilité musculaire, l'extrême impressionnabilité des nerfs moteurs, la tendance aux tics, la loquacité habituelle, l'agitation musculaire, le besoin de se fatiguer, les tressaillements, les spasmes universels, la prédisposition aux convulsions, la chorée active.

2ᵉ ORDRE. *Electrexie.* Elle renferme les états morbides généraux, fébriles et francs, de l'Electrisme. Donc l'électrexie est plus violente que l'hyperélectrisme. Ses causes sont : une pyrexie vive, une trop grande ardeur et une impulsion trop impétueuse du phlox encéphalisant, un violent refoulement des impondérables moteur et sensible par la terreur, leur concentration trop oppressive par la colère et par toutes les émotions vives, le passage de la protopyrexie à la deutopyrexie. — Ses

symptômes sont : l'ataxie, les soubresauts des tendons, les spasmes multipliés, les convulsions générales , la loquacité fébrile et
tous les mouvements du délire , les contractions épileptiques ,
éclampsiques, tétaniques.

3ᵉ Ordre. *Hypoélectrisme.* Il comprend toutes les sortes
d'affaiblissement de l'Electrisme , de la fonction qui sécrète le
Phos ou le fluide moteur. — Ses causes sont : l'épuisement de
l'Electrisme, les fatigues musculaires multipliées, les dépenses
trop répétées de Phlox, de Phos et d'Aristophos par le coït, par
les souffrances déchirantes , par l'excès dans tous les genres de
travail, par les évacuations épuisantes, par les émotions vives et
usantes, par l'usage des antispasmodiques qui neutralisent ou
dissipent le Phos, et même par les narcotiques qui neutralisent
et annulent à la fois le Phos et l'Aristophos. — Ses symptômes
sont signifiés , par la dilatation des pupilles , par la faiblesse
musculaire, par la débilité de la voix, par le sentiment de fatigue
et de brisement, par le malaise général et la courbature , par
la prostration et l'engourdissement. — Mais je m'empresse de
déclarer que le malaise et la courbature , qui se montrent au
début des maladies aiguës , ne sont les symptômes que d'un
hypoélectrisme *indirect*, symptômatique et d'oppression , causé
par l'engorgement et la surexcitation de la moelle grise et du
Pyrisme. De même le collapsus musculaire et adynamique de
la deutopyrexie typhoïde , n'est aussi qu'un hypoélectrisme
indirect , et par épuisement et dépression , et non par une
simple privation. Ces deux sortes d'hypoélectrisme symptômatique et consécutif , ne réclameront donc pas les fortifiants, et
seront toujours subordonnées, quant au traitement, aux besoins
indicateurs et initiaux du Pyrisme et de la Pyrexie.

4ᵉ Ordre. *Cacoélectrisme.* Il embrasse tous les états viciés ,
et sans fièvre, de l'Electrisme. Ses causes sont des absorptions
d'impondérables nuisibles et analogues au *Phos.* Tels sont les
vins et les bières frelatés, les spiritueux falsifiés , et tous les
assimilables dénaturants et toxiques, pris à petites doses. —
Ses symptômes sont l'ivresse morbide, l'irritabilité spécifiquement altérée de la locomotion, le corybantisme, la danse de
saint Gui qui succède à des boissons enivrantes et malfaisantes,
l'agitation raphanique, le tremblement mercuriel, les troubles
locomotifs propres aux affections saturnines. — Le cacoélectrisme peut se présenter sous les deux degrés d'hypercacoélectrisme et d'hypocacoélectrisme. — Sa cause immédiate consiste
dans le phlox encéphalisant et vicié du Pyrisme ; lequel *cacophlox* se transforme en *cacophos*, pour pervertir l'Electrisme.

Le cacoélectrisme est presque toujours coexistant et consécutif au cacopyrisme. C'est ce qui a lieu surtout dans les maladies apyrétiques et complexes, que le Vitalisme métaphysique a faussement individualisées, sous les noms d'hypochondrie, de manie, d'hystérie, de mélancolie et de manie.

5° ORDRE. *Cacoélectrexie.* Elle comprend tous les états viciés et fébriles de l'Electrisme. — Ses causes sont des absorptions et des assimilations pervertissantes, perturbatrices et délétères. Il existe presque toujours une cacopyrexie préalable. Elle est immédiatement déterminée par un phlox eucéphalisant dénaturé, trop intense et trop ardent. La cacoélectrexie subit et suit servilement toutes les vicissitudes de la cacopyrexie, et ses deux périodes de protocacopyrexie et de deutocacopyrexie, qu'elle caractérise par ses symptômes ordinairement *consécutifs.* La cacoélectrexie est fréquemment causée par les principes toxiques du phosphore, de l'iode, de la noix vomique, du plomb, du cuivre, de l'arsenic, de la stramoine, de la mandragore, des champignons vénéneux, et de toutes les substances qui contiennent des impondérables identiques au Phos. — Ses symptômes sont : les mouvements musculaires, caractéristiques des empoisonnements produits par ces poisons meurtriers. Alors il existe une ataxie de la locomotion, par cause toxique ; et il survient des convulsions spéciales, épileptiformes et tétaniques, des crampes multipliées et des contractures. Tous ces symptômes expriment la perversion et l'exaltation fébrile de l'Electrisme, qui sécrète et irradie avec surabondance et fièvre un cacophos désordonnant.

6° ORDRE. *Abélectrisme.* C'est la suspension momentanée ou l'épuisement temporaire, ou l'extinction définitive de l'Electrisme, de la fonction qui sécrète l'impondérable moteur. — Ses causes sont : les narcotiques stupéfiants, les fluides asphyxiants, les émotions morales renversantes, les poisons foudroyants. — Ses symptômes sont la suspension complète des mouvements volontaires, l'annulation entière des phénomènes locomoteurs. C'est ce qui a lieu dans la syncope, l'asphyxie, la congélation, l'apoplexie, la léthargie typhoïde, dans l'éthérisation et la chloroformisation, dans la mort apparente, dans la mort réelle. Ses signes caractéristiques sont : la résolution complète du corps, l'inertie totale des nerfs musculaires, l'impossibilité d'en agiter un seul, en un mot, la paralysie générale de l'appareil locomoteur. — Il n'y a pas abélectrisme dans le sommeil, ni dans le fœtus de quatre mois : car les mouvements spontanés sont très-manifestes dans ces deux cas. — L'abélectrisme est presque toujours consécutif à l'apyrisme ; cependant il peut exister sans lui, comme à la suite d'une hémorrhagie cérébrale.

Conclusions sur les six ordres *électropathiques*. 1° Nous demanderons : existe-t-il une source centrale de la motilité animale? Oui. Donc l'*Electrisme* est une fonction réelle. 2° Cette fonction peut-elle opérer les mouvements musculaires , sans un agent impulseur? Non. Donc le *Phos* existe positivement. 3° Le phénomène fonctionnel de l'électrisme n'est-il pas susceptible des six modifications morbides que nous venons de rapporter? Oui. Donc les six ordres *électropathiques* sont vrais.

CHAPITRE XIX. — 4° Classe. *Phosopathie.*

Elle comprend tous les états morbides locaux du Phos , ou de l'impondérable moteur, l'agent de la motilité locale.

1ᵉʳ Ordre. *Hyperphosie.* C'est la surexcitation franche et non inflammatoire du Phos local. — Ses causes efficientes sont une accumulation, une activité exagérée, une tension trop forte du fluide moteur, dans un nerf ou dans un muscle de l'appareil locomoteur. — Ses symptômes sont les exaltations localisées du Phos, dans les spasmes toniques, les tics, le clignotement des paupières, une crampe , le priapisme, le trémoussement d'un muscle , le tressaillement d'un membre, un trismus local. — Ses causes occasionnelles sont : les émotions, les contusions, et quelquefois les alcooliques, les principes de la strychnine et l'électricité. — Sa cause pathologique est le refoulement du *Phos*, suivi de sa réaction contre des obstacles, des engorgements, une compression ou une ligature , qui interceptent le courant de cet impondérable dans un des nerfs locomoteurs.

2° Ordre. *Phosose.* C'est l'exaltation franche et inflammatoire du Phos local. — Sa cause occasionnelle est une *phlogose radicale*, préalable et conditionnelle, qui enflamme consécutivement les nerfs locomoteurs voisins, lesquels sont comme englobés dans la phlegmasie. — Sa cause prochaine est donc le brûlement, le pincement et la contraction des nerfs moteurs par une phlogose. Aussi l'exaltation inflammatoire de ces nerfs, sera-t-elle plus considérable que dans l'hyperphosie.—Ses symptômes sont : les crampes, les spasmes violents, les contractures locales, les convulsions partielles, un trismus circonscrit, qui surviennent à l'occasion d'une brûlure , d'un panaris, d'un abcès, d'une sciatique, d'une inflammation rhumatismale ou goutteuse, d'une opération chirurgicale.

3° ORDRE. *Hypophosie.* Elle contient tous les états de faiblesse du Phos local. — Ses causes sont : la diminution et l'insuffisance du fluide moteur, dans un des nerfs ou des muscles de l'appareil locomoteur. — Ses symptômes sont : la mollesse et la lenteur de certains mouvements musculaires, l'engourdissement d'un doigt ou d'un membre, l'embarras de la parole, la débilité de la voix, la flaccidité du pénis. Ces phénomènes morbides sont autant de cas d'hypophosie.

4° ORDRE. *Cacophosie.* C'est la viciation locale et non inflammatoire du Phos ; c'est la perversion partielle du mouvement volontaire. — Ses causes occasionnelles sont des absorptions qui dénaturent le Phos, ou la motilité locale. Ainsi les cantharides, le poivre, la moutarde et les truffes, produisent des érections factices et morbides. Les autres causes de même nature sont : des boissons falsifiées, des alcooliques frelatés, le thé et le café altérés, le hachisc, etc. — Ses symptômes sont l'ivresse, sa loquacité, et les désordres musculaires *locaux* qu'elle détermine ; les spasmes partiels par cacophloxie, et notamment ceux qui résultent des engorgements *locaux* par cause saturnine, mercurielle, strychnique, ou par cause strumeuse, squirrheuse, etc.

5° ORDRE. *Cacophosose.* Elle renferme tous les états de perversion et d'inflammation du Phos local, ou du fluide moteur. Elle survient quand des nerfs moteurs sont englobés dans une inflammation spécifique. C'est le cacophlox qui produit alors le cacophos. Ce dernier, gêné dans son action, et ardent et altéré dans sa nature, produit des mouvements partiels pervertis et désordonnés. Les causes les plus ordinaires de la cacophosose sont : les inflammations vénériennes, scorbutiques, scrophuleuses, dartreuses, cancéreuses, gangréneuses, charbonneuses, etc. — Ses symptômes sont les mouvements locaux que ces phlegmasies spécifiques provoquent consécutivement : tels sont les spasmes, les tics, les crampes, les trismus, les convulsions locales, les contractures, la rigidité des nerfs moteurs englobés dans ces cacophlogoses.

6° ORDRE. *Aphosie.* C'est la privation de la motilité locale, c'est l'abolition du mouvement volontaire dans un membre, un nerf, ou un muscle. — Sa cause directe est l'absence du Phos, c'est son annulation complète, momentanée ou définitive, dans une partie de l'appareil locomoteur. — Ses causes occasionnelles sont : une section, une ligature, une trop grande saturation d'opium ou d'autres stupéfiants, la congélation, les contusions, l'écrasement. Ses symptômes sont : la paralysie d'un doigt ou d'un bras, celle qui est causée par une section ou une ligature, la paraplégie, la chute de la paupière supérieure, l'aphonie, l'impossibilité de l'érection.

Conclusions sur les six ordres *phosopathiques.* — 1° Nous demanderons : existe-t-il un mouvement volontaire local, qu'on interrompt par la section et la ligature à des degrés divers de hauteur dans un nerf moteur? Oui : donc le Phos existe à l'état d'impondérable. — 2° Les six modifications morbides, que nous venons de rapporter à la motilité locale, prouvent aussi la vérité des six ordres pathologiques du Phos local.

CHAPITRE XX. — 5ᵉ Classe. *Lucopathie.*

Elle renferme les états morbides généraux du *Lucisme*, de la sensorialité, c'est-à-dire, de la fonction qui produit la sensibilité générale, et qui sécrète l'Aristophos ou le fluide sensible.

1ᵉʳ Ordre. *Hyperlucisme.* C'est l'exaltation franche et apyrétique du Lucisme. — Ses causes sont : l'hyperpyrisme, l'hyperélectrisme ; les excitants généraux, les alcooliques, le thé, le vin, le café, tous les spiritueux ; les contentions d'esprit trop soutenues, les émotions vives, les passions, tous les excès de l'âme, les phlogoses chroniques et latentes, surtout celles des intestins grêles, du foie, de l'utérus et des méninges. — L'hyperlucisme est signifié par l'état mental des nerveux, des originaux, des enthousiastes, des fanatiques, des passionnés, des colères, des présomptueux, des hypochondriaques, des mélancoliques, des fous, des hystériques, des maniaques. Tous ces cas indiquent une surexcitation apyrétique de la sensorialité, et conséquemment une sécrétion surabondante de fluide sensorial et d'Aristophos. Aussi est-ce l'excès d'aristophos qui produit les symptômes caractéristiques suivants : surexcitation des sens, moral irritable, pensée plus active, imagination exaltée, loquacité inusitée, allures bizarres, yeux allumés, physionomie et gestes plus expressifs, sensibilité agacée. Parfois, humeur querelleuse, besoin de gronder et de frapper ; parfois, désirs érotiques exagérés et hyperesthésie ; mais plus rarement tendance à la phosphorescence et à la combustion spontanée.

2ᵉ Ordre. *Lucexie.* C'est l'exaltation franche et fébrile du Lucisme, de la sensorialité, de la fonction qui sécrète la sensibilité générale. — Ses causes primitives ordinaires sont la pyrexie et l'électrexie, dont elle subit les impulsions encéphaliques et dont elle suit symptômatiquement toutes les phases morbides. Pourtant elle peut être aussi idiopathique ; et alors elle est déterminée le plus souvent par les passions extrêmes, les études opiniâtres, les ingesta surexcitants. Mais le plus communément la Lucexie est *secondaire*, et résulte des phlogoses violentes et d'un état fébrile grave de la *calorification*. — Les symptômes sont : l'exaltation extraordinaire des sens, le désordre de la pensée, l'emportement du moral, le délire, les cris, la fureur, les souffrances vives, les douleurs déchirantes et les émotions bouleversantes, qui accompagnent la fièvre et l'*ataxie*.

3ᵉ Ordre. *Hypolucisme*. Il comprend toutes les sortes d'affaiblissement de la fonction sensoriale, qui sécrète et dégage l'Aristophos ou la sensibilité. — Ses causes ordinaires sont : l'hypopyrisme et l'hypoélectrisme, l'insuffisance du calorique encéphalisant, la pénurie du calorique cardiatisant, conséquemment la faiblesse d'impulsion du cœur, et l'appauvrissement du phlox et du sang des artères carotides et vertébrales ; une alimentation insuffisante, surtout en principes impondérables et spiritueux ; le manque de stimulation morale ; une passion malheureuse et contrariée ; l'hectisie physique et sensoriale ; la fréquence des accès de colère et d'épilepsie, qui énervent et débilitent l'entendement ; la frayeur, qui frappe si souvent de stupeur et abat l'esprit ; l'abus du tabac et de l'opium, qui engourdissent et hébètent. — Ses symptômes divers sont : sensibilité émoussée, langueur mentale, moral énervé, mollesse du caractère, passions éteintes, impressionnabilité diminuée, sensibilité engourdie, apathie, nonchalance, affaiblissement de l'esprit du convalescent, démence sénile, imbécilité, somnolence.

4ᵉ Ordre. *Cacolucisme*. Il embrasse tous les états viciés et apyrétiques du Lucisme, de la sensorialité, ou de la fonction encéphalique qui sécrète la sensibilité générale. — Ses causes sont : des absorptions, des assimilations et des résorptions de principes nuisibles, soit physiques, soit intellectuels, soit moraux, qui troublent, pervertissent et aliènent le Lucisme et sa fonction sensoriale. Ainsi les spectacles indécents, les lectures obscènes, les passions immorales, les spiritueux falsifiés, les impondérables altérés de l'éther, du café, du thé, de la rue, du chanvre, de la ciguë, de l'opium, de la belladone, du seigle ergoté, peuvent déterminer le cacolucisme, ou la perversion plus ou moins durable de la sensorialité. — Ses symptômes variés sont : une espèce d'aliénation mentale, une activité morale insolite et pervertie, un sentiment morbide des choses, des halluci-

nations indéfinissables, des illusions fascinantes et fantastiques,
un trouble vertigineux des idées, une vésanie passagère; des
images riantes causées par le Champagne ou le café; des pensées
sinistres inspirées par des eaux-de-vie altérées ou par la mandragore; une extase orientale occasionnée par l'opium, un égarement bienheureux de l'imagination déterminé par le hachisc, etc.
Tous ces principes pervertissants dénaturent la sensibilité, et la
transforment en cacoaristophos.

5ᵉ Ordre. *Cacolucexie*. Elle renferme tous les états *viciés et
fébriles* du Lucisme, de la fonction qui constitue la sensorialité
et qui sécrète l'Aristophos. — Ses causes ordinaires sont la cacopyrexie et la cacoélectrexie primitives, dont elle suit les périodes,
les vicissitudes et les terminaisons. Pourtant la cacolucexie peut
être aussi idiopathique, et alors elle est produite par des passions
désordonnées, par des études opiniâtres, par des émotions perturbatrices, par l'habitude de l'ivresse, par des ingesta surexcitants et pernicieux. Mais le plus souvent, je le répète, la cacolucexie n'est qu'un effet symptômatique de la cacopyrexie, qui
accompagne les cacophlogoses les plus violentes et les plus
graves. Conséquemment la cacolucexie sera aussi déterminée par
des absorptions pervertissantes, par des impondérables délétères
et toxiques, tels que les principes des substances âcres et narco-
tico âcres; tels que les éléments solubles des préparations de
plomb, de cuivre, de mercure et d'arsenic; tels que les effluves
miasmatiques, qui produisent la fièvre pernicieuse délirante.
— Ses symptômes sont : sensorialité fébrile et aliénée, esprit
exalté et falsifié, raison désordonnée et pervertie, conscience des
choses altérée et égarée; le moi est comme transfiguré et transformé; on doute de soi-même, on croit à un changement de sa
personnalité. L'imagination tourbillonne de vertiges en éclairs,
et le moral est bouleversé par des émotions rapidement con-
trastantes. Cette cacoataxie sensoriale est caractérisée par le
délire, les cris, les plaintes et les souffrances, qui accompagnent
la cacopyrexie suraiguë, et ses formes spéciales, typhoïde, vario-
lique, scarlatineuse, rabique, scrofuleuse, syphilitique, saturnine, mercurielle, arsénicale, morveuse, cancéreuse, gangréneuse, charbonneuse.

6ᵉ Ordre. *Alucisme*. Il comprend les états de suspension
temporaire ou d'abolition définitive du Lucisme, de la fonction
qui constitue la sensorialité et qui sécrète l'impondérable sensible. — Il succède le plus souvent à l'apyrisme et à l'abélectrisme. Pourtant le Lucisme peut s'épuiser et s'éteindre primitivement, par des décharges électriques foudroyantes, par des

émotions renversantes, par la submersion, par l'aspiration de gaz délétères, par un coup de sang, par les poisons narcotiques et les venins. — Ses symptômes sont : insensibilité complète, état du fœtus et du sommeil, suspension de la sensorialité, abolition de la conscience des choses ; perte entière de connaissance, qui survient dans les attaques d'hystérie, d'épilepsie, d'éclampsie, dans la syncope, dans la léthargie, dans l'apoplexie, dans l'asphyxie, dans la mort apparente et réelle.

Conclusions sur les six ordres *lucopathiques* — 1° Nous demanderons : existe-t-il une source de sensibilité générale ? Oui : donc le *Lucisme* est une fonction positive. — 2° Cette sensibilité générale peut-elle s'intercepter dans les nerfs sensitifs, par une section ou une ligature ? Oui : donc l'*Aristophos* ou l'impondérable sensible est un agent réel. — 3° La fonction du Lucisme n'est-elle pas susceptible des six modifications morbides que nous venons de lui attribuer ? Oui : donc nos six ordres *lucopathiques* sont vrais. — Mais je ne quitterai pas la pathologie du *Lucisme*, sans rappeler encore l'aphorisme suivant, tant il est important à connaître : « Les six ordres morbides du Lucisme s'éveillent *secondairement*, par dépendance et solidarité, à la suite des états morbides du Pyrisme et de l'Electrisme. »

CHAPITRE XXI. — 6° CLASSE. *Aristophosopathie.*

Elle contient tous les états morbides locaux de l'Aristophos, du fluide sensible, ou de la sensibilité locale.

1er ORDRE. *Hyperaristophosie.* C'est la surexcitation franche et non inflammatoire de l'Aristophos local ; c'est à la fois l'accumulation, l'éréthisme et la suractivité de l'impondérable sensible, dans une partie sensitive. — Elle est souvent produite par une hyperphloxie primitive. — Ses causes propres sont : les compressions, les contusions, les tiraillements, les coupures, les déchirures, etc. — Ses symptômes sont : toutes les douleurs franches de l'otalgie, de l'odontalgie, de la gastralgie, des coliques, des crampes, de la dilacération, de la coupure, etc.

2e ORDRE. *Aristophosose.* C'est l'inflammation franche d'une partie sensitive, par l'effet de l'accumulation et de l'exaltation excessives de l'Aristophos local. — Sa cause ordinaire est une phlogose primitive, qui englobe dans sa chaleur et dans son travail morbides, les nerfs sensitifs de son voisinage. Alors ces nerfs sensitifs sont secondairement trop échauffés, brûlés, pincés, déchirés, torturés, sous l'ardeur, l'engorgement et la compression de l'inflammation qu'ils finissent par partager. — Ses symptômes sont toutes les douleurs vives, ardentes, cuisantes, crispantes, torturantes, qui accompagnent le phlegmon, le panaris, la brûlure et toutes les phlogoses franches.

3ᵉ Ordre. *Hypoaristophosie.* Elle comprend toutes les sortes d'affaiblissement de l'Aristophos partiel, de la sensibilité locale. — Elle est presque toujours la suite d'une hypophloxie primitive. Mais elle tient directement à l'insuffisance et à la pénurie de l'impondérable sensible, dans les nerfs sensitifs. — Ses symptômes divers sont : nerfs sensitifs partiellement engourdis, énervés, fourmillants, pesans ; sens affaiblis ; peau obtuse ; facultés génitales émoussées.

4ᵉ Ordre. *Cacoaristophosie.* Elles renferme les états viciés et non inflammatoires de la sensibilité locale. — Elle est presque toujours due à une cacophloxie préalable ; et c'est le Cacophlox qui dénature l'Aristophos, et le change en Cacoaristophos. Ce dernier mot est donc synonyme de sensibilité locale pervertie. — Ses symptômes sont toutes les sensations insolites, toutes les souffrances étranges, toutes les douleurs singulières et non franches, qui surviennent dans les nerfs sensitifs, lorsqu'ils sont engagés dans une cacophloxie : c'est de là que résultent les douleurs scorbutiques, strumeuses, dartreuses, syphilitiques, squirrheuses, par engorgement spécifique, et non par inflammation.

5ᵉ Ordre. *Cacoaristophosose.* Elle embrasse tous les états viciés et inflammatoires de l'Aristophos, de la sensibilité locale.— Sa cause la plus commune est une cacophlogose primitive, qui envahit les nerfs sensitifs, et qui leur fait partager sa perversion et son inflammation. Alors le cacophlox change l'aristophos en cacoaristophos, et le dénature et l'enflamme. — Ses symptômes sont les souffrances bizarres, les douleurs singulières, les cuissons extraordinaires, qui s'éveillent dans les phlegmasies spécifiques du scorbut, des dartres, de la gale, des scrophules, de la vérole, de la morve, du cancer ulcéré, de la gangrène, du charbon. L'aristophos est évidemment perverti et enflammé, dans le prurit galeux, dans la cuisson dartreuse, dans les démangeaisons intolérables de l'eczéma et du prurigo, dans les douleurs ostéocopes, dans les élancements cancéreux, dans l'ardeur térébrante du charbon.

6ᵉ Ordre. *Abaristophosie.* Il comprend tous les états morbides de la sensibité locale, marqués par l'absence temporaire ou par l'abolition définitive de l'Aristophos, dans une partie sensitive. — Souvent elle est consécutive à l'aphloxie ; mais elle est très-souvent primitive, et elle est produite directement par la

privation complète de l'*impondérable sensible*, et par l'annulation entière de son activité, dans un nerf ou sur une surface
sensitifs. Ainsi l'abaristophosie peut succéder à une ligature, à
une section, à une congestion sanguine, à une compression, à
l'application de l'opium, à l'emploi des caustiques. — Ses symptômes et ses effets divers sont : la cécité, la surdité, l'agustie,
l'anosmie, l'anesthésie, et les paralysies diverses, telles que l'hé-
miplégie, la paraplégie, l'impuissance génitale.

Conclusions sur les six ordres *aristophosopathiques*. —
1° Nous demanderons : existe-t-il une sensibilité locale, qu'on
interrompt par la section et la ligature, pratiquées à des degrés
divers de hauteur dans un nerf sensitif? Oui : donc l'Aristophos
existe comme fluide impondérable et réel. — 2° Les six modifications morbides que nous venons de rapporter à la sensibilité
locale, prouvent aussi la vérité des six ordres pathologiques de
l'aristophos local.

CHAPITRE XXII. *Conclusions générales sur la Pathologie.*

Nous avons basé la pathologie : 1° sur l'activité de trois foyers
fonctionnels, qui sont le *Pyrisme*, l'*Electrisme* et le *Lucisme* ;
et 2° sur l'activité fonctionnelle, mais locale, de trois agents *impondérables*, qui sont le *Phlox*, le *Phos* et l'*Aristophos*. Nous
ne tenons point du tout à ces néologismes, mais seulement aux
idées vraies et profitables, que ces expressions représentent. —
Le Pyrisme supporte, excite et nourrit l'Electrisme et le Lucisme, qui sont soumis, dans leur activité, à une intermittence
due à un besoin de repos et de réparation, après un temps
de dépense et d'épuisement ; tandis que l'activité fonctionnelle du Pyrisme est permanente, sous peine d'extinction et
de mort. — Le Phlox sert à faire du Phos et de l'Aristophos.
— L'Electrisme et le Lucisme sont dépendants et solidaires
du Pyrisme, dont ils partagent le plus souvent les états francs,
viciés, exaltés, affaiblis, annulés. De même le Phos et l'Aristophos, qui ne sont que les effets de la transformation et de la
subtilisation progressives du Phlox, partagent ordinairement
ses conditions morbides de surexcitation, d'inflammation, d'affaiblissement, de perversion, d'abolition. — Les *trois impondérables* et leurs *trois foyers sécréteurs* sont les agents primordiaux de la physiologie ; et ils sont les patients ou les dépositaires
principaux des maladies. Les pondérables, ou les gaz, les liquides et les solides, ne sont que passifs, ne s'affectent jamais que

secondairement, et sont toujours subordonnés aux impondérables, à leurs lois, à leur nature et à leur activité saine, ou viciées.
— 1° L'Impondérable *calorique*, dans son grand appareil encéphalospinal, produit la fonction primordiale du *Pyrisme*, ou de
la vitalité et de la chaleur générales ; mais, dans les viscères et
les tissus partiels, il cause la *Phloxie*, ou la vitalité locale. 2° Le
Phos, dans son grand appareil encéphalospinal, produit la fonction secondaire de l'*Electrisme*, ou de la motilité générale ; tandis que, dans les nerfs moteurs et les muscles, il cause la *Phosie*,
ou la motilité locale. 3° L'*Aristophos*, dans son grand appareil encéphalospinal, produit la fonction tertiaire du *Lucisme*,
ou de la sensibilité générale : tandis que, dans les nerfs et les
organes sensitifs, il cause l'*Aristophosie*, ou la sensibilité locale.
De plus, nous avons vu que le Pyrisme, l'Electrisme et le Lucisme étaient susceptibles de devenir malades : 1° par exaltation
sans fièvre ; 2° par exaltation avec fièvre ; 3° par affaiblissement ; 4° par perversion sans fièvre ; 5° par perversion avec
fièvre ; 6° par abolition. Et nous avons vu aussi que le Phlox,
le Phos et l'Aristophos, pouvaient s'affecter localement : 1° par
surexcitation sans inflammation ; 2° par surexcitation avec inflammation ; 3° par affaiblissement ; 4° par viciation sans inflammation ; 5° par viciation avec inflammation ; 6° par abolition.
Mais l'enchaînement physiologique, qui lie le Pyrisme à l'Electrisme et au Lucisme, et le Phlox au Phos et à l'Aristophos,
rend les trois foyers fonctionnels et les trois agents impondérables, solidaires et dépendants les uns des autres. C'est pourquoi la *remarque* suivante est si importante, qu'on peut la
considérer comme un *aphorisme capital*. « Il est bien rare
qu'un des *trente-six ordres pathologiques* existe seul, isolément, sans provoquer le soulèvement des autres ; presque toujours ils s'influencent et s'entraînent réciproquement et solidai-
rement, en raison de l'enchaînement des trois foyers fonctionnels
et des trois agents impondérables. » Il est donc bien important
de connaître les *Lois*, selon lesquelles la propagation des *Etats
morbides* s'opère le plus souvent. Nous allons établir un *cadre*,
où seront consignées et les provocations directes, sympathiques et
synergiques, et les provocations indirectes et de solidarité, des
états morbides des trois foyers fonctionnels, et des états morbides des trois agents impondérables. Ce cadre expose les complications les plus ordinaires des Etats morbides, sous les *formules suivantes :*

1° A l'hyperpyrisme correspondent l'hypérélectrisme, l'hyperlucisme, l'hyperphloxie.

2° A l'hyperphloxie correspondent l'hyperphosie, l'hyperaristophosie.

3° A la pyrexie correspondent l'électrexie, la lucexie, la phlogose.

4° A la phlogose correspondent la phosose, l'aristophosose.

5° A l'hypopyrisme correspondent l'hypoélectrisme, l'hypolucisme, l'hypophloxie.

6° A l'hypophloxie correspondent l'hypophosie, l'hypoaristophosie.

7° Au cacopyrisme correspondent le cacoélectrisme, le cacolucisme, la cacophloxie.

8° A la cacophloxie correspondent la cacophosie, la cacoaristophosie.

9° A la cacopyrexie correspondent la cacoélectrexie, la cacolucexie.

10° A la cacophlogose correspondent la cacophosose, la cacoaristophosose.

11° A l'apyrisme correspondent l'abélectrisme, l'alucisme, l'aphloxie.

12° A l'aphloxie correspondent l'aphosie, l'abaristophosie.

En n'admettant que nos *trente six ordres nosologiques* et leurs diverses complications, comme constitutifs de toutes les maladies possibles, nous avons détruit l'*Ontologie médicale*, qui individualisait et personnifiait des affections presque toujours complexes, sous les noms trompeurs d'hystérie, de chlorose, de phthisie, de scrophules, etc. En ne reconnaissant que des *Agents impondérables*, comme causes élémentaires dynamiques et chimiques de la physiologie et de la pathologie, nous avons à jamais renversé la *métaphysique* du Vitalisme. En établissant que les gaz, les humeurs et les solides ne sont que des instruments physiologiques secondaires, et ne sont jamais malades que *consécutivement*, parce que les *Impondérables* seuls ont le pouvoir incontestable de gazéifier, de liquéfier et de solidifier, nous avons écrasé le Gazisme, l'Humorisme et l'Organicisme, et nous avons édifié la prééminence de l'*Impondéralisme*. Cependant notre doctrine est assez sage, pour ne pas viser à un exclusivisme qui serait aussi ridicule que dangereux : aussi reconnaîtra-t-elle l'utilité et la nécessité de tenir compte de nos *Pondérables* constituants, dans le traitement des maladies ; mais pourtant en subordonnant toujours leurs exigences thérapeutiques à l'intérêt majeur de nos *trois Foyers fonctionnels* et de nos *trois Agents impondérables* : car tel est l'esprit et telle est la loi capitale de l'*Impondéralisme !* — Maintenant nous allons tirer, des principes précédemment établis, des conséquences théoriques avantageuses, j'oserai même dire, une révélation bien féconde pour la pratique. En effet, désormais l'*Impondéraliste*, ou le *Phloxien* (*), n'aura plus qu'à s'enquérir des états du Pyrisme, de l'Electrisme, du Lucisme, du Phlox, du Phos, de l'Aristophos ; et il n'y aura plus qu'à reconnaître les *ordres nosologiques* coexistants, et dont le concours et la complication constituent la maladie actuelle, la *pathie* présentement recherchée. Il n'y aura donc plus, d'une part, qu'à décider si le Pyrisme, si l'Electrisme, si le Lucisme, sont : 1° exaltés sans fièvre, 2° exaltés avec fièvre, 3° affaiblis, 4° viciés sans fièvre, 5° viciés avec fièvre, 6° abolis ; et il n'y aura plus, d'une autre part, qu'à décider si le Phlox, le Phos et l'Aristophos, sont : 1° exaltés sans inflammation, 2° exaltés avec inflammation, 3° affaiblis, 4° viciés sans inflammation, 5° viciés avec inflammation, 6° abolis. Or, les *symptômes* par lesquels nous avons caractérisé nos *trente-six ordres nosologiques*, indiqueront sûrement ceux de ces trente-six ordres qui coexisteront et qui se compliqueront actuellement, pour constituer la position pathologique du malade. Mais comme nous aurons, dans la thérapeutique, un cadre de trente-six méthodes curatives, qui correspondront *parallèlement* aux trente-six ordres nosologiques, et qui seront propres à les combattre individuellement, le praticien n'aura donc qu'à réunir et qu'à appliquer, *respectivement*, autant de *méthodes curatives* qu'il aura diagnostiqué d'*états morbides* coexistants. Cette révélation ne doit-elle pas rendre la thérapeutique rationnelle, facile, et plus heureuse que l'*Empirisme* des anciens et des modernes. Nous espérons que notre *Doctrine* sera une source d'inspirations, à la fois pour l'Etiologie, pour la Symptômatologie, pour la Séméiotique, pour le Diagnostic, pour le Pronostic, pour les Indications curatives, pour le choix même des Agents de la matière médicale et pour l'emploi des Méthodes thérapeutiques. — Nos lecteurs se seront aperçus que l'*Impondéralisme* n'a pas été l'esclave du *Dichotomisme* ; mais, qu'au contraire, il a admis, comme fondements de sa patholologie, six modes généraux et locaux d'affections. Ces six modes sont : 1° l'hypersthénisme sans fièvre et sans inflammation,

---

(*) *Phloxien* ou partisan du *Phlox*, qui est l'agent vivificateur et moteur de la Nature.

2° l'hypersthénisme avec fièvre et avec inflammation, 3° l'hyposthénisme, 4° le cacosthénisme sans fièvre et sans inflammation, 5° le cacosthénisme avec fièvre et avec inflammation , 6° l'anasthénisme. Nous avons donc encore reconnu le *spécificisme* pathologique ; et nous aurions pu définir les *maladies spécifiques*, celles qui sont causées par une collection d'Impondérables et de Pondérables homogènes ou hétérogènes , sains ou viciés , mais dont l'assemblage, la nature et l'activité produisent toujours sur l'économie des phénomènes morbides identiques.

CHAPITRE XXIII. — *Pharmacologie.*

La Pharmacologie , ou la matière médicale , traite des *Impondérables* et des *Pondérables* qu'on peut employer en maladie et dans un but curatif ; tandis que l'hygiène traite des Impondérables et des Pondérables qu'on emploie en santé et dans un but alimentaire, réparateur et préservatif. Pourtant on se sert aussi des substances de l'hygiène, en maladie et pour guérir : alors on doit donner à la méthode qui en explique l'usage , le nom de *Diététique*. Ainsi, on se nourrit et on se guérit au moyen d'Impondérables et de Pondérables alimentaires et médicamenteux. Les aliments et les médicaments se présentent à nous , sous les formes des substances animales, végétales et minérales. Toutes ces substances sont composées de *Phlox* , ou d'Impondérables actifs, et d'*Aphlox*, ou de Pondérables passifs. Le phlox médicinal, comme le phlox alimentaire et comme le phlox de la Nature universelle , est contenu dans les médicaments , sous ses trois formes primordiales de *Calorique*, d'*Electricité* et de *Lumière*. Et selon qu'un de ces principes y domine, il les rend plus propres à influencer, soit le Pyrisme et le Phlox vital, soit l'Electrisme et le Phos , soit le Lucisme et l'Aristophos. Voilà la *loi chimique* qui nous servira de base, pour classer les substances pharmaceutiques. On concevra donc que le Calorique, l'Electricité et la Lumière soient , par leurs prédominances exclusives , ou par leurs combinaisons diverses et leurs proportions variées, la triple source des *Propriétés médicamenteuses*. Les Gaz , les Liquides et les Solides , n'auront donc de force chimique, de vertus dynamiques, de puissance hygiénique et médicinale, qu'en raison composée, 1° des éléments *impondérables* et pondérables qui les constituent, et 2° de leurs principes *caloriques*, *électriques* et *lumineux* intégrants. — Comme tout, dans la Nature, n'est composé que d'Impondérables et de

Pondérables, il s'ensuit que les forces chimiques, vitales et physiologiques des animaux, peuvent s'alimenter et se guérir avec
les forces chimiques des substances hygiéniques et pharmaceutiques. La constitution et l'activité de notre organisme sont
donc identiques, homogènes, congénères avec tous les *éléments*
qui nous entourent : il ne s'agira , pour en tirer partie , que de
combiner ces derniers dans des proportions convenables de surabondance, d'insuffisance , de spécificité et d'absence ; et de les
harmoniser, dans leur application et dans leur assimilation, avec
les *indications* de nos états morbides. — De même que nous
avons établi une *échelle* de forces, pour les agents de l'hygiène,
selon l'abondance et l'énergie de leurs *Impondérables* intrinsèques ; de même nous pourrions en former une semblable, pour
les substances médicinales , selon les divers degrés de leur puissance, qu'ils ne doivent aussi qu'aux proportions de leur *Phlox*
intime. Ainsi : 1° l'eau fraîche , l'eau de gomme , de guimauve
et de lin, les solutions acidules, les décoctions d'orge et de
gruau , contiennent peu de phlox élémentaire, ou d'impondérables , comparativement à la grande quantité de leur aphlox ,
ou de leurs pondérables. 2° Les substances laxatives , telles que
la pulpe de tamarins , les pruneaux , la manne , l'huile de ricin,
les sels diurétiques et les sels minoratifs, possèdent déjà un peu
plus de phlox intégrant , et moins d'aphlox saturateur. 3° Les
amers, tels que la petite centaurée , le houblon , la gentiane,
renferment un phlox intrinsèque déjà plus condensé. 4° Le ca-
chou, la gomme kino, l'extrait de ratanhia , le quinquina , contiennent un phlox encore plus concentré. 5° Les excitants, tels que
la sauge, le romarin, le gayac, l'extrait de salsepareille , tous les
aromatiques, les alcooliques, les diffusibles éthérés et ammoniacaux, possèdent évidemment bien plus de phlox , tandis qu'ils
ont comparativement bien moins d'aphlox. 6° Les rubéfiants ,
les vésicants et les caustiques , rougissent les tissus , font des
ampoules et des escarres. Ils ont tant de phlox élémentaire, qu'ils
ont la *force potentielle* du feu , du cautère brûlant dit actuel.
Ainsi les caustiques, tels que le nitrate d'argent, le beurre d'an-
timoine, les acides purs , l'eau bouillante, ne brûlent , ne consument et ne détruisent les tissus , que parce qu'ils ne sont
réellement que du *Phlox universel*, solidifié ou liquéfié , que
parce qu'ils ne sont que des *Impondérables* concentrés, et con-
solidés ou fluidifiés avec très-peu d'*aphlox*, ou de pondérables.
Aussi, que fait la chimie dans la préparation des médicaments ?
Elle ne fait, d'une part, qu'extraire tout leur phlox constitutionnel, tous leurs impondérables intrinsèques ; et, d'une autre part,

que réduire leur aphlox, que concentrer de plus en plus leurs pondérables. Aussi ces derniers ne sont-ils que des résidus passifs, que des précipités de plus en plus inertes, qui se présentent sous les formes diverses de la gomme, de la fécule, du ligneux, du charbon, des cendres et des terres. Mais les médicaments chargés d'impondérables, par le dépouillement et le rejet de leur aphlox, s'offrent à nous sous les formes successivement plus actives et plus chaudes du gluten, de l'extractif, du tannin, des extraits aromatiques, des résines, des baumes, des alcoolats, des essences, des acides nitrique, sulfurique, etc. Nous conclurons donc qu'il existe une force unique, pour tous les médicaments ; de même que nous avons déjà déduit qu'il y avait *identité* dans la force ignée universelle, dans la force vitale de la physiologie, dans la puissance alimentaire des agents hygiéniques, dans la force réactive qui préside aux mouvements pathologiques, dans les vertus médicinales et dans les agents thérapeutiques. L'art du médecin consiste à bien diriger cette force universelle du *Phlox*, pour la conservation de la santé et pour la guérison des maladies.

CHAPITRE XXIV. — *Des propriétés et des modes d'action des médicaments.*

Les propriétés *dynamiques* ou virtuelles des médicaments, dépendent : 1° de la quantité de Phlox universel qu'ils possèdent ; et 2° de la prédominance de sa nature, qui est, ou plus *calorique*, ou plus *électrique*, ou plus *lumineuse*. Les substances plus saturées de calorique agissent surtout sur le Pyrisme et sur le Phlox ; celles qui sont plus pénétrées d'électricité agissent surtout sur l'Electrisme et sur le Phos ; et celles qui sont plus imbues de lumière agissent surtout sur le Lucisme et sur l'Aristophos. Voilà ce qui constitue la force ou l'action médicinale proprement dite, qui repose uniquement sur l'activité élémentaire des Impondérables. — Mais les médicaments les plus chargés d'Aphlox ou de Pondérables, ont aussi la propriété d'influencer, indirectement et *mécaniquement*, nos trois Foyers fonctionnels et nos trois Agents impondérables, en refoulant ces fluides, soit sur leurs sources générales, soit sur les points morbides de leur activité locale. — Il faudra donc tenir compte, à la fois, de ces deux sortes de propriétés *dynamiques* et *mécaniques :* car c'est en les opposant, avec opportunité et proportions, aux lois dynamiques et mécaniques de l'organisme, qu'on retirera du bénéfice de toute médicamentation.

Comme les agents de l'hygiène, les substances médicinales agissent de deux manières : 1° par obstacle, *impression* ou stimulation ; et 2° par absorption, *dissolution* ou assimilation. — Le *contact*, ou l'impression des agents pharmaceutiques agit sur la surface cutanée, sur les membranes internes, sur les nerfs moteurs, sur les nerfs sensitifs, et il agit aussi, par l'intermédiaire de ces organes, 1° sur le Pyrisme, 2° sur l'Electrisme, 3° sur le Lucisme. — Par leur *dissolution générale*, les médicaments absorbables et assimilables agissent : 1° sur les fonctions centrales du Pyrisme, de l'Electrisme, du Lucisme ; et 2° sur les activités locales du Phlox, du Phos, de l'Aristophos. — Les remèdes *impressionnants* peuvent s'appeler des remèdes *locaux*, parce que leur principal effet est une stimulation locale. Les remèdes *solubles* peuvent s'appeler des remèdes *généraux*, parce que leur effet est une modification générale d'une de nos trois grandes fonctions. Cependant il est des médicaments locaux qui peuvent agir, à la fois, par stimulation impressionnante et par absorption locale et générale. Et il est des médicaments généraux qui peuvent agir aussi, à la fois, par une absorption générale et par une stimulation locale. Il faudra donc, dans l'emploi des uns et des autres, tenir compte de cette double propriété.

Les *médicaments locaux*, soit qu'ils agissent seulement par impression et stimulation, soit qu'ils agissent encore par absorption et assimilation, exercent quatre sortes de modifications médicinales. 1° Ou ils sont *Raréfiants* ; 2° ou ils sont *Equilibrants* ; 3° ou ils sont *Concentrants* ; 4° ou ils sont Spécifiques ou *Purifiants*. — 1° Les médicaments locaux *Raréfiants* sont ceux qui amollissent, ouvrent les pores, relâchent les tissus, et laissent évaporer et dépenser une grande somme d'impondérables physiologiques. Cela tient à ce qu'ils contiennent eux-mêmes peu de Phlox intime, peu d'impondérables intrinsèques. Tels sont les topiques, les onctions, les fomentations, les bains, de nature mucilagineuse et émoliente. Ces moyens saturent, absorbent et neutralisent le Calorique vital et local, dilatent les pores des organes, et laissent exhaler trop librement et en surabondance nos Impondérables fonctionnels. Par là ils débilitent localement et généralement. Par l'explication de cet effet à la fois médicinal et mécanique, on comprendra que l'application des *sangsues* et des ventouses scarifiées déterminerait un affaiblissement encore plus marqué ; puisque le dégorgement considérable de pondérables sanguins et lymphiques qui en résulterait, produirait un plus grand vide, par où le Calorique vital, le Phos et l'Aristophos s'exhaleraient et se dépenseraient plus profusément. — 2° Les agents locaux *Equilibrants* sont ceux qui ne sont, ni trop raréfiants, ni trop concentrants, mais convenables : ils sont donc *diététiques* ou hygiéniques, c'est-à-dire, employés comme moyens de conservation de la santé et de préservation des maladies. Tels sont : l'air ambiant, l'habitation, les vêtements, les cosmétiques, et tous les excitants ordinaires, qui nourrissent, entretiennent et pondèrent convenablement les activités locales de nos trois agents impondérables. — 3° Les *Concentrants* locaux sont les liniments fortifiants et stimulants, qui accumulent, condensent, refoulent, font réagir fortement, et tendent nos trois impondérables. Tels sont les toniques, les excitants, les révulsifs, et tous les médicaments fortement imprégnés de Phlox universel. — 4° Les spécifiques, ou *Purifiants* locaux, sont les médicaments qui possèdent des éléments particuliers, dus à une combinaison spéciale du Phlox et de l'Aphlox; ce qui leur donne une propriété assainissante, récorporative et régénérative, sur les parties viscérales viciées et dénaturées.

Les *médicaments généraux*, quand ils agissent par impression et stimulation, sur les activités locales de nos trois agents impondérables, produisent les mêmes effets que les médicaments locaux, et sont, comme eux, ou *Raréfiants*, ou Equilibrants, ou Concentrants, ou Spécifiques, par rapport aux parties locales qu'ils influencent. Mais, envisagés au point de vue de leur absorbabilité, de leur *solubilité*, de leur assimilation, les médicaments généraux sont aussi : 1° ou Raréfiants, 2° ou Equilibrants, 3° ou Concentrants, 4° ou Spécifiques et Purifiants, soit du Pyrisme, soit de l'Electrisme, soit du Lucisme. — 1° Les médicaments généraux *Raréfiants* sont ceux qui possèdent le moins d'impondérables intrinsèques, sont ceux qui contiennent, au contraire, le plus de pondérables solubles et assimilables. Tels sont les émolliens et les tempérants. Aussi en saturant trop les trois foyers centraux, ils neutralisent leur énergie, et ils *affaiblissent* leurs fonctions. On comprend que les *saignées* produiraient un effet encore bien plus marqué et bien plus prompt que les débilitants, car, en faisant un large vide dans les vaisseaux, non seulement les saignées priveraient le Pyrisme de ses aliments les plus nutritifs et les plus réparateurs, qui sont le sang, et ses impondérables, et son oxigène intégrants ; mais encore, en offrant moins de résistance aux expansions du calorique artérialisant, veinosatisant et lymphatisant, les saignées laisseraient l'agent vital s'exhaler trop librement et trop profusément par les plexus, par les nerfs et par les membranes des artères, des veines et des lymphatiques. 2° Les *Equilibrants* généraux sont

les excitants ordinaires et hygiéniques de la vie , qui, tels que
l'air, les aliments, les boissons, nourrissent, entretiennent , activent, pondèrent convenablement nos trois foyers fonctionnels, et maintiennent la santé. — 3° Les médicaments généraux
Concentrants sont ceux qui possèdent beaucoup d'impondérables solubles et assimilables , sont ceux qui contiennent le
moins de pondérables élémentaires. Tels sont les toniques , les
excitants et les diffusibles. Aussi, par l'accumulation, la condensation et la décomposition de leurs propres impondérables dans
nos trois foyers fonctionnels , ils surexcitent plus ou moins vivement ces derniers, et les font réagir proportionnellement à l'activité médicinale et dynamique qu'ils leur infusent. — 4° Les
médicaments généraux Spécifiques ou *Purifiants*, sont dus à une
nature et à une combinaison particulières de leurs impondérables intégrants. Tels sont le soufre , le mercure , l'iode , l'arsenic , etc. Voilà ce qui leur imprime la propriété générale, par
leur dissolution et leur décomposition dans nos foyers fonctionnels, de les assainir, de les reconstituer et de les régénérer.
— Mais, dans toutes les opérations produites par les médicaments locaux *impressionnants*, et par les médicaments généraux
solubles , il n'y a pas que nos trois Foyers fonctionnels , et que
nos trois Impondérables physiologiques , d'influencés ; car les
Gaz, les Humeurs et les Solides, le sont aussi. Mais il faut bien
se pénétrer que ces derniers éléments pondérables et passifs de
notre organisme, ne sont jamais modifiés que *secondairement
et consécutivement :* aussi tel est l'esprit de l'*Impondéralisme.*

CHAPITRE XXV. — *De l'action spéciale des médicaments.*

Nous avons établi que les moyens *diététiques* et médicinaux
ne pouvaient agir sur l'organisme que par leurs impondérables
et leurs pondérables. Ce sont leurs impondérables qui leur impriment leurs forces dynamiques ; et ce sont leurs pondérables
qui déterminent leur influence mécanique. C'est pourquoi les
médicaments agissent de deux manières : 1° par stimulation , et
2° par absorption. Voilà ce qui produit leurs quatre sortes d'o-
pérations : 1° ou de *raréfaction*, 2° ou d'*équilibration*, 3° ou de
concentration , 4° ou de *spécificité.* Mais , dans tous les cas,
quand les principes solubles des médicaments sont absorbés et
assimilés, ils se transforment en Impondérables et en Pondérables constitutifs de notre économie, et peuvent devenir, ou physiologiques , ou pathologiques , ou thérapeutiques , selon qu'ils

réparent, désordonnent, ou régularisent nos trois Foyers et nos trois Agents fonctionnels. Une partie de ces effets résulte du Phlox médicinal assimilé, dont les trois formes primordiales, ignée, électrique et lumineuse, se changent en nous, soit en Calorique vital, soit en Phos moteur, soit en Aristophos sensible. L'autre partie de ces effets résulte de l'Aphlox médicinal absorbé, dont les pondérables se changent en gaz, en liquides et en solides divers. Ainsi les médicaments influencent nos foyers et nos agents fonctionnels, par leurs impondérables et par leurs pondérables assimilés, et par leur action directe, stimulatrice et renforçante. Mais nous avons dit qu'ils agissaient aussi par une action mécanique et indirecte, c'est-à-dire, par la résistance que leurs impondérables et que leurs pondérables absorbés et non toujours assimilés, pouvaient opposer à l'activité de nos trois foyers et de nos trois agents fonctionnels. On comprendra donc qu'il doit résulter, de la lutte de nos forces physiologicopathologiques contre les forces pharmacodynamiques, des mouvements mixtes ou physiologicomédicinaux, qui surgissent de cette lutte et des efforts de saturation, de coction, de résolution et d'élimination qu'elle engendre nécessairement. Alors les effets de la lutte physiologicomédicinale sont aussi variés que les médicaments, et proviennent de leurs retentissements divers, soit sur le Pyrisme, soit sur l'Electrisme, soit sur le Lucisme, soit sur le Phlox, soit sur le Phos, soit sur l'Aristophos, soit même sur les différents *débouchés* vitaux et animaux. Ce sont les effets variés de l'activité physiologique et de l'activité médicinale, combinées et réciproquement réactives, qui ont inspiré l'idée de la puissance *spéciale* des médicaments. Mais cette puissance spéciale n'est ordinairement que leur manifestation dernière, à la suite des mouvements physiologicopathologiques et de l'impulsion éliminatrice de nos agents fonctionnels. Ainsi, quand la réaction de l'organisme contre l'activité médicinale a influencé surtout l'encéphalisation ou l'expansion cérébrale du calorique vital, on a dit que les médicaments étaient *céphaliques*. Quand la pulmonisation a été surtout modifiée, les remèdes ont été appelés *expectorants*. Quand l'épigastrisation a été surtout contractée, les médicaments ont été nommés *stomachiques*, lorsque l'effet a été léger ; et ils ont été réputés *vomitifs*, lorsque l'effet a été plus violent. Quand l'hypogastrisation a été surtout excitée, on a donné aux substances médicinales la dénomination de *carminatifs*, lorsque les gaz étaient expulsés ; et celle de *purgatifs*, lorsque les liquides et les solides étaient énergiquement évacués. Enfin, selon que la réaction vitale , contre l'activité médicinale , se portait surtout , ou sur les glandes salivaires, ou sur la pituitaire, ou sur le plexus rénal, ou sur le plexus hépatique, ou sur les glandes séminales, ou sur le débouché du calorique dermatisant, on a attribué aux médicaments les *vertus spéciales* , dites *sialagogue* , *sternutatoire*, *diurétique* , *cholagogue*, *aphrodisiaque* , *sudorifique*. Mais tous ces effets divers sont loin de s'opérer par une *spécificité* uniquement médicinale , et par une *spécialité* de prédestination dynamique. Car ces effets varient autant que les causes morbifiques, que les engorgements et les phlogoses, que les mouvements pathologiques, que les coctions , les réactions et les crises individuelles. Et bien plus , nous dirons que nos trois foyers et nos trois agents fonctionnels, sans le concours d'aucuns médicaments, et par les seuls effets des causes morbifiques et des réactions pathologiques , produisent toutes ces prétendues activités *spéciales* des remèdes. En effet , combien de fois les malades ne délirent-ils pas, sans *céphaliques* ; ne toussent et ne crachent-ils pas, sans *expectorants* ; ne vomissent-ils pas , sans *émétiques* ; n'ont-ils pas des selles surabondantes, sans *purgatifs* ; ne rendent-ils pas des flatuosités fréquentes, sans *carminatifs* ; ne salivent-ils pas , sans *sialagogues* ; n'urinent-ils pas copieusement, sans *diurétiques* ; n'évacuent-ils pas de la bile, sans *cholagogues* ; ne suent-ils pas profusément , sans *diaphorétiques* ; n'ont-ils pas des érections, sans *aphrodisiaques* ; ne sont-ils pas affectés de convulsions, sans *strychnine* ; ne sont-ils pas plongés dans la stupeur et le coma, sans *opium* ; etc.? Si donc tous ces effets divers résultent de la variété des réactions et des crises de la vie et de nos fonctions, contre les *états* pathologiques constitutifs des maladies, croyez que la plupart des médicaments n'en provoquent des semblables : 1° ou que par le concours d'assimilation et de force directe qu'ils impriment à nos foyers et à nos agents physiologiques ; 2° ou que par la résistance plus grande que la difficulté de leur coction et de leur élimination leur oppose en surcroit des résistances morbides à combattre. Voilà la double cause qui augmente les mouvements pathologiques , et qui fait tant varier les synergies, les transports internes du calorique vital, et les crises résolutives et évacuantes. L'action des remèdes spéciaux est donc fondée sur les modes divers des réactions et des dépenses de la vie ; et ces réactions et ces dépenses varient autant que la combinaison des obstacles morbides, ajoutée à la combinaison des obstacles médicinaux. On adoptera facilement nos explications , quand on se rappellera que c'est par les mêmes dynamisme et mécanisme , qu'agissent les causes morbides et que se conduisent nos maladies. Ainsi la frayeur débilite et congestionne ; la colère tonifie et surexcite ; la gaîté dilate et fait évaporer ; bien des phlogoses différentes font vomir. Le froid fait éternuer, saliver, tousser, expectorer et copieusement uriner ; et la réaction, qu'un refroidissement provoque sur le débouché dermatisant, occasionne des sueurs abondantes.

CHAPITRE XXVI. — *Énumération des principaux médicaments, dits Raréfiants, Equilibrants, Concentrants, Purifiants et Spéciaux.*

1° Les *Raréfiants* sont : les saignées , les sangsues , les ventouses scarifiées et sèches , la gomme , la guimauve , le lin , les fécules, les semences froides, l'orange, l'huile grasse, le beurre , la cire , tous les rafraîchissants , tous les délayants et les tisanes, les potions , les injections , les bains , les cataplasmes , les onctions , etc. , pratiqués avec les substances émollientes. Ces moyens neutralisent nos Impondérables , en laissent évaporer beaucoup, et affaiblissent nos fonctions; consécutivement ils diminuent les gaz, clarifient les liquides et relâchent les solides. — 2° Les *Equilibrants* sont : les principes albumineux , féculents, gélatineux , fibrineux des aliments , les légumes , les viandes faites , les boissons , l'air atmosphérique, les vêtements et tout ce qui nous stimule , nous nourrit , nous répare et nous conserve convenablement. — 3° Les *Concentrants* sont : les laxatifs , les toniques , les astringents , les stimulants aromatiques , les vomitifs , les purgatifs , les principes âcres des narcotiques , les sudorifiques , les diffusibles , les rubéfiants , les vésicants , les caustiques. Tous refoulent , accumulent et condensent nos Impondérables ; tous excitent et font réagir nos foyers fonctionnels , mais à divers degrés. Les *Controstimulants* ne sont , pour la plupart, que des concentrants très-énergiques, qui n'agissent que par révulsion sur un point de l'économie, afin d'y attirer la réaction du dynamisme vital , et de dégager , par là , un autre point morbide qui souffre de sa trop grande tension. Ces controstimulants débilitent aussi par l'immense spoliation de liquides qu'ils opèrent quelquefois ; mais on ne doit pas oublier que dans la généralité des cas , les controstimulants n'affaiblissent qu'*indirectement* ; et qu'ils dépriment le plus souvent les forces vitales , en minant la *Calorification* , et en épuisant son agent calorique. — 4° Les *Purifiants* , ou Spécifiques, qui doivent leur propriété à la nature et à la combinaison

singulière de leurs éléments, sont assainissants et régénérateurs ;
parce qu'ils élaborent, fondent, consument et éliminent les diverses altérations, soit du Pyrisme, soit de l'Electrisme, soit du
Lucisme, soit du Phlox , soit du Phos , soit de l'Aristophos.
Par eux, les gaz , les liquides et les solides sont aussi reconsti-
tués, mais consécutivement. Les principaux Purifiants sont :
l'air pur, un régime sain, l'exercice , le petit lait, les acidules,
la limonade sulfurique, le vinaigre, les laxatifs salins, la quinine,
les vomitifs, les purgatifs, les antiscorbutiques , les dépuratifs,
les diurétiques, les sudorifiques, les bains de vapeurs, les diffusibles, le soufre, le mercure, l'iode et l'arsenic. — 5° Les médicaments *Spéciaux* agissent sur nos trois Foyers fonctionnels et
sur nos trois Impondérables, de manière à provoquer des réactions locales et des modifications particulières, assez constantes
après leur administration. Quoiqu'ils soient la plupart des *concentrants*, cependant il en est parmi eux qui sont *raréfiants,
équilibrants* et *purifiants*. La viande, le vin, les toniques fixes,
le fer, agissent surtout sur le Pyrisme. L'alcool, les aromatiques,
la strychnine, opèrent surtout sur l'Electrisme. Les éthers,
les essences, le phosphore , influencent surtout le Lucisme.
L'albumine convient aux nerfs, la fibrine aux muscles, la gélatine aux membranes vasculaires et séreuses, la matière minérale
aux os et à l'épiderme. Parmi les stimulants spéciaux de la vie
animale, le romarin et la sauge avivent les sens ; le café stimule
la pensée ; les spiritueux remontent le moral ; la mélisse fortifie
la mémoire ; le vin renforce la voix ; l'arnica et la brucine activent la locomotion ; les poissons, le poivre, la moutarde , les
truffes et les cantharides , agacent les organes génitaux. Si la
mandragore inspire la tristesse, la haîne et la colère, c'est parce
qu'elle concentre trop le phlox encéphalisant, et qu'elle com-
prime le sensorium. Si les vins inspirent la gaîté, c'est parce qu'ils
favorisent l'expansion du calorique vital par les plexus cardiaques, parce qu'ils activent le fluide sensorial, et parce qu'ils
facilitent l'expansion du Phos par son débouché vocal. Les
Emménagogues, tels que la rue et la sabine, doivent leurs effets
au mode de coction et à la nature de leurs impondérables, qui
sont surtout irradiés par les plexus utérins et génitaux ; voilà
ce qui les rend ménorrhagiques et aphrodisiaques. Les anthel-
mintiques agissent par leurs impondérables très-concentrants
pour nous , mais toxiques pour les vers. Les narcotiques sont
composés de deux principes fort contraires : 1° d'un phlox âcre
qui les rend très-irritants ; et 2° d'un aphlox très-condensé,
brûlé et fort réduit. C'est cet aphlox *antilumineux* qui sature,

neutralise et annulle notre fluide sensible ou l'Aristophos. Les
vésicants et les caustiques sont formés, au contraire, d'un phlox
excessivement condensé et ardent : voilà pourquoi les vésicants
échauffent et rougissent , et pourquoi les caustiques consument
et dévorent. — Bien souvent on retire des effets surprenants de
la médecine morale, des bons procédés et des paroles conso-
lantes. C'est parce qu'il se détache du sensorium du médecin et
des consolateurs , des impondérables idéeux , moteurs et sensibles, qui vont pénétrer, activer et remonter le Pyrisme, l'Electrisme et le Lucisme des malades. C'est par la même raison
qu'on a vu d'odieux traitements, des contrariétés indignes et des
paroles imprudentes, causer et aggraver des maladies, et même
tuer des personnes débiles et trop sensibles.

CHAPITRE XXVII. — *Classification de la matière médicale.*

Jusqu'ici nous avons parlé des propriétés des médicaments,
ainsi que de leurs actions dynamiques et mécaniques, sur l'activité générale de nos trois Foyers fonctionels, et sur l'activité
locale de nos trois Agents impondérables. Nous avons vu que les
propriétés et les actions médicamenteuses , par rapport à ces
foyers fonctionnels et à ces impondérables, se réduisaient à produire des effets : 1° ou *raréfiants*, 2° ou *équilibrants*, 3° ou
concentrants, 4° ou *spécifiquement purifiants*, 5° ou *spéciaux*.
Nous aurions donc pu diviser d'abord les médicaments en généraux et en locaux , selon qu'ils agissent sur les trois foyers
fonctionnels ou sur les trois impondérables ; et nous aurions pu
ensuite les classer en Raréfiants, en Equilibrants, en Concentrants, en Purifiants et en Spéciaux. Mais cette classification
aurait été aussi imparfaite que celles qui ont régné jusqu'aujour-
d'hui dans la science , et qu'on a basées sur les pondérables,
surtout sur les humeurs et les solides. Pour nous, sans doute
nous fonderons la classification, principalement sur la *nature* et
les proportions intégrantes des *Impondérables* ; mais en même
temps nous l'appuierons sur la pathologie : c'est-à-dire ,
nous tiendrons compte encore du pouvoir que les catégories des
médicaments ont de modifier plus particulièrement un des *états
morbides*, soit du Pyrisme, soit de l'Electrisme , soit du Lucisme , soit du Phlox , soit du Phos , soit de l'Aristophos.
Quant aux gaz, aux liquides et aux solides, qui partagent les
trente-six états morbides, j'ai déclaré qu'ils n'étaient jamais
affectés que secondairement , et je répète que les médicaments

ne les réintègrent que consécutivement à la régularisation de nos Impondérables. — Ainsi notre *classification* sera fondée, à la fois, sur la chimie physiologique et sur la pathologie : toute autre base me paraîtrait aussi fragile qu'arbitraire.

Cadre Pharmacologique.

1ʳᵉ CLASSE. Médicaments pyriques, ou de la chaleur générale.

    1.   1ᵉʳ ORDRE. Hypopyrisants.
    2.   2ᵉ   —   Antipyrétiques.
    3.   3ᵉ   —   Hyperpyrisants.
    4.   4ᵉ   —   Anticacopyriques.
    5.   5ᵒ   —   Anticacopyrétiques.
    6.   6ᵉ   —   Antiapyriques.

2ᵉ CLASSE. Médicaments phloxiques, ou de la chaleur locale.

    7.   1ᵉʳ ORDRE. Hypophloxants.
    8.   2ᵉ   —   Antiphlogosiques.
    9.   3ᵉ   —   Hyperphloxants.
  10.   4ᵉ   —   Anticacophloxiques.
  11.   5ᵉ   —   Anticacophlogosiques.
  12.   6ᵉ   —   Antiaphloxiques.

3ᵉ CLASSE. Médicaments électriques, ou de la motilité générale.

  13.   1ᵉʳ ORDRE. Hypoélectrisants.
  14.   2ᵉ   —   Antiélectrétiques.
  15.   3ᵉ   —   Hyperélectrisants.
  16.   4ᵉ   —   Anticacoélectriques.
  17.   5ᵉ   —   Anticacoélectrétiques.
  18.   6ᵉ   —   Antiabélectriques.

4ᵉ CLASSE. Médicaments phosiques, ou de la motilité locale.

  19.   1ᵉʳ ORDRE. Hypophoants.
  20.   2ᵉ   —   Antiphososiques.
  21.   3ᵉ   —   Hyperphosants.
  22.   4ᵉ   —   Anticacophosiques.
  23.   5ᵉ   —   Anticacophososiques.
  24.   6ᵉ   —   Antiaphosiques.

5ᵉ CLASSE. Médicaments luciques, ou de la sensibilité générale.

25. 1ᵉʳ ORDRE. Hypolucisants.
26. 2ᵉ   —   Antilucétiques.
27. 3ᵉ   —   Hyperlucisants.
28. 4ᵉ   —   Anticacoluciques.
29. 5ᵉ   —   Anticacolucétiques.
30. 6ᵉ   —   Antialuciques.

6ᵉ CLASSE. Médicaments aristophosiques, ou de la sensibilité locale.

31. 1ᵉʳ ORDRE. Hypoaristophosants.
32. 2ᵉ   —   Antiaristophososiques.
33. 3ᵉ   —   Hyperaristophosants.
34. 4ᵉ   —   Anticacoaristophosiques.
35. 5ᵉ   —   Anticacoaristophososiques.
36. 6ᵉ   —   Antiabaristophosiques.

Ce cadre montre que les trente-six divisions pharmacologiques concordent directement avec les trente-six divisions du cadre nosologique. Mais comment en serait-il autrement ? puisqu'il ne peut exister, par rapport à nos trois foyers fonctionnels et à nos trois agents impondérables, d'autres substances médicamenteuses, que celles qui sont susceptibles : 1° soit de les affaiblir, 2° soit de les défiévrer et de les désenflammer, 3° soit de les fortifier, 4° soit de les purifier sans fièvre et sans inflammation, 5° soit de les purifier avec fièvre et avec inflammation, 6° soit de les ressusciter quand ils sont abolis. Toute substance qui ne peut pas produire une de ces six modifications curatives, n'est pas *médicinale* ; elle est inerte et inutile, ou toxique et nuisible.

CHAPITRE XXVIII. — *Explication des trente-six divisions pharmacologiques.*

1ʳᵉ CLASSE. Les médicaments *Pyriques* sont ceux qui, par leur absorption, agissent surtout sur le Pyrisme, sur la calorification vitale, sur la fonction qui sécrète la chaleur générale. Ils doivent leurs propriétés à leurs éléments, qui sont : ou hétérogénéiquement anticaloriques, ou homogénéiquement caloriques, ou spécifiquement caloriques. Voilà ce qui les rend propres à produire leurs six modifications pharmaceutiques. — 1ᵉʳ Ordre. Les *Hypopyrisants* affaiblissent le Pyrisme, parce qu'ils contiennent peu de calorique intime : comme l'eau fraîche, l'eau de gomme, de guimauve, de lin, la limonade, etc. — 2ᵉ Ordre. Les *Antipyrétiques* affaiblissent beaucoup plus, et font cesser la pyrexie. Ce sont les saignées générales, les sangsues et les ventouses scarifiées, les bains tièdes, etc. — 3ᵉ Ordre. Les *Hyperpyrisants* fortifient la calorification vitale, et remontent toute l'économie. Ce sont les analeptiques, les toniques, les aromatiques, les alcooliques : ils doivent leurs propriétés à l'abondance de leur calorique intégrant. — 4ᵉ Ordre. Les *Anticacopyriques* purifient spécifiquement la calorification, quand elle est altérée et sans fièvre. Tels sont les dépuratifs amers, les antiscorbutiques, les sulfureux, les iodiques, etc. — 5ᵉ Ordre. Les *Anticacopyrétiques* purifient spécifiquement, et normalisent la calorification à la fois viciée et fébrile. Ils résultent de la combinaison prudente des ordres 2 et 4, c'est-à-dire, de la réunion des moyens antipyrétiques et anticacopyriques. — 6ᵉ Ordre. Les *Antiapyriques* ressuscitent le Pyrisme suspendu ou aboli. Tels sont les alcooliques, les huiles volatiles, les ammoniacaux, qui sont tant saturés de calorique.

2ᵉ Classe. Les médicaments *Phloxiques* sont ceux qui, par leur application, agissent surtout sur la vitalité ou la caloricité locale. Ils doivent aussi leurs propriétés à leurs éléments, qui sont : ou hétérogéniquement anticaloriques, ou homogéniquement caloriques, ou spécifiquement caloriques. Voilà ce qui les rend propres à produire leurs six modifications pharmaceutiques. — 1ᵉʳ Ordre. Les *Hypophloxants* affaiblissent la chaleur locale, en la saturant et en l'absorbant, parce qu'ils contiennent très-peu de phlox et beaucoup trop d'aphlox : comme les embrocations mucilagineuses et huileuses, les cataplasmes de farine de lin, et toutes les applications émollientes. — 2ᵉ Ordre. Les *Antiphlogosiques* sont des désenflammants locaux d'une grande puissance : 1° parce qu'ils saturent abondamment le calorique local, comme le font l'eau fraîche, la décoction des plantes froides et des racines mucilagineuses ; et 2° parce qu'ils font dépenser largement le calorique local, et qu'ils enlèvent les obstacles et les engorgements phlegmasiques : comme le font les émissions sanguines par les sangsues et les ventouses scarifiées, comme le font les fumigations adoucissantes, les topiques émollients, les bains tièdes, les corps gras et les huiles. — 3ᵉ Ordre. Les *Hyperphloxants* fortifient la vitalité locale, par l'excès de leur phlox intrinsèque concentrant et contractant. Tels sont les toniques fixes, les astringents et les excitants locaux. Cependant les astringents stimulent aussi par leur aphlox,

en ce qu'il oppose une résistance mécanique trop refoulante,
aux impondérables partiels des viscères. 4ᵉ Ordre. Les *Anticacophloxiques* sont des *Purifiants* du phlox local, parce qu'ils
contiennent un phlox énergique et spécifique. Tels sont les antiscorbutiques, le quinquina, le soufre, le styrax, l'iode, le mercure, etc. — 5ᵉ Ordre. Les *Anticacophlogosiques* désenflamment et purifient spécifiquement la caloricité locale, à la fois
phlogosée et viciée. Ils résultent de la combinaison des ordres
2 et 4, c'est-à-dire, de la réunion des Antiphlogosiques et des
Anticacophloxiques. — 6ᵉ Ordre. Les *Antiaphloxiques* sont
des ressuscitants du phlox local, de la caloricité viscérale; ce
que l'on doit attribuer à l'excessive abondance de leur phlox
très-concentré. Tels sont les urticants, les onguents stimulants,
la flamme à petites dimensions, le calorique, les rubéfiants, les
vésicants, les caustiques.

3ᵉ CLASSE. Les médicaments *Electriques* sont ceux qui, par
leur absorption, agissent surtout sur l'*Electrisme*, sur la motilité générale, sur la fonction qui sécrète l'impondérable moteur.
Ils doivent leurs propriétés à leurs éléments, qui sont : ou hétérogénéiquement antiélectriques, ou homogénéiquement électriques, ou spécifiquement électriques. Voilà ce qui les rend
propres à produire leurs six modifications pharmaceutiques. —
1ᵉʳ Ordre. Les *Hypoélectrisants* affaiblissent l'Electrisme ;
parce qu'ils contiennent peu d'électricité intrinsèque, et beaucoup d'aphlox antiélectrique, tels sont les pondérables de l'assa
fœtida, du musc, de la valériane, etc. — 2ᵉ Ordre. Les *Antiélectrétiques* affaiblissent beaucoup plus l'Electrisme et font
cesser son état fébrile. Ils se composent des Antipyrétiques unis
aux Hypoélectrisants. — 3ᵉ Ordre. Les *Hyperélectrisants* fortifient l'Electrisme, surexcitent la fonction locomotrice; parce
qu'ils possèdent intrinsèquement beaucoup d'impondérables électriques. Tels sont la noix vomique, la brucine et la strychnine.
— 4ᵉ Ordre. Les *Anticacoélectriques* purifient spécifiquement
l'Electrisme, quand il est altéré et sans fièvre. Tels sont les dépuratifs aromatiques, les diffusibles, et les ammoniacaux unis
aux laxatifs, aux vomitifs, aux purgatifs, etc. — 5ᵉ Ordre. Les
Anticacoélectrétiques tendent à normaliser et à purifier spécifiquement l'Electrisme, quand il est à la fois fébrile et vicié. Ils
résultent de la combinaison prudente des Antipyrétiques et des
Anticacoélectriques. — 6ᵉ Ordre. Les *Antiabélectriques* ressuscitent l'Electrisme suspendu ou aboli, par l'effet de l'abondance
et de l'énergie de leurs impondérables intrinsèques et élec-

19

triques. Ce sont les alcooliques et les aromatiques, réunis à la brucine et à la strychnine.

4ᵉ CLASSE. Les médicaments *Phosiques* sont ceux qui, par leur application, agissent surtout sur la motilité locale. On doit attribuer leurs propriétés à leurs éléments, qui sont : ou hétérogénéiquement antiélectriques, ou homogénéiquement électriques, ou spécifiquement électriques. Voilà ce qui les rend propres à produire leurs six modifications pharmaceutiques. — 1ᵉʳ Ordre. Les *Hypophosants* affaiblissent la motilité locale, en saturant et en absorbant le phos musculaire. C'est ainsi qu'agissent les principes pondérables du camphre, du musc et du castoréum. — 2ᵉ Ordre. Les *Antiphososiques* sont des désenflammants de la motilité locale : 1° parce qu'ils saturent et annulent abondamment le Phos, comme font la cire, le blanc de baleine et les émollients antispasmodiques ; et 2° parce qu'ils favorisent sa vaporisation et l'épuisement du calorique, comme le font l'acupuncture, l'électropuncture, les sangsues et les ventouses. C'est pourquoi les Antiphososiques résultent de la combinaison des Antiphlogosiques et des Hypophosants. — 3ᵉ Ordre. Les *Hyperphosants* stimulent la motilité locale, par l'excès de leur électricité intégrante, comparativement à leur peu d'aphlox antiélectrique. Tels sont le bois et la teinture de couleuvrée, la fève d'Ignace, la noix vomique. — 4ᵉ Ordre. Les *Anticacophosiques* sont des purifiants de la motilité locale, du phos musculaire, parce qu'ils contiennent une électricité spécifique. Tels sont : les teintures de myrrhe et d'aloès, la tanaisie, le baume de soufre, l'éther acétique. — 5ᵉ Ordre. Les *Anticacophososiques* désenflamment et purifient spécifiquement la motilité locale, à la fois phlogosée et viciée. Ils résultent de la triple combinaison des Antiphlogosiques, des Anticacophloxiques et des Anticacophosiques. Ainsi ce seront : les sangsues, les ventouses et les topiques émollients, utilisés, d'une part, avec le soufre, le mercure, l'iode, et utilisés, d'autre part, avec le camphre, l'aloès, la myrrhe. — 6ᵉ Ordre. Les *Antiaphosiques* sont des ressuscitants de la motilité locale, en raison de l'excessive quantité des principes caloricolumineux ou électriques qu'ils renferment. Tels sont la teinture de cantharides, les pommades de strychnine, de vératrine, de phosphore, et le galvanisme.

5ᵉ CLASSE. Les médicaments *Luciques* sont ceux qui, par leur absorption, agissent surtout sur le *Lucisme*, sur la sensibilité générale, sur la fonction qui sécrète l'impondérable sensible. Ils doivent leurs propriétés à leurs éléments, qui sont : ou hété rogénéiquement antilumineux, ou homogénéiquement lumineux, ou spécifiquement lumineux. Voilà ce qui les rend propres à produire leurs six modifications pharmaceutiques. —1er Ordre. Les *Hypolucisants* affaiblissent le Lucisme, parce qu'ils possèdent peu de lumière intrinsèque, et beaucoup d'aphlox antilumineux : tels sont les bases pondérables de l'opium, de la morphine, de la narcotine, et tous les stupéfiants privés de leurs principes stimulants et âcres. — 2e Ordre. Les *Antilucétiques* affaiblissent beaucoup plus le Lucisme, et tendent à faire cesser son état fébrile. Ils se composent des Antipyrétiques réunis aux Hypolucisants. — 3e Ordre. Les *Hyperlucisants* fortifient le Lucisme, surexcitent la sensorialité, parce qu'ils possèdent intrinsèquement beaucoup d'impondérables lumineux. Tels sont les vins, les alcooliques, les aromatiques, le thé, le café, les huiles essentielles et les éthers. — 4e Ordre. Les *Anticacoluciques* purifient spécifiquement le *Lucisme*, quand il est altéré et sans fièvre. Tels sont les stimulants diffusibles, unis aux dépuratifs, aux spécifiques et aux évacuants. — 5e Ordre. Les *Anticacolucétiques* tendent à régulariser et à purifier spécifiquement le Lucisme, quand il est à la fois fébrile et vicié. Ils résultent de la combinaison savante des Antipyrétiques et des Anticacoluciques. — 6e Ordre. Les *Antialuciques* ressuscitent le *Lucisme* suspendu ou aboli, par l'effet de l'abondante condensation et de la force vive de leurs impondérables lumineux. Ce sont les vins généreux, les essences, les éthers, l'alcali volatil.

6e CLASSE. Les médicaments *Aristophosiques* sont ceux qui, par leur application, agissent surtout sur la sensibilité locale. On doit attribuer leurs propriétés à leurs éléments, qui sont : ou hétérogénéiquement antilumineux, ou homogénéiquement lumineux, ou spécifiquement lumineux. Voilà ce qui les rend propres à produire leurs six modifications pharmaceutiques. — 1er Ordre. Les *Hypoaristophosants* débilitent la sensibilité locale, en saturant, en absorbant et en diminuant l'Aristophos ou le fluide sensible. C'est ainsi qu'agissent les principes pondérables de la thridace, de la jusquiame, de la belladone, de l'opium. — 2e Ordre. Les *Antiaristophososiques* sont des désenflammants de la sensibilité locale. Ils consistent dans la réunion : 1° des Antiphlogosiques, tels que les sangsues, les ventouses, les topiques émollients, qui favorisent la vaporisation et l'épuisement du calorique; et 2° des Hypoaristophosants, tels que les lotions narcoticoémollientes, les cataplasmes narcotiques, les onctions faites avec le baume tranquille, ou avec les pommades opiacée et belladonée. — 3e Ordre. Les *Hyperaristophosants* fortifient et stimulent la sensibilité locale, par l'extrême abondance de leurs impondérables lumineux, comparativement à leurs pondérables contraires ou antilumineux. Tels sont les résines, les baumes, les huiles volatiles, les éthers acétique, nitrique, sulfurique. — 4ᵉ Ordre. Les *Anticacoaristophosiques* sont des purifiants de la sensibilité locale, de l'Aristophos sensitif, parce qu'ils contiennent intrinsèquement une lumière spécifique. Ils résultent du mélange des médicaments Anticacophloxiques et des Hyper ou des Hypoaristophosants. Tels seront : les pommades faites avec le soufre, le mercure, l'iode, l'arsenic, et combinées avec le savon noir, les alcalis, les résines, les baumes, la staphysaigre, la cévadille, le tabac, l'huile de cade, etc. — 5ᵉ Ordre. Les *Anticacoaristophososiques* désenflamment et régénèrent spécifiquement la sensibilité locale, à la fois phlogosée et viciée. Ils résultent de la triple combinaison des Antiphlogosiques, des Anticacophloxiques et des Anticacoaristophosiques. Ce seront les sangsues, les ventouses et les topiques émollients, utilisés d'une part avec le soufre, le mercure, l'iode, l'arsenic, etc., et d'une autre part avec les alcalis, les baumes, les résines et les huiles empyreumatiques. — 6ᵉ Ordre. Les *Antiabaristophosiques* sont des ressuscitants de la sensibilité locale, à cause de l'extrême abondance de leur lumière intégrante, qui est homogène à l'Aristophos physiologique, à notre fluide sensible. Tels sont les applications aromatiques, alcooliques, éthérées, ammoniacales, l'insolation, la flamme à petite dimension, les lotions caustiques, les armatures électriques.

Si nous avons trente-six ordres pathologiques qui inspirent le *diagnostic*, nous avons donc aussi trente-six ordres pharmacologiques qui inspireront le *traitement* : car toute médication y sera renfermée et en sera composée. Pour trouver le *traitement* propre à remédier à une condition *pathique* quelconque de l'organisme, il ne faudra que choisir dans le *cadre pharmacologique* les *ordres* qui correspondront aux *numéros nosologiques* des états morbides coexistants ; leur ensemble médicinal constituera la médication exigée.

CHAPITRE XXIX. — *Thérapeutique.*

La Thérapeutique tend à guérir, en opposant à la physiologie malade les impondérables et les pondérables de la matière médicale, les moyens de la diététique, l'influence de la médecine morale et les secours de la chirurgie. Son but est de redresser la physiologie morbide, selon les lois de l'*Imponderalisme*, en ne considérant les gaz, les liquides et les solides que comme des effets et des instruments secondaires, quoique pourtant indispensables. On ne pourra pratiquer heureusement la thérapeutique, qu'en s'appuyant sur nos principes chimiques, anatomiques, physiologiques, hygiéniques, pathologiques et pharmacologiques. La chimie de l'organisme peut pécher par la nature et la quantité de son phlox et de son aphlox, de ses impondérables et de ses pondérables. L'anatomie peut être troublée dans ses rapports viscéraux. La physiologie peut être dérangée dans ses lois d'activité. L'hygiène peut faillir dans ses agents de stimulation et d'alimentation. La pathologie peut présenter des désordres, soit généraux, soit locaux. La pharmacologie dispose d'agents dynamiques, homogénéiquement et spécifiquement caloriques, électriques, lumineux, et hétérogénéiquement anticaloriques, antiélectriques, antilumineux. Il faut connaître toutes les explications qui sont relatives à ces grandes vérités, et sur lesquelles nous avons précédemment édifié l'*Imponderalisme*.— Le médecin n'est que le ministre qui modifie les activités physiologicopathologiques, par les activités pharmaceutiques, diététiques, morales et chirurgicales. On n'a à guérir que *trente-six sortes d'états morbides*, et l'on y parviendra par l'emploi des impondérables et des pondérables médicinaux, qu'on appliquera ou qu'on ingérera diversement, selon *trente-six méthodes*. Pour réussir, on calculera exactement la nature et les degrés des états pathologiques généraux qui sont : 1° ou en exaltation sans fièvre, 2° ou en exaltation avec fièvre, 3° ou en affaiblissement, 4° ou en viciation sans fièvre, 5° ou en viciation avec fièvre, 6° ou en abolition. Et l'on calculera aussi fort exactement la nature et les degrés des états pathologiques locaux, qui sont : 1° ou en exaltation sans inflammation, 2° ou en exaltation avec inflammation, 3° ou en affaiblissement, 4° ou en viciation sans inflammation, 5° ou en viciation avec inflammation, 6° ou en abolition. Alors on prescrira les médicaments généraux et locaux, selon les principes suivants : 1° On administrera les substances homogénéiquement, spécifiquement et hétérogénéiquement caloriques, pour soigner les six états *pyropathiques* et les six états *phloxopathiques*. On recourera aux substances électriques, spécifiquement *électriques*, et antiélectriques, pour traiter les six états *électropathiques*, et les six états *phosopathiques*. On utilisera les substances *lumineuses*, spécifiquement lumineuses et antilumineuses, pour modifier les six états *lucopathiques*, et les six états *aristophosopathiques*. 2° On employera tous ces médi-

caments, selon les lois de leur homogénéité , de leur hétérogé-
néité et de leur spécificité. Ainsi la thérapeutique des *contraires , contraria contrariis*, sera ordonnée pour tous les
ordres nosologiques 1, 2, 3 et 6. Et la thérapeutique des semblables , *similia similibus* , sera consacrée à tous les ordres
nosologiques 4 et 5. Voilà comment notre doctrine, mettant à
profit les vérités reconnues avant elle, absorbera et réconciliera,
dans sa théorie et dans sa pratique, les systèmes auparavant an-
tagonistes et exclusifs, de l'hypersthénisme et de l'hyposthénisme
allopathiques, et du cacosthénisme *homœopathique*. Il faudra
donc consulter les fonctions troublées du Pyrisme, de l'Electrisme, du Lucisme , et les activités dérangées du Phlox, du
Phos et de l'Aristophos, pour les combattre avec des Impondérables et des Pondérables·, soit contraires, soit analogues, soit
spécifiques à leur nature. — Nous avons dit que les médicaments
modifiaient : 1° les trois foyers fonctionnels, 2° leurs trois agents,
et 3° les gaz, les liquides et les solides. De plus, nous avons dit
que cette modification s'opérait par deux effets : 1° soit par une
dissolution surabondante, équilibrante, insuffisante, purifiante,
ressuscitante ; 2° soit par une *stimulation* trop refoulante, équilibrante, trop raréfiante, régénérante, ressuscitante. Toutes ces
opérations s'effectuent au moyen du Phlox, du Phos et de l'Aristophos des médicaments, qui influencent , modifient , harmonisent et guérissent le Phlox, le Phos et l'Aristophos locaux, et
le Pyrisme, l'Electrisme et le Lucisme. Voilà ce qui explique
la régularisation de la chimie vivante, des rapports anatomiques,
des lois physiologiques, des rapports hygiéniques, des dérangements pathologiques , et des troubles consécutifs des gaz, des
liquides et des solides. — Mais, dans l'emploi des Impondérables et des Pondérables médicamenteux , soit solubles, soit
impressionnants, il est important de ne pas outre-passer les doses
indiquées par les états morbides : sinon l'on déterminerait des
maladies médicinales, soit contraires, soit spécifiques. On proportionnera donc toujours la nature et l'activité des substances
pharmaceutiques , à la nature, à l'intensité et à la spécificité
des affections pathologiques, et en tenant compte de la constitution, du tempérament, de l'âge, du sexe, et de toutes les conditions physiologiques , hygiéniques et pathologiques. C'est
l'ensemble de toutes ces conditions qui constitue les indications
thérapeutiques. — On appelle *indications*, les considérations
propres à inspirer un traitement rationnel. Il y a quatre sources
d'indications: 1° l'anatomie, qui montre le développement com-
paratif des appareils ; 2° la physiologie, qui révèle les prédomi-

nances individuelles ; 3° l'hygiène, qui fait connaître les circonstances entourantes ; 4° la pathologie, qui indique ceux des *trente-six États morbides*, dont la combinaison constitue la maladie existante. Cette dernière source des indications est donc la plus importante et la plus ???nde. Elle portera à consulter les fonctions dérangées du Pyrisme, de l'Electrisme, du Lucisme, et du Phlox, du Phos, de l'Aristophos, c'est-à-dire, de la chaleur, de la motilité et de la sensibilité générales et locales ; afin d'employer des moyens curatifs, soit contraires, soit analogues, soit spécifiques à leur nature chimique, et proportionnellement applicables à leurs degrés d'activité morbide. Ce sera donc, avant tout, la thérapeutique des lois de la vie qu'il faudra faire. On pratiquera conséquemment la *médecine séméiotique* selon l'*Impondéralisme*, et non la *médecine symptómatique*, comme la comprenaient nos Prédécesseurs, et qui ne fut jamais qu'un empirisme meurtrier. Dans notre doctrine, jamais on ne prescrit rien d'empirique, ni de hasardé. Tout, au contraire, y est toujours prévu, combiné et proportionné. Les symptômes n'ont de valeur, qu'autant qu'ils se rapportent à la *Pyrologie*, ou à la dynamique vitale ; et qu'autant qu'ils font connaître en quoi son harmonie d'ensemble, et l'activité des fonctions secondaires et des agents impondérables, sont dérangées. Et le but de la thérapeutique est de les réintégrer. La cure, ou la réintégration, ne pourra jamais s'opérer, quels que soient les systèmes et les siècles, que par l'intermède et l'application, selon nos principes, des Impondérables moraux, hygiéniques et médicamenteux. — Les signes *pronostics* feront connaître les changements heureux ou funestes qui surviendront dans les états morbides. Jusqu'aujourd'hui, tous les classiques ont recommandé de ne pas trop se hâter de porter un jugement ; parce qu'ils n'avaient ni base solide, ni signes certains, ni rien de positif, à quoi ils pussent rattacher leurs inspirations et leurs prévisions ; parce qu'ils ignoraient en quoi consistent la *Vie* et ses *Lois*. Mais maintenant que l'on saura, par notre doctrine, que la *Vie* n'est autre chose que la calorification ou le Pyrisme, et que *ses Lois* sont les *auxiliaires*, les *secondaires* et les *tertiaires* que nous avons décrites, le pronostic deviendra aussi sûr que le diagnostic : puisque le point capital, pour l'Impondéralisme, est de savoir si le Pyrisme se rétablira ou non, se conservera ou s'éteindra. En effet, le mal local et les états morbides des fonctions secondaires n'ont vraiment d'importance que par le Pyrisme, que parce qu'ils le troublent et le compromettent. C'est pourquoi tous les moyens employés, toute la thérapeutique

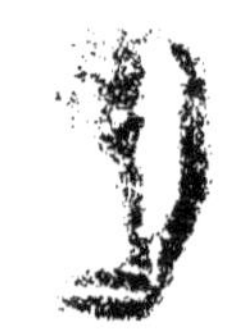

pratiquée, seront consacrés à l'intérêt primordial et supérieur du Pyrisme, de la calorification, à la conservation finale de laquelle tout sera destiné et sacrifié, puisque cette fonction constitue la *Vie*. Sans doute il faudra constamment s'efforcer de régulariser tous les états morbides ; mais ceux du Pyrisme seront toujours les plus importants ; et les autres, par rapport à lui, ne seront jamais considérés que comme secondaires , et ne seront jamais traités que dans son intérêt primitif et majeur. Cette vérité est le pivot capital de la thérapeutique de l'*Impondéralisme*. Mais nous n'en proclamerons pas moins que la Thérapeutique doit se baser à la fois : 1° sur les lois du Pyrisme, de l'Électrisme, du Lucisme ; 2° sur les activités locales du Phlox, du Phos, de l'Aristophos ; 3° sur les états des gaz, des liquides, des solides ; 4° sur les causes morbifiques, soit solubles, soit impressionnantes ; 5° sur les états fonctionnels des départements splanchniques et des débouchés viscéraux ; 6° sur les attractions, les absorptions, les sécrétions, les élaborations, les excrétions, etc. Mais tout cela est *symptômatisé* et *signifié* par nos trente-six ordres nosologiques ; et l'on n'aura plus qu'à *diagnostiquer* ceux qui coexistent, et dont la combinaison constitue la maladie actuelle, pour avoir les *indications curatives*. Et comme notre cadre thérapeutique se composera de *trente-six méthodes curatives*, parallèlement correspondantes aux *trente-six états nosologiques*, on n'aura plus : 1° qu'à choisir, parmi ces méthodes, celles qui correspondront directement aux états morbides coexistants ; et 2° qu'à les combiner entr'elles , pour composer le traitement. C'est à ce rationalisme mathématique qu'est parvenu l'Impondéralisme ! Certes, si pour savoir prescrire un traitement, il ne faut que faire correspondre respectivement les *méthodes curatives* aux *états morbides*, et, à cet effet, ne consulter que nos deux *cadres nosologique* et *thérapeutique*, on ne pourra plus dire que la pratique de la médecine est difficile !

CHAPITRE XXX. — *Des médications générales.*

Une *méthode curative*, ou une *médication*, est l'ensemble des principes médicaux et des moyens médicinaux, avec lesquels on traite une *condition pathique* de l'organisme. Cette condition pathique, qu'on appelait autrefois une *maladie*, en l'envisageant ontologiquement comme une personnification ou une individualité pathologique, n'est le plus rarement qu'un *seul* état morbide de notre cadre nosologique ; tandis qu'elle consiste le plus souvent dans la complication d'un plus ou moins *grand nombre* d'états morbides de ce même cadre nosologique. Le sujet de la thérapeutique est donc de composer des méthodes propres : 1° soit à guérir tous les trente-six états morbides simples ou isolés ; 2° soit à guérir tous leurs genres de combinaisons, toutes les variétés possibles de leurs complications. — On peut diviser les médications en *générales* et en *particulières :* Nous ne nous occuperons que des premières , dans cet article. Les anciens et les scholastiques admettaient plusieurs méthodes : 1° la *préservative*, qui tend à prévenir les maladies ; 2° la *curative*, qui a pour but de les guérir ; 3° la *palliative*, qui adoucit les maux incurables ; 4° l'*expectante*, qui a confiance dans la prétendue autocratie de la nature, et qui laisse marcher les maladies, en croyant à une terminaison heureuse ; 5° l'*agissante*, qui ne s'en rapporte pas à la nature, mais plutôt à une médecine prompte et active ; 6° la *perturbatrice*, qui secoue vigoureusement l'organisme , dans l'espoir de troubler et d'abréger la marche des maladies ; 7° la *rationnelle*, qui fonde le traitement sur des principes théoriques et sur des règles déterminées ; 8° l'*empirique*, qui rejette toute théorie, et ne se base que sur l'expérience et l'imitation. Quant à l'*Impondéralisme*, il ne sera jamais empirique, mais toujours rationnel ; il sera constamment préservatif ; il aura toujours un but curatif ; il ne sera palliatif que pour les cas incurables , mais il n'en reconnaît point au début des affections, et il pense qu'il ne peut en exister que par invétération et par cause d'impéritie et de négligence. L'Impondéralisme sera toujours agissant , parce qu'il y a toujours des fonctions à soulager ; il ne sera jamais expectant , parce que tout retard au soulagement des fonctions, est une cause d'aggravation, une augmentation de péril , et une condition plus immédiate de mort. L'Impondéralisme ne sera perturbateur, que dans les cas désespérés, que pour des motifs connus, que pour un but prévu , et lorsqu'il faudra produire des révulsions héroïques, propres à sauver le Pyrisme ou la calorification vitale. — Nos *médications générales* sont des changements que l'on fait subir aux *États morbides généraux et locaux*, par une série de moyens médicamenteux et thérapeutiques, que l'on emploie selon des règles doctrinales et dans un but déterminé. Nous admettons cinq médications générales, qui sont : 1° la raréfiante et débilitante ; 2° l'équilibrante et conservatrice ; 3° la concentrante et stimulante ; 4° la purifiante et révulsive ; 5° la spéciale et spécifique.

1° La *médication raréfiante* affaiblit : par le repos, par la diminution des modificateurs, par l'abstinence, par les saignées, par les émollients et les tempérants, par les bains tièdes, les cataplasmes et les sédatifs. Ces moyens débilitent le Pyrisme vital et avec lui tout l'organisme, en spoliant du Calorique, des gaz et du sang, en relâchant les solides et en ouvrant trop les débouchés ; ce qui fait dépenser trop de chaleur rayonnante par les exhalations et les excrétions trop favorisées.

2° La *médication équilibrante* n'est autre chose que l'hygiène, sous le nom de *diététique*, appliquée à la préservation et à la curation des maladies. Par la diététique bien ordonnée, on harmonise le Pyrisme, l'Electrisme, le Lucisme ; les rayonnements du calorique vital à travers les débouchés pulmonisant, épigastrisant, encéphalisant, mucosatisant, dermatisant ; les rayonnements du fluide moteur à travers ses nerfs musculaires ; les rayonnements du fluide sensible à travers ses nerfs sensitifs. La diététique tâche de rétablir l'équilibre des fonctions et de guérir : 1° en normalisant les rapports des modificateurs avec les débouchés expansifs, avec les viscères exhalateurs ; et 2° en alimentant le foyer calorificateur, selon la convenance actuelle. Pour régulariser la vie et les fonctions dérangées, la diététique emploie les choses naturelles, usuelles, domestiques, en concours avec les médicaments. Ainsi retenons bien que, pour aider à guérir, la Diététique s'unit à la Matière médicale, et applique à l'organisme malade tous les agents de l'Hygiène, tels que l'air, les aliments, les boissons, les vêtements, l'exercice, etc., qu'on doit proportionner toujours aux Etats morbides existants.

3° La *médication concentrante*, selon les cas de faiblesse, fortifie, stimule, exalte : par l'exercice, par l'augmentation des modificateurs, par le régime analeptique, par les toniques, par les astringents, par les stimulants, par les bains froids, aromatiques, sulfureux, par les applications excitantes. La médication concentrante renforce et surexcite le Pyrisme calorificateur ou vital, par deux sortes d'effets : 1° parce que les concentrants infusent, dans nos foyers fonctionnels, une quantité très-considérable de principes subtils et phloxiques ; et 2° parce que les concentrants contractent les débouchés exhalateurs, refoulent et emprisonnent davantage le calorique rayonnant, resserrent les solides, plastifient et retiennent les liquides, arrêtent et coërcent les gaz. Alors le Pyrisme, enrichi de plus de phlox concentré, et nourri par des fluides plus chargés d'*impondérables*, se fortifie et se surexcite dans les proportions du traitement : c'est de là que résultent la force médicinale de l'organisme, et le succès de la curation.

4° La *médication purifiante et révulsive* a un triple but. 1° Elle tend à purifier des éléments pervertissants. 2° Elle cherche à détourner, par des *révulsifs* et des *dérivatifs*, les réactions et les tensions morbides du phlox vital, les amas vicieux de liquides, les engorgements inflammatoires des solides. 3° Elle s'efforce aussi d'accumuler l'agent calorique et les fluides où l'on veut les diriger dans l'intérêt de la guérison. La méthode purifiante est applicable aux cas de cacopyrisme, de cacopyrexie, de cacophloxie et de cacophlogose ; aux cas de cacoélectrisme, de cacoélectrexie, de cacophosie et de cacophosose ; aux cas de cacolucisme, de cacolucexie, de cacoaristophosie et de cacoaristophosose ; c'est-à-dire, aux cas où la chaleur, la motilité et la sensibilité générales et locales, sont altérées sans fièvre ou avec fièvre, sans inflammation ou avec inflammation. — Les laxatifs purifient le sang noir de ses scories saburrales, carboniques et biliaires. Les vomitifs sont des spoliatifs et des révulsifs généraux pour le pyrisme vital, et des révulsifs particuliers pour la poitrine. Les purgatifs, qu'on emploie si fréquemment dans les cacopathies chroniques, sont des spoliatifs, des purificateurs et des révulsifs généraux. En favorisant et en exagérant les sécrétions de la rate, du foie et du pancréas, ils agissent à la fois sur les artères, sur les veines, sur les lymphatiques et sur leurs liquides, dont ces trois glandes sont les émonctoires dépurateurs. Les diurétiques évacuent des scories du sang par les urines. Les sudorifiques font exhaler les miasmes gazeux par la peau. Les diffusibles font évaporer les impondérables et les gaz superflus, enivrants ou asphyxiants, infectieux ou contagieux. Les spécifiques sont les dépuratifs, les sulfureux, les alcalins, les mercuriaux, les iodiques, les arsénicaux, etc. Ils combattent, neutralisent et éliminent les principes viciants et virulents, et ils régénèrent, réparent et rétablissent les fonctions et les parties altérées et troublées. Les épispastiques et les caustiques purifient, désobstruent, dérivent, révulsent et rongent. — Il est bien important de connaître les lois de la *dérivation* et de la *révulsion*. 1° Pour la *gastrisation*, ou pour l'expansion vitale du calorique gastrisant, on emploie les sangsues épigastriques, abdominales et anales. On recourt aussi, selon les cas, aux laxatifs, aux vomitifs et aux purgatifs. On peut encore rubéfier le ventre, les cuisses ou les mollets. 2° Pour la *pulmonisation*, ou pour l'expansion vitale du calorique pulmonisant, on utilise les saignées brachiales, les expectorants, les sudorifiques si les causes morbifiques sont vaporisables et transpirables, les vomitifs brusques et controstimulants, les purgatifs surtout pour les cas chroniques, les ventouses, les vésicatoires, les cautères et les sétons. 3° Pour l'*encéphalisation*, ou pour l'expansion vitale du calorique encéphalisant, on saigne les saphènes ou les jugulaires, on met des ventouses ou des sangsues à la nuque et sous les mastoïdes, on prescrit les purgatifs, les lavements drastiques, et les sinapismes ou les vésicatoires au cou et sur les membres inférieurs. 4° Pour l'*hypogastrisation*, ou pour l'expansion vitale du calorique hypogastrisant, on rétablit les règles par les emménagogues, les hémorrhoïdes par les aloétiques, les urines par les diurétiques, les fèces par les purgatifs ; et l'on peut dériver par des sangsues à la vulve ou à l'anus, et par des vésicatoires abdominaux. 5° Pour l'*artérialisation*, la veinosatisation, la lymphatisation, ou pour les expansions vitales du calorique artérialisant, du calorique veinosatisant, du calorique lymphatisant, on spolie, on dérive, on révulse par les saignées, les vomitifs, les purgatifs, les diaphorétiques, les diurétiques et les exutoires. 6° Pour la *dermatisation*, ou pour l'expansion vitale du calorique dermatisant, on agit sur les muqueuses par les vomitifs et les purgatifs. 7° Pour la *mucosatisation*, ou pour l'expansion vitale du calorique mucosatisant, on agit sur le derme par les sudorifiques, les frictions et les vésicatoires. — Mais généralement il y a contre-indication de la *révulsion*, dans les maladies aiguës ; tandis qu'elle est toujours de la plus grande utilité, dans les affections chroniques. Quant à la *purification*, son emploi, dans les cas aigus, exige la plus grande prudence : on doit toujours débuter par les antiphlogistiques propres à abattre la fièvre et à amortir l'inflammation ; ensuite on recourt seulement aux purifiants, et encore à ceux qui ne peuvent ni rallumer, ni exaspérer, ni entretenir les mouvements fébriles et phlegmasiques. Mais, dans les cas chroniques, ou peut, sans inconvénient, administrer tous les *purifiants* et tous les *révulsifs* qui seront indiqués : car c'est alors qu'ils procurent le plus de succès.

5° La *médication spéciale* et la *médication spécifique* ont entr'elles une grande analogie, dans leur but et dans leur emploi : cependant elles diffèrent sensiblement. La médication *spéciale* est un ensemble de moyens curatifs, propres à un état morbide déterminé, mais pouvant aussi être utiles à plusieurs autres. Tandis que la médication *spécifique* est un traitement, qui est exclusivement applicable à un seul genre de maladies, caractérisées par une viciation *sui generis* et dite spécifique. Une affection spécifique est un état de perversion particulière des foyers fonctionnels, ou des activités locales de leurs impondérables ; et alors les gaz, les humeurs et les solides sont toujours secon-

dairement altérés : aussi, à mesure que les agents subtils se régénèrent , les pondérables viciés se reconstituent et se normalisent consécutivement. — Les médications spéciales et spécifiques ne peuvent agir aussi: 1° qu'en raréfiant , 2° qu'en
équilibrant , 3° qu'en concentrant , 4° qu'en purifiant. Comme
toute tentative thérapeutique ne peut se baser que sur ces
quatre méthodes , il s'en suit que les médications spéciale et
spécifique y sont implicitement renfermées : cette vérité sortira
des·considérations suivantes , qui se rattachent à ces deux médications. On agit sur la *circulation* , par les saignées, les sangsues , les cataplasmes , les diurétiques , les purgatifs , les sudorifiques , les étuves : et l'on ne doit jamais oublier que tous
ces moyens agissent sur le Pyrisme ou la *Calorification vitale*.
On modifie la *respiration*, par les saignées , les ventouses, les
vomitifs controstimulants , les purgatifs, les expectorants , les
sudorifiques, les vésicatoires , les cautères. On influence la digestion, par les sangsues, les acidules, les émollients, les laxatifs,
les vomitifs , les purgatifs , les emplâtres , les vésicatoires, le
séton. L'*absorption* est activée par les saignées, les évacuants ,
les iodiques et les mercuriaux. Les *sécrétions* sont excitées par
leurs stimulants respectifs : c'est ainsi que les diurétiques
agissent plutôt sur les reins, les sudorifiques sur la peau, les cholagogues sur le foie, les sialagogues sur les glandes salivaires, les
errhins sur la pituitaire, les emménagogues sur l'utérus, les encéphaliques sur le cerveau , etc. Voilà autant d'exemples de la
médication *spéciale*. Mais tous ces effets médicinaux sont francs ;
et on doit les attribuer , soit à l'homogénéité de nature qui
existe entre les impondérables médicamenteux et les viscères
excités , soit aux divers modes de réaction, que les efforts de
coction et d'élimination des molécules pharmaceutiques , imposent au Pyrisme calorificateur, à ses rayonnements splanchniques, aux activités locales et spéciales du calorique vital, aux
fonctions glandulaires, aux sécrétions et aux excrétions. Ce sont
à peu près les mêmes explications pour les *spécifiques*. Le
quinquina est fébrifuge , quand les éléments , qui causent la
fièvre, sont solubles et vaporisables, comme le sont les miasmes
paludéens. C'est pourquoi la quinine et les antipériodiques
échouent dans la fièvre continue, qui tient à une phlogose. Les
antiscorbutiques possèdent intrinsèquement un *phlox* médicinal, énergique et récorporatif, qui se change en *phlox* physiologique, et qui reconstitue les fonctions, les fluides et les solides.
Le soufre, les dépuratifs et les sudorifiques sont antidartreux ,
parce que , dans l'expansion générale du calorique qu'ils pro-

voquent, ils entraînent les scories humorales qui congestionnent, phlogosent et dénaturent les fonctions de la peau. Tous les antidotes alexitères n'ont de vertu, que par la subtilité et la grande expansibilité de leurs *impondérables* ardents, qui renforcent le foyer vital, et qui décomposent et entraînent les venins. Les mercuriaux, les iodiques, les arsénicaux, doivent leurs propriétés spécifiques à des éléments violents, qui sont bien supérieurs en activité même aux principes virulents de la syphilis, des scrofules, des affections rongeantes. Voilà ce qui leur donne la force consumante, reconstituante et spécifique, qui les caractérise, et qui les rend propres à combattre et à purifier les viciations vénériennes, strumeuses et cancéreuses. — Mais, dans tous ces cas de médication spéciale et de médication spécifique, il faut savoir que l'action thérapeutique ne s'opère jamais que par l'intervention primitive du Pyrisme vital, qui est le pivot de la physiologie saine et morbide ; et que par l'intervention des fluides calorique, moteur et sensible, dans lesquels les impondérables médicamenteux, spéciaux ou spécifiques, se transforment, pour les renforcer, pour les régénérer, pour leur imprimer leurs vertus chimiques, pour provoquer leurs réactions, leurs coctions, leurs sécrétions, leurs crises, et enfin pour leur faire effectuer leurs opérations curatives.

Telles sont les médications générales dites *raréfiante* et *débilitante*, *équilibrante* et *conservatrice*, *concentrante* et *stimulante*, *purifiante* et *révulsive*, *spéciale* et *spécifique*. Sans doute ces médications générales sont des sources thérapeutiques où l'on peut puiser les moyens propres à guérir *tous les états morbides* du cadre nosologique : mais si l'on n'avait qu'elles, la *Pratique* serait trop vague, et le médecin trop souvent embarrassé. Il est donc nécessaire de rendre la science plus positive, plus précise, et de la rapprocher autant que possible de la *certitude mathématique*. C'est pourquoi nous avons créé *trente-six Méthodes particulières*, propres à combattre, corps à corps, les *trente-six États pathologiques*. La description de ces trente-six Méthodes nouvelles constituera donc la *Thérapeutique* proprement dite, ou celle que les classiques ont appelée *spéciale*, par antithèse à la *générale*.

CHAPITRE XXXI. — *Cadre thérapeutique.*

De même que la Pathologie nous a démontré l'existence des *trente-six États morbides*, constitutifs du cadre nosologique ;

de même la Thérapeutique embrassera, dans son cadre classifi-
cateur, *trente-six Méthodes curatives*, qui seront respectivement appropriées à chacun de ces trente-six Etats morbides.
En voici le tableau.

1re CLASSE. *Pyrothérapie*, ou thérapeutique de la chaleur générale.

1.	1er ORDRE.	Méthode hypopyrisante.
2.	2e —	Méthode antipyrétique.
3.	3e —	Méthode hyperpyrisante.
4.	4e —	Méthode anticacopyrique.
5.	5e —	Méthode anticacopyrétique.
6.	6e —	Méthode antiapyrique.

2e CLASSE. *Phloxothérapie*, ou thérapeutique de la chaleur
locale.

7.	1er ORDRE.	Méthode hypophloxante.
8.	2e —	Méthode antiphlogosique.
9.	3e —	Méthode hyperphloxante.
10.	4e —	Méthode anticacophloxique.
11.	5e —	Méthode anticacophlogosique.
12..	6e —	Méthode antiaphloxique.

3e CLASSE. *Electrothérapie*, ou thérapeutique de la motilité
générale.

13.	1er ORDRE.	Méthode hypoélectrisante.
14.	2e —	Méthode antiélectrétique.
15.	3e —	Méthode hyperélectrisante.
16.	4e —	Méthode anticacoélectrique.
17.	5e —	Méthode anticacoélectrétique.
18.	6e —	Méthode antiabélectrique.

4e CLASSE. *Phosothérapie*, ou thérapeutique de la motilité locale.

19.	1er ORDRE.	Méthode hypophosante.
20.	2e —	Méthode antiphososique.
21.	3e —	Méthode hyperphosante.
22.	4e —	Méthode anticacophosique.
23.	5e —	Méthode anticacophososique.
24.	6e —	Méthode antiaphosique.

5e CLASSE. *Lucothérapie*, ou thérapeutique de la sensibilité
générale.

25.	1er ORDRE.	Méthode hypolucisante.
26.	2e —	Méthode antilucétique.
27.	3e —	Méthode hyperlucisante.

28.	4ᵉ	—	Méthode anticacolucique.
29.	5ᵉ	—	Méthode anticacolucétique.
30.	6ᵒ	—	Méthode antialucique.

6ᵉ CLASSE. *Aristophosothérapie*, ou thérapeutique de la sensibilité locale.

31.	1ᵉʳ ORDRE.	Méthode hypoaristophosante.
32.	2ᵉ —	Méthode antiaristophososique.
33.	3ᵉ —	Méthode hyperaristophosante.
34.	4ᵉ —	Méthode anticacoaristophosique.
35.	5ᵉ —	Méthode anticacoaristophososique.
36.	6ᵉ —	Méthode antiabaristophosique.

L'inspection seule de ce tableau suffit pour faire voir les rapports directs, qui existent entre les *six classes* et les *trente-six
ordres du Cadre nosologique*, et les *six classes* et les *trente-six
Méthodes curatives du Cadre thérapeutique*. Les correspon-
dances sont parfaites , c'est-à-dire, les trente-six Méthodes curatives sont parallèlement appropriées aux trente-six États
pathologiques.

CHAPITRE XXXII. — 1ʳᵉ CLASSE. *Pyrothérapie.*

La Pyrothérapie est la thérapeutique du Pyrisme, de la calorification vitale, ou de la fonction qui produit la chaleur générale.

1ᵉʳ ORDRE. *Méthode hypopyrisante.* — Nᵒ 1. Elle consiste
dans les principes et dans les moyens propres à affaiblir le Pyrisme, la calorification, la fonction qui produit la chaleur générale, toutes les fois que cette fonction primordiale est surexcitée
sans fièvre et à l'état franc : en un mot, c'est la méthode propre
à combattre l'*Hyperpyrisme.* Avant ce travail , on ne portait
qu'une attention vague et empirique à la chaleur générale; on
ignorait qu'elle constitue la *Vie* ; et l'on ne songeait qu'aux
Humeurs et aux *Solides*, parce qu'on était imbu des erreurs de
l'Humorisme et du Solidisme, et parce qu'on ignorait les vérités
de l'*Impondéralisme.* — La Méthode hypopyrisante tend à
abaisser et à débiliter la sécrétion de la chaleur générale. Ses
moyens sont : l'abstinence ou le régime privatif, les aliments et
les boissons aphloxiques, les saignées, les sangsues, les ventouses
scarifiées, les acidules et les tempérants, les mucilagineux et tous
les émollients, les bains tièdes, les tisanes nitrées et tartarisées,
les laxatifs doux, les sels neutres très-étendus d'eau fraîche, les

lotions et les injections adoucissantes, les vêtements chauds, les étuves qui sont si épuisantes. Ces moyens *hypopyrisants* calment l'hyperpyrisme, modèrent le secrétisme vital, saturent son agent calorique, diminuent les gaz, délayent les liquides, relâchent les solides; ils affaiblissent le foyer calorificateur; ils détendent les expansions ignées dans les débouchés splanchniques; ils débilitent l'activité du phlox local; et leur action retentit consécutivement sur les fonctions et sur les impondérables de la locomotion et de la sensibilité. Les saignées, les sangsues, les émollients, les antiphloxiques relâchent et ralentissent le foyer vital, en enlevant les obstacles, en dissipant les plénitudes, en détruisant les résistances, qui refoulaient et concentraient trop le calorique rayonnant sur le *Pyrisme* surexcité. Alors ce dernier diminue d'activité, reprend son degré d'action fonctionnelle et se régularise. —On emploie la *Méthode hypopyrisante*, c'est-à-dire, on doit attaquer l'*Hyperpyrisme :* dans les cas de plénitude ignée, de turgescence gazeuse, de pneumatose sthénique, de pléthore sanguine, de polylymphie active, de rhumatisme vague et apyrétique; de disposition aux érythèmes généraux, aux érysipèles périodiques, au flux hémorrhoïdal intermittent, aux pertes métrorrhagiques, aux épistaxis, aux crises nerveuses diverses, à la goutte vague, aux arthrites récidivantes, à la gravelle, aux calculs, à l'hypertrophie du cœur, à l'hypochondrie, à la migraine, etc. Toutes ces affections sont autant de signes de l'hyperpyrisme; et la Méthode hypopyrisante doit être comprise en première ligne dans leur traitement, sans préjudice des *autres* méthodes curatives propres à combattre les *autres* états morbides coexistants, et surtout les hyperphloxies qui s'allient si souvent à l'hyperpyrisme. Mais, dans tous les cas possibles, le traitement doit toujours être subordonné à l'intérêt primordia' et à la conservation capitale du *Pyrisme*, puisqu'il est et fait la *Vie :* cet aphorisme est le plus important de l'Impondéralisme.

2º Ordre. *Méthode antipyrétique.* — Nº 2. Elle consiste dans les principes et dans les moyens propres à affaiblir le Pyrisme fébricité, propres à normaliser la calorification vitale, lorsqu'elle est exaltée en fièvre et à l'état franc. Alors la fonction, qui sécrète et produit la chaleur générale, est fébrile, mais non viciée. Il ne s'agit que d'abaisser son activité au degré physiologique. — La méthode antipyrétique ne sera que l'emploi plus large et plus énergique de la Méthode hypopyrisante, pourtant avec des modifications nouvelles, relatives aux formes et aux périodes de la pyrexie. Les moyens antipyrétiques sont : les saignées générales plus ou moins abondantes, et répétées selon les indications, les sangsues, les ventouses scarifiées, les boissons acidules, fraîches ou glacées, les émollients aphloxiques en tisanes, potions, lotions, bains, injections, cataplasmes, etc. On comprendra facilement pourquoi on doit employer ces moyens, beaucoup plus abondamment et plus énergiquement que dans la méthode précédente ou hypopyrisante ; puisqu'il s'agit d'abaisser et de réduire un *état vital* bien plus violent et plus exagéré.—Les effets et le but de ces moyens sont : d'affaiblir la calorification, de diminuer l'activité pyrétique, de relâcher les expansions ignées trop tendues dars les départements splanchniques et contre les débouchés viscéraux ; de diminuer les gaz, de tempérer et de délayer les liquides, de relâcher et d'émousser les solides, de détremper et d'émouvoir les engorgements, d'apaiser les phlogoses, d'activer l'absorption générale et les résorptions, ce qui facilite tant la résolution des obstacles morbides, ou des causes inflammatoires et fébriles. — On appliquera ces moyens antipyrétiques aux formes et aux périodes de la Pyrexie. 1° On saignera plus abondamment, dans la protopyrexie et dans sa forme inflammatoire ou artérialisante. 2° On saignera moins dans ses formes bilieuse, muqueuse, éruptive, ataxique, ou gastrisante, mucosatisante, dermatisante, encéphalisante ; mais on pratiquera surtout des émissions sanguines locales et fréquentes sur les plexus, sur les nerfs et sur les viscères, qui sont le siége des réactions et des tensions vitales. 3° On ne saignera que rarement ou pas du tout, dans la deutopyrexie et dans la forme fuligineuse ou typhoïde de la fièvre ; ce qui n'empêchera pas d'appliquer des sangsues sur les points phlogosés, et en nombre proportionnel aux indications inflammatoires : car, en détruisant les phlogoses locales, loin d'affaiblir la vie ou le pyrisme calorificateur, on le délivre, au contraire, et on le fortifie. — L'hectico-pyrexie ne guérira jamais, que par la solution et la curation préalables des engorgements et des phlogoses chroniques, qui l'ont causée et qui l'entretiennent. — On ne confondra pas les mouvements ataxiques de l'Electrisme et du Lucisme, avec les désordres fébriles du Pyrisme ; car ils n'en sont ordinairement que des conséquences symptômatiques : c'est pourquoi, dans le traitement, on alliera leurs méthodes particulières antiéthérétiques et antilucétiques, à la méthode antipyrétique, en les subordonnant toujours à l'intérêt de cette dernière.—L'application de la méthode antipyrétique n'empêchera pas non plus l'emploi de la méthode antiphlogosique, propre à combattre les phlogoses déterminantes ; de même qu'elle n'empêchera pas non plus d'utiliser toutes les méthodes curatives, propres à combattre les autres états morbides coexistants et complicants. En effet, le traitement doit résulter de la combinaison harmonique de toutes les Méthodes thérapeutiques, propres à combattre l'ensemble des Etats morbides dont est actuellement frappé un organisme.

3ᵉ Ordre. *Méthode hyperpyrisante.*—N° 3. C'est l'ensemble des préceptes et des moyens thérapeutiques, propres à fortifier ou à exciter la vie, le Pyrisme, la calorification, ou la fonction qui sécrète la chaleur générale. Alors on suppose que le Pyrisme est affaibli, fatigué, épuisé. — Ses moyens sont : l'air pur, les analeptiques, le vin, les amers, le fer, le quinquina, les stimulants, les frictions excitantes, le massage, les bains aromatiques, de rivière ou de mer, l'exercice, la gymnastique, un sommeil prolongé ; les consolations morales, l'excitation des passions, la gaîté, les distractions, les voyages, le séjour aux eaux minérales, etc. Ces moyens hyperpyrisants agissent par application et par assimilation. Ils remplissent le Pyrisme d'*Impondérables ignés*, qui l'attisent, l'avivent, le fortifient, le stimulent ; ils augmentent les gaz, plastifient les liquides, échauffent et condensent les solides ; ils rendent l'*attraction* plus avide, le *sécrétisme* calorificateur plus actif, l'*expansion* vitale plus réactive et plus élastique contre l'impression des modificateurs ; ils régularisent les fonctions ; ils résolvent les causes des refroidissements ; ils décomposent, vaporisent ou éliminent les miasmes et les venins ; ils multiplient les globules, ils augmentent la fibrine, ils concrètent le sang, ils corroborent toutes les opérations fonctionnelles. — On utilise la méthode hyperpyrisante dans les cas d'hypopyrisme chronique, d'impuissance et de stérilité par faiblesse constitutionnelle, de démence sénile, de scorbut franc, d'hydrohémie, d'anémie, de chlorose directe, d'hémorrhagies atoniques, d'hydropisies passives, de pneumatoses asthéniques, de convalescence, de sueurs par débilité, de diarrhée colliquative, de polyurie passive, d'exhalations, de sécrétions et d'évacuations atoniques, de refroidissement subit et horripilant, d'algidité cholérique, dans tous les cas d'apyrisme, et lorsqu'il faut relever les forces et aider les crises. Mais il faut avoir soin de n'employer les hyperpyrisants, que dans les cas d'hypopyrisme *direct*, ou par inanition et privation, et non dans les cas d'hypopyrisme *indirect*, ou par accablement, dépression ou épuisement sous des maladies encore existantes, comme dans l'état *adynamique* des Pinélistes. Dans ce dernier cas, il faut d'abord guérir les affections locales qui causent l'hypopyrisme indirect ; et c'est seulement ensuite qu'on prescrit les corroborants et les hyperpyrisants. — La Méthode hyperpyrisante peut être employée dans trois degrés distincts , qui sont : 1° l'analeptique, 2° le tonique, 3° l'excitant , qui est simple, ou diffusible , ou sudorifique.—L'emploi de cette méthode n'empêchera pas d'appliquer, en même temps , celles qui conviendront aux hypophloxies concomitantes, et à tous les autres états morbides coexistants ; mais on les combinera toutes, et on les harmonisera tou jours dans l'intérêt curatif du Pyrisme vital.

4ᵉ Ordre. *Méthode anticacopyrique.* — N° 4. Elle a pour but de purifier le Pyrisme perverti et sans fièvre ; elle consiste dans les préceptes et dans les moyens propres à assainir la calorification supposée altérée, propres à rétablir le pyrisme dénaturé dans son facteur calorique, dans son activité fonctionnelle, dans ses produits morbides ; en un mot, elle tend à détruire la viciation de la vie, des impondérables, des gaz, des liquides et des solides. — Les Anticacopyrisants sont les divers Spécifiques, dont les impondérables , particulièrement combinés et d'une nature très-vive, ont la propriété de réintégrer le calorique vital, et, par son concours et sa force assimilante, de régénérer aussi les gaz, les humeurs et les tissus. Les Spécifiques décomposent , rongent, consument les scories morbifiques et virulentes ; ou ils transforment et reconstituent les parties organiques altérées. — Les principaux moyens anticacopyrisants sont les purifiants, tels que : les laxatifs , les vomitifs, les purgatifs, les diurétiques alcalins , les dépuratifs amers, les antiscorbutiques , les sudorifiques , l'alcali volatil, les alexitères , les sulfureux , les mercuriaux, les iodiques , les arsénicaux , l'hydrochlorate de baryte , le muriate d'or, etc. — On emploie la méthode anticacopyrisante , dans les cas de scorbut non franc , de dartres, de syphilis, de morve, d'ictère, de calculs biliaires, de goître, de gale, de prurigo , etc. — Mais s'il coexistait en même temps d'autres états morbides, comme l'hyperpyrisme ou l'hypopyrisme, et comme des cacophloxies diverses , ce qui est assez ordinaire , il faudrait combiner ensemble, avec la méthode anticacopyrique, la méthode hypopyrisante ou l'hyperpyrisante, et l'anticacophloxique.

5ᵉ Ordre. *Méthode anticacopyrétique.* — N° 5. Elle est propre à guérir l'état à la fois dénaturé et fébrile du Pyrisme. Elle se compose de tous les moyens par lesquels on peut combattre la cacopyrexie , ses différentes causes de viciation , ses deux périodes de protocacopyrexie et de deutocacopyrexie, et ses diverses formes inflammatoire, bilieuse, muqueuse, éruptive, ataxique, adynamique , ou artérialisante, gastrisante, mucosatisante, dermatisante , encéphalisante , fuligineuse. — Les pro cédés anticacopyrétiques sont les suivants. 1° Par l'emploi très-modéré des saignées, et l'usage plus large des sangsues ou des ventouses, surtout au début, on maîtrisera le mouvement pyrétique. 2° Par les laxatifs salins très-étendus et plus ou moins renouvelés, on purifiera le sang, ce qui vaudra mieux que de l'exténuer par une phlébotomie trop répétée : mais il faudra qu'il n'existe point de phlogose intestinale, sans quoi il y aurait restriction, sinon contre-indication. 3° Par les applications réitérées et très-rapprochées de sangsues sur les points enflammés, on détruira les phlogoses locales ; ce qui est le moyen le plus sûr et le plus prompt d'amortir l'exaltation fébrile du Pyrisme. 4° Par les antiphlogistiques généraux, tels que les acidules et les émollients, on hâtera l'abaissement de la *Calorification* vitale. 5° Par les remèdes spécifiques, utilisés à très-petites doses et seulement après la première détente, on hâtera la solution de la fièvre et des états morbides locaux, en contribuant à assainir et à régénérer les fonctions viciées. 6° Enfin, on variera la direction de ces moyens, et on les appropriera aux formes et aux périodes fébriles, selon les principes théoriques, émis déjà dans la description de la méthode n° 2, ou antipyrétique. On sera toujours très-sobre des stimulants, dans la cacopyrexie forte. Il faudra d'abord abattre la *fièvre*, et n'attaquer qu'ensuite la *viciation*. On ne fera guère exception à cette règle que pour les accès pernicieux, rapides et menaçants, et pour les infections méphytiques et les empoisonnements : alors on emploira de suite les évacuants, les fébrifuges, les alexitères. — La méthode anticacopyrétique se compose de la réunion des médicaments antipyrétiques et anticacopyriques. Nous avons déjà cité les premiers. Les seconds sont : la quinine, les sulfureux, les iodiques, les mercuriaux, les arsénicaux, qui sont si propres à combattre les maladies spécifiques. On peut leur allier encore les sudorifiques, les diffusibles, les dompte-venins, les ammoniacaux, qui sont si avantageux contre les infections et les contagions. — Mais leur emploi suppose que les causes morbifiques sont solubles et directement vaporisables ; sinon ils exagéreraient la cacofièvre, sans profit pour la guérison. — On employera la méthode anticacopyrétique, dans les cas de fièvre paludéenne, pernicieuse, jaune, typhique, pestilentielle ; dans la pyrexie viciée par les causes du choléra, de la rage, de la morve, du farcin, du scorbut, des scrofules, de la syphilis, des dartres, du cancer, du charbon, de la gangrène. — Comme la cacopyrexie coïncide presque constamment avec des cacophlogoses, on combinera ensemble les deux méthodes anticacopyrétique et anticacophlogosique , en traitant toujours dans l'intérêt et pour la conservation du *Pyrisme* vital.

6° ORDRE. *Méthode antiapyrique.* — N° 6. Elle a pour but de remédier à l'oppression, à l'étouffement, à la suspension momentanée, ou à l'extinction définitive de la vie, du *Pyrisme*, de la calorification, de la fonction qui sécrète et dégage la chaleur générale. — Elle consiste dans les préceptes et dans les moyens propres à ressusciter le Pyrisme. Ces moyens sont : les diffusibles, le vin chaud, les alcooliques, les aromatiques, les ammoniacaux, l'insolation, les frictions rubéfiantes, les émétiques, les drastiques, les vésicatoires, le galvanisme, l'application de l'eau bouillante, la cautérisation. Dans bien des cas de collapsus vital et de mort apparente, ces moyens secouent, rallument et ressuscitent la vie ou le Pyrisme. — On fait usage de la méthode antiapyrique, dans les cas d'apoplexie, de syncope, de congélation, d'asphyxie, de léthargie et de mort subite.

Observations. — S'il existe six ordres morbides de la Pyropathie, il faut nécessairement leur adapter six ordres curatifs de la Pyrothérapie. — De plus , comme les troubles du *Pyrisme* coïncident, comme causes et comme effets, et se compliquent toujours avec les désordres du *Phlox* son agent, et avec les dérangements de l'*Electrisme* et du *Phos*, et du *Lucisme* et de l'*Aristophos*, il faudra donc aussi combiner, avec les six ordres curatifs de la Pyrothérapie, les six ordres curatifs de la Phloxothérapie, les six ordres curatifs de l'Electrothérapie, les six ordres curatifs de la Phosothérapie, les six ordres curatifs de la Lucothérapie, les six ordres curatifs de l'Aristophosothérapie. Ce qui veut dire qu'on ne doit pas seulement traiter les Etats morbides de la chaleur générale, mais qu'on doit traiter en même temps ceux de la chaleur locale, ceux de la motilité générale, ceux de la motilité locale, ceux de la sensibilité générale, ceux de la sensibilité locale. Mais il faudra prendre garde à ce que les méthodes qu'on emploie ne se contrecarrent pas, mais s'harmonisent dans leurs combinaisons, de manière à toujours profiter au *Pyrisme* à la conservation duquel il faut tout sacrifier, puisqu'il constitue la *Vie*.

CHAPITRE XXXIII. — 2ᵉ CLASSE. *Phloxothérapie.*

La Phloxothérapie est la thérapeutique du Phlox, du *Calorique* vital, envisagé sous le point de vue de son *activité locale*, vivifiante et fonctionnelle.

1er Ordre. *Méthode hypophloxante.* — N° 7. Elle consiste
dans les préceptes et dans les moyens propres à affaiblir l'exaltation franche de la chaleur locale, propres à diminuer le Phlox
accumulé et surexcité dans son activité viscérale. Elle tend
donc à abaisser la vitalité des organes, à tempérer leur caloricité
propre, à combattre leur hyperphloxie. — Ses moyens sont les
hypophloxants, tels que: les sangsues, les ventouses, les cataplasmes émollients, les bains locaux, les lotions mucilagineuses,
les injections et les onctions adoucissantes. Les émissions sanguines locales enlèvent les engorgements qui font obstacle au
cours du *Phlox* ; elles donnent du jour à ses rayonnements de-
venus plus libres. Les applications aphloxiques, ou tempérantes
et émollientes, étant anticaloriques, saturent, neutralisent,
diminuent le calorique morbidement entravé et accumulé ; de
plus, elles raréfient les gaz, elles clarifient le sang et la lymphe,
elles détrempent les nerfs, elles relâchent les fibres, elles amollissent les solides, elles émoussent la caloricité et la contractilité viscérales, elles ouvrent les pores et forment un débouché
local pour l'exhalation libre du Phlox. On doit aussi mettre au
nombre des hypophloxants, la soustraction des organes malades
à leurs modificateurs habituels ; ce qui constitue la diète et le
repos partiels. — On fait usage de la méthode hypophloxante,
dans les cas de plénitude ignée locale, de spasme viscéral, de pléthore sanguine partielle, de turgescence gazeuse, de pléthore
lymphique locale; de suractivité d'une sécrétion et d'une exhalation; d'engorgement, de congestion, d'hémorrhagie, d'hydro-
pysie, de pneumatose *sthéniques* ; d'hémicranie, de frontalgie,
de céphalalgie, de gastralgie, d'entéralgie, en ne songeant à ne
soigner que le phlox et le sang, et en faisant abstraction de l'*élément douleur*, qui réclame une autre méthode curative et la 31°.
La méthode hypophloxante convient encore, dans les cas d'hyperphloxie cardiaque, pulmonaire, cérébrale, gastrique, intestinale, hépatique, rénale, utérine ; dans l'hypercaloricité et dans
l'hyperhémie active de tous les organes. On proportionnera toujours l'emploi de la méthode hypophloxante, au degré de l'hyperphloxie que l'on combat, afin de ne pas produire un *état
pathique* ou une *statopathie* contraire.—Comme l'hyperphloxie
coexiste souvent avec d'autres états morbides, et notamment
avec l'hyperpyrisme, avec l'hyperphosie et avec l'hyperaristophosie, on devra combiner sagement les quatre méthodes hypophloxante, hypopyrisante, hypophosante et hypoaristophosante.
Alors on s'efforcera de faire rayonner, fonctionner et dépenser
librement les trois impondérables. Sans doute on ne pourra

obtenir ce résultat, qu'en modifiant aussi les gaz , les liquides et les solides de la partie malade ; mais je répète que le traitement de ces *pondérables* ne s'opère jamais que dans l'intérêt des *im-pondérables* physiologiques, dont ils ne sont que des instruments passifs.

2ᵉ Ordre. *Méthode antiphlogosique.* — N° 8. Elle est propre à affaiblir la vitalité locale enflammée et à l'état franc ; elle tend à débiliter la caloricité d'un organe phlogosé. Elle comprendra les dogmes et les moyens désenflammants, ou ceux par lesquels on pourra calmer la vitalité emportée et enflammée d'un viscère. Elle consistera donc dans l'emploi plus large et plus éner-gique de la méthode hypophloxante, pourtant avec des modifications nouvelles, relatives aux formes, aux périodes, aux phases d'acuité et de chronicité. Comme la fièvre coexiste presque toujours avec les phlegmasies aiguës, il sera nécessaire aussi de recourir aux antipyrétiques, en même temps qu'aux antiphlogosiques. — C'est pourquoi la méthode antiphlogosique emploiera de concert les moyens suivants. Les saignées générales seront renouvelées, selon les exigences de la pyrexie ; les sang-sues et les ventouses scarifiées seront répétées , selon les besoins de l'inflammation. Les rafraîchissents, les délayants , les bains , le repos, l'abstinence , les laxatifs salins très-étendus, concourront puissamment à abattre la fièvre. Mais la phlogose sera combattue directement et efficacement par les saignées ou les ventouses , qui enlèveront les obstacles du phlox , les entraves du sang et de la lymphe, les contractions, les engorgements et les obstructions des viscères. Les lotions , les onctions et les topiques de nature émolliente , seront aussi d'utiles auxiliaires pour dilater les pores, ouvrir les voies, et faire dégager plus librement le calorique , les gaz et les vapeurs organiques. On comprendra donc que , si on dissipe la *fièvre* , en détruisant les larges obstacles, qui refoulent le calorique vital, qui le concentrent sur le foyer, et qui fébricitent ce dernier, on dissipera aussi l'*in-flammation* , en détruisant les obstacles locaux qui refoulent, accumulent et concentrent le calorique fonctionnel d'un viscère. C'est la même théorie pour les deux cas : et dans le premier, s'il faut rétablir la liberté des rayonnements généraux et splanchniques du pyrisme calorificateur, dans le second cas , on doit aussi élargir et rendre libre le calorique qui vivifie, contracte et fait fonctionner l'organe enflammé. C'est par ces deux procédés thérapeutiques qu'on empêchera , d'une part, les réactions et les efforts tensifs et résolutifs de la vie centrale sur la totalité de l'organisme ; et qu'on supprimera aussi , d'une autre part, les réactions et les efforts tensifs, résolutifs, cocteurs et critiques de la vitalité locale sur ses propres humeurs et sur les tissus de l'organe phlogosé. Il faut donc, dans la fièvre et dans les inflammations, toujours agir, ne pas abandonner les états morbides à une coupable et dangereuse expectation ; parce qu'il y a constamment à faire, à dégorger, à désobstruer, à détendre les contractions, à tempérer la caloricité, à favoriser l'expansion des impondérables, le dégagement des gaz, le cours des liquides, le mouvement fonctionnel des solides. Il ne faut rien laisser de pénible à la nature, à la prétendue force vitale, qui n'est autre que l'activité du Phlox intégrant des viscères, plus ou moins renforcé par le Phlox rayonnant du Pyrisme. Car, si vous ne détruisez pas promptement les causes ou les éléments pondérables de l'inflammation, vous verrez arriver un temps de crudité, un effort de saturation et de *coction*, ou une décomposition chimique d'humeurs, une *crise* d'évacuation, et peut-être des terminaisons dangereuses, des transformations funestes, le passage à la chronicité, et des détériorations organiques. Or, le ministère de la médecine est d'empêcher tous ces malheurs, par une thérapeutique prompte, énergique, quoique toujours prudente, ce qui veut dire proportionnelle aux besoins généraux du Pyrisme, et aux besoins locaux du viscère malade. — On modifiera le traitement des phlogoses : 1° en raison de leurs formes calorique, gazeuse, sanguine, lymphique, texturale ; 2° en raison de leurs deux périodes de protophlogose et de deutophlogose ; 3° en raison de leurs deux temps d'acuité et de chronicité ; 4° en raison de leurs terminaisons en suppuration, en ulcération, en induration, en ramollissement, en transformation, etc ; 5° en raison de leur voisinage plus ou moins rapproché du foyer encéphalospinal de la vie ; 6° en raison du département splanchnique où elles résident, et en raison de l'importance fonctionnelle des viscères et des débouchés exhalateurs où elles siégent. Ainsi on emploiera des moyens plus ou moins énergiques, selon que la phlogose affectera, ou la moelle grise qui constitue l'appareil vital, ou les ganglions et les plexus du trisplanchnique, qui sont des annexes vitales, ou les artères, ou les veines, ou les lymphatiques, ou les muqueuses, ou la peau, ou les muscles, ou les séreuses, ou les tendons, ou les cartilages, ou les os. Plus l'organe enflammé est composé de pondérables constitutionnels, moins le traitement sera vigoureux ; et *vice versá* pour le cas contraire. Dans la médication des phlogoses, on devra s'attacher par dessus tout à guérir les causes *radicales* et primitives de l'inflammation, c'est-à-dire, les conditions *organiques* de la phlegmasie ; plutôt que de s'attacher aux *symptômes de relation*, tels que les spasmes et la douleur : car ces symptômes sont consécutifs , et n'appartiennent ni au Pyrisme, ni au Phlox, mais bien à l'Electrisme et au Phos, au Lucisme et à l'Aristophos ; c'est pourquoi on les combattra par des méthodes adjuvantes, et par celles qui leur sont directement appropriées. — Dans l'application de la méthode antiphlogosique, je fais observer que les saignées générales sont fort utiles pour les viscères parenchymateux et aréolaires ; mais qu'elles sont moins nécessaires et plutôt nuisibles, pour les phlegmasies des membranes. Tandis que les saignées locales, répétées souvent et à petites distances, sont très-avantageuses pour les phlogoses des membranes, mais fort insuffisantes pour les viscères parenchymateux. — Les médecins qui nous liront, ne pourront pas nier le rationalisme de la méthode antiphlogosique , puisqu'elle combat le *calorique* et l'*inflammation*, par des moyens *anticaloriques* et désobstruants.

3ᵉ Ordre. *Méthode hyperphloxante.* — Nᵒ 9. Elle est propre à fortifier la vitalité locale, lorsqu'elle est émoussée et affaiblie ; elle tend à augmenter la caloricité diminuée d'un organe, et à combattre tous les cas d'hypophloxie. Elle comprendra donc les dogmes et les moyens propres à corroborer les affaiblissements locaux. — Les hyperphloxants sont les applications toniques et stimulantes, les onctions aromatiques, les fumigations balsamiques, les frictions rubéfiantes, l'urtication, la vésication, les bains vineux et excitants, les injections astringentes, etc. Le phlox médicinal de ces substances fortifie et stimule, en résistant au phlox rayonnant du Pyrisme, en le refoulant , en le concentrant, en l'accumulant sur l'organe hypophloxé, et en activant sa fonction. Mais quand on *hyperphloxe* , il faut le faire dans une juste mesure ; parce que, si l'on outre-passait le degré nécessaire, on pourrait *phlogoser*. — Les cas dans lesquels la méthode hyperphloxante est indiquée, sont : les hypophloxies, les débilités viscérales partielles, les hémorrhagies, les sécrétions, les hydropisies, les écoulements atoniques, et toutes les affections locales de la vitalité marquées au coin du *laxum*, de l'asthénie ou de la passivité. — Mais comme l'hypophloxie coïncide ordinairement avec l'hypopyrisme, il faudra le plus souvent combiner les deux méthodes nᵒ 3 et nᵒ 9, ou l'hyperpyrisante et l'hyperphloxante, sans préjudice de celles que la complication d'autres états morbides pourraient encore rendre nécessaires.

4ᵒ Ordre. *Méthode anticacophloxique.* — N. 10. Elle con-

siste à guérir la vitalité locale , lorsqu'elle est viciée , mais non
enflammée. Comme la vitalité d'un organe peut être : 1° ou en
hypercacophloxie, ou en cacophloxie simple, ou en hypocacophloxie, il faudra, dans les trois cas, traiter la perversion par les
spécifiques ; tandis que, dans le premier cas, on soignera aussi
la surexcitation par les *hypophloxants* ; et tandis que, dans le
troisième cas, on combattra aussi l'affaiblissement par les *hyperphloxants*. — Les moyens anticacophloxiques sont les applications spécifiques dites sulfureuses, iodiques , mercurielles, arsé-
nicales, et les fondants, les résolutifs, les vésicatoires, les lotions
caustiques, etc. C'est par ces spécifiques locaux, que l'on peut
attaquer les cacophloxies galeuse, dartreuse , goîtreuse , strumeuse, vénérienne, squirrheuse , cacophlegmoneuse, virulente,
vénimeuse, etc. Mais, dans l'usage de ces spécifiques, il ne faudra pas dépasser les degrés d'activité et d'assimilation réclamés
par la cacophloxie, sinon l'on causerait une *maladie* nouvelle
et de nature *médicinale*. — Comme les cacophloxies coexistent
presque toujours avec le cacopyrisme, il sera le plus souvent indispensable d'allier les deux méthodes n° 10 et n° 4, ou l'anticacophloxique et l'anticacopyrique : bien souvent cette dernière
seule suffit pour guérir les cacophloxies.

5ᵉ Ordre. *Méthode anticacophlogosique.* — N° 11. Elle a
pour but de traiter la vitalité locale des viscères, lorsqu'elle est
à la fois viciée et enflammée. Ses moyens résultent de la réunion
des antiphlogosiques et des anticacophloxiques. Mais dans leur
double emploi, il faut d'abord donner la préférence aux sangsues,
aux ventouses scarifiées, aux topiques émollients ; et ce n'est
que lorsqu'on a suffisamment amorti le mouvement inflammatoire, que l'on attaque la perversion de la caloricité locale. Et
c'est seulement alors que l'on recourt à l'application ménagée
des spécifiques, tels que les antiscorbutiques , les fondants, les
résolutifs , les alcalins, les sulfureux, les iodiques, les mercuriaux, les arsénicaux , l'alcali volatil, les caustiques. On adapte
ces spécifiques respectivement aux cacophlogoses qui les réclament, telles que : les inflammations scorbutiques, les gonfle-
ments par absorption malsaine, les phlegmasies galeuses, scrofu-
leuses, syphilitiques, morveuses , cancéreuses ; les ulcérations
rongeantes, les plaies virulentes et vénéneuses, etc. — On traitera toute cacophlogose , selon ses formes , ses périodes , ses
terminaisons, et selon les principes que nous avons posés dans
la description de la méthode antiphlogosique ou n° 2. — Et
quand les cacophlogoses coïncideront avec la cacopyrexie, on combinera ensemble les méthodes anticacophlogosique et anticaco-

pyrétique , sans préjudice des autres méthodes, qui seront
nécessaires pour combattre les états morbides coexistants, et
notamment ceux des fonctions de relation.

6e Ordre. *Méthode antiaphloxique.* — N. 12. Elle est consacrée à rétablir la caloricité locale, quand elle est suspendue ou
détruite ; elle tend à ressusciter la vitalité viscérale, quand elle
est complètement engourdie et abolie. — Ses moyens sont les
topiques fortifiants , stimulants , rubéfiants et caustiques , et
généralement les médicaments chauds, ardents , fortement imprégnés de Phlox. — On les emploie dans les cas d'inertie viscérale, de paralysie locale des tissus organiques, de leurs tranfor-
mations aphloxiques ou par excès de pondérables , ce qui les
rend cartilagineux, osseux, cornés ou pétrés.

Observations. S'il existe six ordres morbides de la Phloxopathie, il faut nécessairement leur approprier six ordres curatifs
de la Phloxothérapie. — De plus , comme les troubles de la
vitalité locale ou de la Phloxie, coïncident presque toujours avec
ceux du Pyrisme, et très-souvent avec ceux de l'Electrisme et
du Lucisme, et plus souvent encore avec ceux du Phos et de
l'Aristophos , il faudra combiner, avec les méthodes *phloxothérapiques,* les autres méthodes qui seront propres à combattre
tous les états morbides coexistants et complicants. — Mais un
grand principe de l'Impondéralisme : c'est qu'on doit, en gé-
géral, sacrifier l'emploi des vingt-quatre méthodes de relation ,
propres à l'Electrisme et au Phos, au Lucisme et à l'Aristophos,
ou au moins les subordonner à l'intérêt des douze méthodes
radicales ou *organiques,* propres au Pyrisme et au Phlox : parce
que les causes et les conditions des douze *Etats morbides* de ces
derniers, sont presque toujours primitives, parce qu'elles sont
plus fondamentales, parce qu'elles tiennent plus immédiatement
à la *Vie* et à l'appareil calorificateur ; tandis que les vingt-quatre
Etats morbides des fonctions de *relation,* sont ordinairement
consécutifs et secondaires , et n'ont que des rapports médiats
avec le Pyrisme vital. Les six méthodes pyrothérapiques seront
donc toujours prépondérantes ; puisqu'il faut, avant tout, sauver le *Pyrisme* qui constitue la *Vie.* Et les six méthodes phloxothérapiques viendront ensuite ; puisqu'il importe tant de régulariser et de conserver la vitalité locale des organes. Les méthodes
électrothérapiques , phosothérapiques, lucothérapiques, aristophosothérapiques, ne viendront donc le plus souvent qu'en sous-
ordre, que comme auxiliaires, et dans l'esprit de combattre des
Etats morbides communément consécutifs.

CHAPITRE XXXIV. — 3ᵉ Classe. *Electrothérapie.*

L'Electrothérapie est la thérapeutique de l'Electrisme, de la motilité générale, de la fonction encéphalique qui sécrète et dégage l'impondérable moteur.

1ᵉʳ Ordre. *Méthode hypoélectrisante.* — N. 13. Elle consiste dans les principes et dans les moyens propres à affaiblir l'Electrisme, à débiliter la fonction constitutive de la locomotivité, toutes les fois que cette fonction est surexcitée sans fièvre et à l'état franc ; en un mot, c'est la méth.·de propre à combattre directement l'hyperélectrisme. — Ses moyens sont : les ingestions de valériane, d'assa, de camphre, de musc, d'éther sulfurique. Mais on ne doit pas oublier que ces médicaments agissent de deux manières opposées. 1° Leurs pondérables hypoélectrisent directement, en saturant le fluide moteur ; 2° leurs impondérables hyperélectrisent d'abord : mais, en vaporisant, en entraînant, en faisant exhaler et dépenser l'agent électrique fonctionnel, ils le diminuent, ils l'épuisent ; et c'est ainsi qu'ils affaiblissent et *dépriment* la fonction, et qu'ils hypoélectrisent *indirectement* et consécutivement. — On emploie ces moyens, dans les cas d'irritabilité générale, de tendance aux tics, d'agitation musculaire, de spasmes universels, de disposition convulsive, de chorée active. — Le plus souvent, pour réussir à guérir l'hyperélectrisme, il faudra combiner ensemble les méthodes hypopyrisante et hypoélectrisante, ou les nᵒˢ 1 et 13 du cadre thérapeutique.

2ᵉ Ordre. *Méthode antiélectrétique.* — N° 14. Elle est propre à calmer la fonction de la motilité générale, lorsqu'elle est exaltée en fièvre et à l'état franc. — Mais comme l'électrexie est presque toujours l'effet de la pyrexie et de la phlogose, il faudra combiner les méthodes nᵒˢ 2, 8 et 14, ou antipyrétique, antiphlogosique et antiélectrétique, en commençant par appliqu.·les deux premières : ce ne sera qu'après la détente de la pyrexie et de la phlogose, qu'on recourera avantageusement à la troisième. Ainsi les saignées, les sangsues, les ventouses, les délayants acidules et gommeux, les bains, les topiques émollients, s'allieront aux médicaments antispasmodiques, pour constituer la méthode antiélectrétique. — Ses moyens directs seront : le musc, le camphre, l'acide prussique, l'eau de laurier-cerise, celle d'amandes amères, le cyanure de potassium, l'oxyde de zinc. — On les employera dans les cas de délire ardent, de loquacité fébrile, de cris, de fureur, de soubresauts, de crampes universelles, de convulsions, de contractures, de tétanos. Mais l'usage des antispasmodiques sera toujours suborbonné à l'intérêt de la pyrexie et de la phlogose, qu'il ne faut jamais aggraver : c'est pourquoi on ne prescrira les antiélectrétiques , les antispasmodiques, qu'avec une grande réserve et à très-petites doses.

3ᵉ Ordre. *Méthode hyperélectrisante.* — N° 15. Elle a pour but de fortifier et d'exciter l'Electrisme affaibli, de renforcer et de stimuler la fonction motrice supposée débilitée. On parvient le plus souvent à ce but , par la réunion des méthodes nᵒˢ 3 et 15, ou hyperpyrisante et hyperélectrisante. — Les moyens hyperélectrisants sont : les alcooliques, les aromatiques, les vulnéraires, les huiles essentielles, la noix vomique, la strychnine, les courants électriques, les bains et les douches d'eaux sulfureuses , le massage, les frictions avec les liniments stimulants. — On les emploie dans les cas d'affaiblissement de la locomotion, d'engourdissement général, de tremblement des membres, de prédisposition aux paralysies du mouvement.

4ᵉ Ordre. *Méthode anticacoélectrique.* — N° 16. Elle tend à purifier la fonction de la motilité générale, supposée sans fièvre, mais viciée dans son facteur impondérable , mais altérée dans sa nature et dans son activité par des causes pervertissantes. — S'il existe un cacopyrisme préalable, on combinera les deux méthodes n° 4 et n° 16, ou anticacopyrique et anticocoélectrique. — Cette dernière se compose des moyens antiscorbutiques , antiscrofuleux , antivénériens , etc., que l'on associe aux vins , aux aromatiques , aux éthers, aux ammoniacaux , pour les faire pénétrer jusque dans la fonction de l'Electrisme. On parviendra facilement à régénérer cette fonction , en combinant les spécifiques sulfureux, iodiques, mercuriaux, etc., avec les diffusibles, les sudorifiques et les étuves. — Les anticacoélectriques seront utilisés , dans les cas de spasmes vénériens , scorbutiques , dartreux, saturnins ; dans l'ivresse causée par des boissons frélatées, dans le tremblement mercuriel, dans l'agitation raphanique, etc.

5ᵉ Ordre. *Méthode anticacoélectrétique.* — N° 17. Elle consiste dans les principes et les moyens propres à traiter l'état à la fois fébrile et vicié de l'Electrisme, de la fonction qui préside à la motilité générale, et qui sécrète et irradie le fluide moteur. — Comme la cacoélectrexie est presque toujours l'effet de la cacopyrexie et d'une cacophlogose, on devra ordinairement combiner ensemble les méthodes nᵒˢ 5, 11 et 17, ou anticacopyrétique, anticacophlogosique et anticacoélectrétique. Mais on débutera toujours par les deux premières , si l'on veut obtenir du succès par la seconde. — Les anticacoélectrétiques sont les altérants et les spécifiques , unis aux antispasmodiques et à tous

les moyens antiphlogistiques propres à abattre la fièvre et à
calmer l'inflammation coexistantes. On rangera au nombre des
antiélectrétiques, les acidules, les laxatifs, les dérivatifs, les révulsifs, tous les purifiants et même les alexitères, les dompte-
venins, le sulfate de quinine, les éthers, les huiles volatiles, les
potions ammoniacales. Mais, pour que ces médicaments excitants et ardents réussissent, le plus souvent il faut modérer la
calorification et la sanguification par une ou deux saignées préalables, et ce n'est qu'ensuite que l'on pourra prescrire les purifiants et les antispasmodiques, et encore à des doses très-mi-
nimes, afin de ne pas augmenter la pyrexie, qu'il faut surtout
s'attacher à réduire. — C'est ainsi que l'on traitera les symptômes fébriles de la fonction motrice, qui surviennent dans
l'ataxie de la fièvre pernicieuse, jaune, pestilentielle, typhique;
de la petite vérole, de la scarlatine, de la fièvre vénérienne,
dartreuse, cancéreuse, charbonneuse, gangréneuse; et dans tous
les cas de cacoataxie motrice avec soubresauts, convulsions et
raideurs tétaniques.

6° Ordre. *Méthode antiabélectrique.* — N° 18. Elle a pour
but de traiter la suspension momentanée ou l'abolition définitive
de l'Electrisme, de la fonction qui constitue la motilité générale, et qui sécrète et dégage le Phos. Elle tend donc à réveiller
l'Electrisme éteint et inerte, au moyen de ressuscitants appropriés. — Les antiabélectriques sont : les diffusibles énergiques,
le vin chaud, le punch, les alcooliques unis aux aromatiques,
le Champagne, l'éther, l'alcali volatil, la strychnine, l'éther
phosphoré, l'acide phosphorique, la flagellation, l'urtication,
le galvanisme. — Tous ces moyens curatifs peuvent être employés dans les cas d'asphyxie, de syncope, de léthargie, d'apoplexie, de mort apparente, de callapsus trop prolongé de la locomotion à la suite de l'aspiration de l'éther et du chloroforme.
Mais comme, dans ces cas, il y a parfois en même temps coexistence d'apyrisme, il faudra combiner les deux méthodes n° 6 et
n° 18, ou antiapyrique et antiabélectrique.

CHAPITRE XXXV. — 3ᵉ classe. *Phosothérapie.*

La Phosothérapie est la thérapeutique du Phos, du fluide
moteur, de l'agent impondérable de la locomotion, mais en le
considérant sous le point de vue de *son activité locale*, dans les
nerfs et dans les parties musculaires.

1ᵉʳ Ordre. *Méthode hypophosante.* — N° 19. Elle consiste

dans les préceptes et dans les moyens propres à affaiblir la *motilité locale* des nerfs et des muscles de relation, quand ils sont
surexcités sans phlogose. Elle a pour but de diminuer l'accumulation et la tension exagérées du *Phos.* —Ses moyens sont
les applications locales de camphre, de valériane, de castoréum,
de musc, de succin, que l'on emploie en cataplasmes, lotions,
bains, onctions, fumigations, etc. — On use de ces antispasmodiques locaux, dans les cas de spasme tonique, d'une crampe,
d'un tic, d'un trismus, d'un tressaillement musculaire local,
d'une convulsion partielle, d'une contracture bornée. — Quand
il y aura en même temps hyperphloxie, on associera ensemble
les deux méthodes nᵒˢ 7 et 19, ou hypophloxante et hypophosante.

2ᵉ Ordre. *Méthode antiphososique.*— Nᵒ 20. Elle est propre
à traiter l'exaltation franche mais inflammatoire du phos local,
de la motilité partielle. —Comme la phosose n'est le plus souvent qu'une conséquence de la phlogose, on commencera par
combattre l'inflammation radicale par la méthode nᵒ 8, ou antiphlogosique; et ensuite on emploira les antiphososiques. Ces
derniers sont les applications antispasmodiques de cire, de blanc
de baleine, de camphre, de musc, l'aimant, l'acupuncture et
l'électropuncture. C'est par ces médicaments unis aux antiphlogistiques spoliatifs et émollients, que l'on combattra les spasmes,
les crampes, les contractures, les convulsions partielles, qui accompagnent les inflammations *organiques.*

3ᵉ Ordre. *Méthode hyperphosante.* — Nᵒ 21. Elle a pour
but de soigner l'hypophosie, c'est-à-dire, de remédier à la diminution locale de l'agent moteur, de fortifier son activité dans
un nerf, dans un muscle ou dans un membre, en un mot, d'exciter la motilité locale, lorsqu'elle est affaiblie. — Quand l'hypophloxie compliquera l'hypophosie, on associera les deux méthodes nᵒ 9 et nᵒ 21, ou hyperphloxante et hyperphosante, en
commençant par la première, qui souvent suffit. — Les moyens
hyperphosants sont les applications locales, composées de substances aromatiques et balsamiques, de vulnéraires, de pommades faites avec la brucine, la strychnine, le phosphore, l'ammoniaque. — C'est avec ces agents pharmaceutiques, que l'on
accumulera et que l'on tendra le phos ou l'impondérable moteur,
et que l'on guérira les engourdissements, les affaiblissements et
les relâchements musculaires.

4ᵉ Ordre. *Méthode anticacophosique.* —Nᵒ 22. Elle consiste
dans les règles et dans les moyens propres à combattre la motilité locale non franche, supposée viciée, mais non enflammée.

Elle a donc pour but d'assainir le cacophos ou l'impondérable moteur, qui est perverti dans une partie de l'appareil locomotif. — Il faudra réunir les deux méthodes n° 10 et n° 22, ou anticacophloxique et anticacophosique, lorsqu'on soupçonnera que la cacophosie est déterminée par la cacophloxie. — Ses moyens sont, indépendamment des médicaments anticacophloxiques, les teintures de myrrhe, d'aloès, le quinquina, la tanaisie, le baume de soufre, l'éther acétique, le vinaigre aromatique, les applications musquées, camphrées, éthérées, les topiques fortifiants et dépuratifs, les onctions iodurées, les frictions mercurielles, les fumigations sulfureuses.—C'est avec ces prescriptions externes et locales, que l'on combattra la cacophosie à forme scorbutique, ou strumeuse, ou vénérienne, ou dartreuse, ou ulcéreuse, etc. Mais on retirera aussi un grand bénéfice de la méthode n° 4, ou anticacopyrique, qui suffit souvent pour guérir les cacophloxies et les cacophosies, c'est-à-dire, les perversions locales de la caloricité et de la motilité.

5° Ordre. *Méthode anticacophososique.* — N° 23. Elle est propre à traiter la motilité locale, lorsqu'elle est à la fois viciée et enflammée. — Le plus souvent il sera nécessaire de la faire précéder par les méthodes n° 5 et n° 11, ou anticacopyrétique et anticacophlogosique ; parce que la cacophosose est presque toujours l'effet d'une inflammation spécifique. — Ses moyens consisteront dans l'union des antiphlogosiques et des antispasmodiques, secondés des spécifiques locaux. Après une détente suffisante, opérée par les émissions sanguines locales et les applications émollientes, on combinera les *spécifiques* anticacophloxiques, avec les topiques balsamiques, acétiques, camphrés, musqués, éthérés, avec la ciguë, le savon, la gomme ammoniaque. — C'est par ces combinaisons thérapeutiques que l'on pourra calmer les spasmes et les soubresauts partiels, les convulsions et les contractures locales, qui sont déterminées par les cacophlogoses scorbutique, dartreuse, vénérienne, strumeuse, gangréneuse, cancéreuse, farcineuse, charbonneuse. — Mais dans le traitement des cacophososes, on ne devra user des spécifiques locaux et des antispasmodiques qu'à des doses excessivement fractionnées, afin de ne pas augmenter le *mouvement inflammatoire*, qu'il faut surtout s'attacher à combattre.

6° Ordre. *Méthode antiaphosique.* — N° 24. Elle a pour but de guérir l'aphosie, c'est-à-dire, la suspension ou l'abolition de la motilité locale. Elle tend à ramener et à accumuler, dans une partie motrice, le phos ou l'impondérable moteur qui y manque, qui y est annulé, qui n'y parvient plus. — Le plus souvent, pour réussir, il sera nécessaire d'employer ensemble les méthodes n° 12 et 24, ou antiaphloxique et antiaphosique. — Ses moyens sont tous les ressuscitants du Phos local, tels que l'électricité, le galvanisme, les alcooliques, les aromatiques, les teintures de noix vomique et de cantarides, la strychnine, les pommades de vératrine et de phosphore, les bains de vapeurs, les douches sulfureuses, le massage, la flagellation, l'urtication, la rubéfaction, la vésication, la cautérisation. — C'est par ces médicaments si actifs et locaux, que l'on parviendra à faire irradier le fluide moteur, dans les nerfs et dans les muscles qui seront frappés d'engourdissement, d'inertie et de paralysie du mouvement. — Mais bien souvent il faudra utiliser en même temps la méthode n° 15 ou hyperélectrisante, parce que son concours est précieux contre l'aphosie.

CHAPITRE XXXVI. — 5° Classe. *Lucothérapie.*

La Lucothérapie est la thérapeutique du Lucisme, de la sensorialité et de la sensibilité générale, c'est-à-dire, de la fonction encéphalique qui sécrète et irradie *l'aristophos* ou le fluide sensible.

1ᵉʳ Ordre. *Méthode hypolucisante.* — N° 25. Elle consiste dans les principes et dans les moyens propres à débiliter le Lucisme, à affaiblir la sensibilité générale, supposée surexcitée et à l'état franc : en un mot, c'est la méthode propre à combattre directement l'hyperlucisme. — Ses moyens sont : 1° les ingestions d'eau de laurier cerise, d'amandes amères, d'acide prussique médicinal, de cyanure de potassium, qui hypolucisent indirectement, ou par vaporisation, épuisement et dépression de l'agent sensible ; et 2° les ingestions de thridace, d'opium, de morphine, de jusquiame, de stramoine, de belladone, d'aconit, qui hypolucisent directement, ou par saturation, neutralisation, annulation de l'agent sensible. Mais, tandis que le premier groupe de médicaments agit surtout par leurs impondérables expansifs, le dernier groupe de médicaments opère surtout par leurs pondérables absorbants et atténuateurs de l'aristophos. — C'est par ces deux sortes de moyens, que l'on combattra la *surexcitation* du Lucisme ou de la sensorialité, si manifeste chez les visionnaires, les hypochondriaques, les hystériques, les fous, les insomniques, les colères, les maniaques, etc. — Mais bien souvent il sera nécessaire de réunir ensemble les méthodes n° 1, 13 et 25, ou hypopyrisante, hypoélectrisante et hypolucisante.

2ᵉ Ordre. *Méthode antilucétique.* — N° 26. Elle est propre à traiter l'exaltation fébrile et franche de la sensorialité, du Lucisme, de la fonction qui produit la sensibilité générale.—Cette méthode se combinera aux méthodes n° 2 et n° 14 , ou antipyrétique et antiélectrétique , parce que la lucexie est presque toujours la conséquence de la pyrexie, et la compagne de l'électrexie. — D'abord on débutera par les antipyrétiques, tels que les saignées, les sangsues, les ventouses , les acidules, les mucilagineux , les laxatifs. Ensuite on recourera aux antilucétiques proprement dits, qui ne sont que les hypolucisants appliqués à la fièvre sensoriale, mais qu'on emploie beaucoup plus largement et avec bien moins de continuité , pourtant avec la scrupuleuse attention de ne pas augmenter la pyrexie.—Les moyens constitutifs de la méthode antilucétique , résultent de la combinaison des antiphlogistiques et des narcotiques solubles, tels que l'opium , la morphine, la jusquiame, la belladone, la stramoine, la thridace, l'aconit. — C'est par ces agents désenflammants et stupéfiants, que l'on traitera la lucexie et ses symptômes caractéristiques, tels que : l'exaltation extraordinaire des sens, l'emportement du moral, le désordre de la pensée, le délire , les souffrances générales extrêmes avec fièvre , les émotions bouleversantes, l'égarement, etc. — S'il y avait, en même temps que la lucexie, complication d'autres *États morbides* , on les traiterait par autant d'*ordres thérapeutiques* correspondants.

3ᵉ Ordre. *Méthode hyperlucisante.*—N° 27. Elle est propre à remédier aux affaiblissements du Lucisme , de la sensorialité , de la sensibilité générale, de la fonction qui sécrète et dégage l'Aristophos ou le fluide sensible. — Ses moyens sont : les vins généreux et mousseux, les alcooliques, les aromatiques, les diffusibles, les essences, le thé, le café, le punch. — On les emploie dans les cas de langueur sensoriale, d'affaiblissement moral, d'énervation mentale , d'obtusité des idées , d'émoussement des sens, d'apathie, d'imbécilité , de démence et d'anaphrodisie par débilité générale. — Mais bien souvent , pour réussir, il faut associer les méthodes n°ˢ 3, 15 et 27, ou hyperpyrisante, hyperélectrisante et hyperlucisante.

4ᵉ Ordre. *Méthode anticacolucique.* — N° 28. Elle tend à purifier le Lucisme , ou la fonction de la sensibilité générale , quand elle est viciée et sans fièvre. — Ses moyens sont les diffusibles hyperlucisants, combinés aux spécifiques, aux altérants , aux purgatifs, aux dérivatifs. On parviendra à guérir le cacolucisme par la réunion des sudorifiques , des ammoniacaux , des éthers, du camphre, du café, avec les sulfureux, les iodiques ,

les mercuriaux, etc. — Ces moyens conviendront dans les cas
d'altération sensoriale, marquée par le sentiment morbide des
choses, par des sensations étranges, par des hallucinations bizarres, par des fantaisies maladives, par des visions fallacieuses,
par la démonomanie, par l'aberration mentale des hypochondriaques, des mélancoliques, des nostalgiques. Mais le plus souvent il faudra combiner ensemble, non-seulement les méthodes
n°s 4, 16 et 28, ou anticacopyrique, anticacoélectrique et anticacolucique, mais encore les autres méthodes qui seraient
propres à combattre tous les États morbides coexistants.

5ᵉ Ordre. *Méthode anticacolucétique.*—N° 29. Elle consiste
dans les préceptes et dans les moyens propres à guérir le Lucisme ou la fonction de la sensibilité générale, lorsqu'elle est à
la fois affectée de viciation et surexcitée en fièvre. — Comme la
cacolucexie est presque toujours la conséquence de la cacopyrexie et d'une cacophlogose déterminante, il sera le plus souvent
indispensable de combiner ensemble les méthodes n°s 5, 11 et
29, ou anticacopyrétique, anticacophlogosique et anticacolucétique. Et si la cacoélectrexie, ou l'ataxie viciée de la locomotion,
coexiste encore, il faudra aussi utiliser la méthode n° 17, ou
anticacoélectrétique. De sorte que la méthode anticacolucétique
comprendra à la fois : 1° les saignées, les sangsues et les antiphlogistiques généraux et locaux ; 2° les antispasmodiques ;
3° les spécifiques ; 4° les *narcotiques*, qui sont spécialement
propres à la fièvre sensoriale. — C'est par tous ces moyens convenablement combinés dans l'intérêt hyérarchique du Pyrisme,
de l'Electrisme, du Lucisme, et de leur état fébrile et perverti,
du Phlox, du Phos, de l'Aristophos, et de leur état inflammatoire et vicié, que l'on parviendra à assainir la cacofièvre
de la sensorialité, et à guérir ses manifestations morbides,
telles que : pensée dénaturée, violentée et fébrile ; délire
et transport avec perversions diverses ; conscience des choses
altérée ; le moi comme transformé ; hallucinations fiévreuses ;
délire virulent, médicinal, septique ou toxique ; sensations,
conception, perturbation relatives à la nature de la substance
viciante ; imaginations, contemplations, ravissements, extases
morbides, causés par l'usage de l'opium, du hachisc, du tabac,
ou déterminées par la cacopyrexie et les cacophlogoses d'infections et de contagions.

6ᵉ Ordre. *Méthode antialucique.* — N° 30. Elle a pour
but de guérir la suspension ou l'abolition du Lucisme, de
la sensorialité, de la fonction qui produit la sensibilité générale.
— Ses moyens sont : les vins, les alcooliques, les aromatiques,

les huiles enssentielles, les potions diffusibles et balsamiques, le thé, le café, les ammoniacaux, les éthers, l'arnica. l'insolation, l'électricité, les rubéfiants, les vésicants, les caustiques. — On les emploie dans les cas d'alucisme, c'est-à-dire, lorsque le moi est éteint, quand le sentiment de l'existence est annulé : comme dans l'apoplexie, la syncope, l'asphyxie, la congélation, la léthargie, l'insensibilité qui survient dans les crises d'hystérie et d'épilepsie. — Mais comme le plus souvent, dans ces cas, il y a coïncidence d'apyrisme, d'abélectrisme et d'alucisme, on devra presque toujours combiner ensemble les méthodes n°˟ 6, 18 et 30, ou antiapyrique, antiabélectrique et antialucique.

CHAPITRE XXXVII. — 6ᵉ Cʟᴀssᴇ. *Aristophosothérapie.*

L'*Aristophosothérapie* est la thérapeutique de l'aristophos, du fluide sensible, de l'agent impondérable de la sensibilité locale.

1ᵉʳ Oʀᴅʀᴇ. *Méthode hypoaristophosante.* — N° 31. Elle est propre à débiliter la surexcitation locale de l'aristophos, à affaiblir l'accumulation partielle de la sensibilité. — Ses moyens sont les topiques, les onctions, les bains, faits avec la jusquiame, la stramoine, la belladone, l'opium, la morphine : tels sont les hypoaristophosants *directs*, ainsi appelés parce qu'ils absorbent, saturent et annulent chimiquement l'impondérable sensible. Mais il y a des hypoaristophosants que nous appelons *indirects*; parce qu'ils sont surexcitants d'abord ; parce qu'ils entraînent et dissipent, avec leur évaporation prompte, le fluide sensible : c'est pourquoi ils n'affaiblissent la sensibilité locale qu'indirectement, et par épuisement et dépression. C'est ce qui a lieu par le camphre, l'ammoniaque, l'acide prussique, le cyanure de potassium, les frictions d'éther et de chloroforme. — On emploie la méthode hypoaristophosante, dans les cas de *douleur locale*, de souffrance partielle, quels que soient le lieu et l'organe où elles siégent. Et en cela, qu'on le retienne bien, on ne fait que combattre un *phénomène de relation*, un état morbide de la sensibilité locale. Mais pour réussir, il faut aussi attaquer le plus souvent la *condition organique* de la douleur ; et cette condition est presque toujours une *hyperphloxie*. C'est pourquoi on devra recourir en même temps à la méthode n° 7, ou hypophloxante.

2ᵉ Oʀᴅʀᴇ. *Méthode antiaristophososique.* — N° 32. Elle consiste à traiter la sensibilité locale enflammée, mais franche ;

c'est-à-dire, elle tend à calmer l'aristophos violenté dans un
foyer de phlegmasie organique. On comprend donc qu'il sera
toujours nécessaire de combiner ensemble les trois méthodes
nᵒˢ 8, 20 et 32, ou antiphlogosique, antiphososique et antiaristophososique. C'est pourquoi on employera en même temps les
antiphlogistiques de la première, les antispasmodiques de la
seconde, et les narcotiques de la troisième ; mais en subordonnant toujours les méthodes secondaires, ou propres aux états
morbides de *relation*, à la méthode primitive et principale, ou
propre à l'état morbide *radical* ou *organique*. — Les moyens
antiaristophososiques proprement dits sont les applications stupé-
fiantes, faites avec le baume tranquille, l'huile de jusquiame, les
linimcnts laudanisés, les pommades opiacées, les extraits de
belladone et de stramoine. On les combine prudemment avec
le traitement de la phlogose, et toujours dans l'intérêt de cette
dernière.

3ᵉ Ordre. *Méthode hyperaristophosante.* — Nᵒ 33. Son but
est de remédier à l'affaiblissement de la sensibilité locale, et à
l'insuffisance partielle de l'impondérable sensible. — Mais
comme l'hypoaristophosie est presque toujours la conséquence
d'une hypophloxie, on associera avantageusement les deux méthodes nᵒˢ 9 et 33, ou hyperphloxante et hyperaristophosante.
— Les moyens hyperaristophosants sont : les alcooliques, les
balsamiques, les essences, les ammoniacaux, les aromatiques et
les éthers. — On les emploiera localement, dans les cas où
quelques nerfs, où quelques parties de l'appareil sensitif, seraient engourdis, affaiblis, émoussés, hypoaristophosés.

4ᵒ Ordre. *Méthode anticacoaristophosique.* — Nᵒ 34. Elle
tend à combattre l'état vicié, mais non enflammé, de la sensibilité
locale. — Comme la cacoaristophosie est souvent la conséquence
de la cacophloxie, on devra ordinairement combiner les deux
méthodes nᵒˢ 10 et 33, ou anticacophloxique et anticacoaristophosique. — Ses moyens sont : 1ᵒ ou les médicaments hyperlu-
mineux, tels que les éthers, les baumes, les essences, s'il y a
hypocacoaristophosie ; 2ᵒ ou les médicaments antilumineux,
tels que les opiacés et les autres narcotiques directs, s'il y a hypercacoaristophosie. Et l'on assortit ces deux genres de médicaments avec les spécifiques qui seront indiqués, tels que les
sulfureux, les iodiques, les mercuriaux, les arsénicaux. — C'est
ainsi que l'on traitera l'Aristophos dénaturé ; c'est ainsi qu'on
modifiera le fluide sensible perverti, qui fait éprouver des impressions et des souffrances étranges, morbides, infectieuses ou
virulentes.

5ᵉ Ordre. *Méthode anticacoaristophososique.* — Nᵒ 35. Elle consiste dans les préceptes et dans les moyens propres à traiter la sensibilité locale, lorsqu'elle est, à la fois, viciée dans sa nature et enflammée dans son activité. Alors l'aristophos est dénaturé et enflammé dans un foyer de cacophlogose. C'est pourquoi il faudra combiner ensemble les deux méthodes nᵒˢ 11 et 35, ou anticacophlogosique et anticacoaristophososique, mais en subordonnant toujours l'emploi de la seconde à l'intérêt de la première; parce que celle-ci tend à combattre la cause *organique* et primitive du mal. — Ces deux méthodes combinées se composeront donc des moyens suivants : 1ᵒ des spoliatifs et des antiphlogistiques locaux ; 2ᵒ des spécifiques appliqués ; 3ᵉ des narcotiques externes qu'on leur associera. Ce sont ces derniers qui constitueront les anticacoaristophososiques proprement dits : mais, dans l'emploi local du laudanum, de l'opium, de la jusquiame, de la morphine, comme dans l'usage des spécifiques, on fera en sorte de les proportionner aux exigences morbides, et de ne pas augmenter la cacophlogose en les prodiguant trop : c'est pourquoi on ne les prescrira qu'à des doses très atténuées. — C'est par ces agents, prudemment appliqués, que l'on combattra efficacement les souffrances violentes, les douleurs insolites, les perceptions étranges, les cuissons ardentes, les tiraillements déchirants, qui surviennent dans les cacophlogoses vénériennes, dartreuses, cancéreuses, morveuses, charbonneuses, gangréneuses. — On comprendra facilement que pour guérir une cacophlogose et ses conséquences *douloureuses*, un praticien rationaliste devra attaquer : 1ᵒ l'élément *inflammatoire* par les antiphlogosiques ; 2ᵒ l'élément *pervertissant* par les spécifiques ; et 3ᵒ l'élément *sensible* par les narcotiques.

6ᵉ Ordre. *Méthode antiabaristophosique.* — Nᵒ 36. Elle a pour but de guérir la suspension ou l'abolition de la sensibilité locale ; elle tend à remédier à la privation et à l'absence complète de l'Aristophos, dans une partie paralysée du sentiment. — Quand l'abaristophosie sera l'effet de l'aphloxie, on associera les deux méthodes nᵒˢ 12 et 36, ou antiaphloxique et antiabaristophosique. — Ses moyens sont tous les médicaments électriques et fortement lumineux. Tels sont : les aromatiques, les alcooliques, les préparations phosphorées, l'alcali volatil, l'insolation, l'électricité, l'électropuncture, les douches stimulantes, les frictions rubéfiantes et les vésicatoires. — C'est par ces agents, que l'on peut ramener l'aristophos et pour ainsi dire ressusciter la sensibilité locale, dans les cas de surdité, de cécité, d'anosmie, d'agustie, d'anesthésie, de toute paralysie partielle des nerfs sensitifs.

CHAPITRE XXXVIII. — *Conclusions sur la Thérapeutique.*

Après avoir terminé la *description des trente-six méthodes curatives*, nous déclarerons qu'on doit les combiner toutes, selon la complication des divers *États morbides* coexistants, en employant celles qui leur seront directement appropriées, et qui seront propres à les combattre individuellement et respectivement. Mais le traitement s'effectuera toujours dans l'intérêt : 1° du *Pyrisme*, qui constitue la vie, la calorification ou la chaleur générale ; 2° du Phlox, qui constitue la vitalité locale ; 3° de l'Electrisme, ou de la motilité générale ; 4° du Lucisme, ou de la sensorialité et de la sensibilité générale ; 5° du Phos, qui opère la motilité locale ; 6° de l'Aristophos, qui cause la sensibilité locale. C'est donc établir une importance graduelle dans les *Méthodes curatives*, selon l'énumération suivante : 1° les Pyrothérapiques, 2° les Phloxothérapiques, 3° les Electrothérapiques, 4° les Lucothérapiques, 5° les Phosothérapiques, 6° les Aristophosothérapiques. Mais cependant il survient quelquefois, dans la pratique, des exceptions à cet égard ; c'est lorsqu'il existe un danger extrême et menaçant des fonctions secondaires de la motilité, de la sensorialité et des activités locales, tandis que les fonctions vitales, ou les plus importantes, sont relativement peu troublées : alors on se hâte de soigner les États morbides les plus pressants et les fonctions les plus compromises. Et dans tous les cas, on fait en sorte que les Méthodes curatives employées s'assortissent ensemble et ne se contrarient pas. Mais, je le répète encore, il faut tout consacrer à l'intérêt du *Pyrisme*, à la conservation de la calorification ou de la chaleur générale ; parce que cette fonction est la primordiale et constitue la *vie*. C'est pourquoi, généralement parlant, il faut subordonner toutes les autres Méthodes curatives, à la plus grande importance des Méthodes *pyrothérapiques*. C'est ainsi que la méthode hypopyrisante subordonnera, à son intérêt et à son succès, les méthodes hypophloxante, hypoélectrisante, hypophosante, hypolucisante, hypoaristophosante. C'est ainsi que la méthode antipyrétique subordonnera, à sa réussite, les méthodes antiphlogosiques, antiélectrétique, antiphososique, antilucétique, antiaristophososique : et ainsi de suite pour toutes les autres méthodes placées plus bas dans le cadre thérapeutique. La subordination ne s'opérera pas seulement de six en six, c'est-à-dire, par rapport aux ordres curatifs correspondants, mais encore indifféremment sur tous les Ordres placés plus inférieurement dans le cadre thérapeutique. Cependant, malgré cette règle générale, nous répétons qu'il faudra s'empresser de traiter d'abord les Etats morbides les plus graves et les plus menaçants pour la vie, pour la motilité et pour la sensorialité. Mais on se souviendra toujours que le *Pyrisme*, comme phénomène primordial et causal de la *vie*, doit tout absorber au profit de son traitement et de sa conservation ; puisque, lorsqu'il s'éteint, tout est perdu.

Les médecins du jour sont engoués d'un système aussi faux que prétentieux, qu'ils nomment *Organicisme*, et qui consiste à traiter, isolément ou ensemble, les *Organes* morbides dits vaguement *fonctionnants ;* sans s'enquérir et sans savoir qu'elle est la *condition chimicodynamique*, qui les fait *fonctionner* et qui les rend malades. Aussi leur pratique est-elle aussi empirique que malheureuse. Et pourtant ils se vantent d'être dans le positif, et de faire de la médecine anatomique. Aussi proclament-ils que la *Doctrine anatomique* est l'excellente. Sans doute l'Anatomie est utile, indispensable même ; mais elle n'est pourtant que secondaire. Dans un cadavre, dans un syncopé, dans un asphyxié, où toute l'anatomie est intacte, il n'y a pas de maladie, ni d'*Etats morbides*, ni d'éléments pathologiques, ni de *symptômes*, quand la *Vie* est suspendue ou éteinte. Donc l'anatomie, qui n'est composée que d'Aphlox ou de *Pondérables*, ne dit rien par elle-même. Il faut d'abord la *condition* première ou *chimicodynamique* de la *Vie* et de la Physiologie : et cette condition est le *Phlox* saturateur, qui est à la fois *attractif, sécréteur* et *rayonnant*. Avec cette condition seule et indispensable, et avec les Agents *impondérables* qui en dérivent, vous pourrez avoir l'*exercice* des *Fonctions* centrales, *vitales* et *animales*, et des *Fonctions locales* ou viscérales. Alors seulement vous pourrez avoir la *Fièvre*, l'*Inflammation*, les *Névroses*, la *Douleur* et les *trente-six Etats morbides* du cadre nosologique. Donc le *Phlox* est l'Archée cherché par tous les Systémateurs ; donc il est le Principe des Principes, le *faciens impetum* d'Hippocrate, la cause, le facteur et l'agent de la vie, de la motilité et de la sensibilité. Donc la *Doctrine phloxique*, ou *chimicodynamique*, est bien supérieure aux doctrines physiologique et anatomique de nos devanciers : puisque c'est le *Phlox* qui a fait l'*anatomie* embryonaire et ultérieure ; qui entretient sans cesse la *physiologie ;* qui détermine les *maladies* par ses

dérangements , et qui peut les *guérir* par sa normalisation. —
Il n'est pas étonnant que les faux principes de la médecine moderne aient enfanté les erreurs les plus funestes. Ainsi l'on considère aujourd'hui les *névroses* et les *névralgies* comme des
entités morbides, comme des maladies personnifiées ; et, ce qu'il
y a de plus aveugle et de plus absurde , c'est qu'on leur subor-
donne , comme accessoire passif, tout le cortège des *phénomènes organiques* qui les accompagnent, Or, c'est une pétition
de principe, fausse et désastreuse dans ses conséquences : car les
mouvements nerveux de *relation* , ou de la motilité et de la
sensibilité , ne sont presque jamais malades *primitivement ;*
mais presque toujours ils le sont secondairement , *consécutivement* à une affection *organique* occasionnelle , soit du Pyrisme
ou de la Pyrexie , soit d'une hyperphloxie ou d'une phlogose , etc. C'est pourquoi la thérapeutique des névroses de la
motilité et des névralgies de la sensibilité , ne viendra jamais
qu'en sous-ordre , que comme auxiliaire , que comme subor-
donnée au traitement des *Etats morbides organiques et primitifs*.—Une autre absurdité, qui règne aussi depuis l'origine de
la Médecine , c'est de considérer la généralité des maladies ,
comme des entités morbides , comme autant d'*individualités
pathologiques*. Voilà ce qui a fait inventer les noms de phthisie
pulmonaire , de fièvre typhoïde , d'hystérie , de chlorose , etc.
Mais on ne sait pas que ces prétendues personnifications morbides sont , chacune , un ensemble multiple d'Etats pathologiques , une collection complexe d'Etats maladifs différents et
diversement compliqués. Ainsi, pour en donner des exemples
anticipés, la *Phthisie tuberculeuse* ne se compose-t-elle pas souvent : 1° d'une exaltation fébrile de la chaleur générale ; 2° d'une
perversion constitutionnelle et scrofuleuse ; 3° d'une inflammation pulmonaire spécifique ; 4° de plusieurs surexcitations viscérales concomitantes, et notamment gastrique, intestinale, etc. ?
De sorte que le mot Phthisie tuberculeuse est une dénomination
abstraite, qui n'indique pas une maladie de toute pièce , mais
qui exprime seulement la réunion des ordres nosologiques, que
nous avons désignés sous les noms de *cacopyrexie* scrofuleuse,
de *cacophlogose* strumeuse et d'*hyperphloxies* diverses. Nous
en dirons autant de la *Fièvre typhoïde* des contemporains, qui se
compose , selon ses phases , d'un plus ou moins grand nombre
d'Etats morbides fonctionnels, et notamment : 1° d'une *cacopyrexie* par résorption ou par méphytisme ; 2° de *cacophlogoses* iléales et cœcales, soit ulcéreuses, soit gangréneuses ; 3° de
cacoélectrexie , quand il y a des convulsions fébriles ; 4° de

cacolucexie, quand il existe du délire ; 5° d'*hyperphloxies* diverses, comme l'annoncent l'engouement pulmonaire, le gonflement de la rate, l'hypersécrétion du foie, etc. L'*Hystérie*, cette entité morbide si incomprise, n'est aussi qu'une collection d'Etats morbides fonctionnels ; puisqu'elle résulte : 1° de *Phlogoses* gastrointestinales et utérines ; 2° d'*hyperphloxies* cérébrales, rachidiennes, hépatiques ; 3° d'*hyperélectrisme* et d'*hyperphosie*, quand il survient de l'irritabilité locomotive et des spasmes musculaires ; d'*hyperlucisme* et d'*hyperaristophosie*, quand il se manifeste de la surexcitation mentale et des névralgies locales. La *Chlorose*, cette autre création abstraite des modernes, n'est aussi que l'ensemble des Etats morbides suivants : 1° de l'*hypopyrisme*, puisqu'il y a débilité générale ou affaiblissement de la calorification vitale ; 2° des *hypophloxies* pulmonisante, cardiatisante, artérialisante, puisqu'il existe ordinairement une diminution de l'hématose et une faiblesse de la sanguification ; de *Phlogoses* gastrique et intestinale, puisqu'il y a presque toujours une inflammation chronique et latente de l'estomac et parfois de l'intestin grêle ; 4° d'*Aristophosose*, puisque l'épigastre est le plus souvent sensible par l'effet de la phlegmasie existante. — Ces explications tendent à démontrer qu'il n'existe que *trente-six Etats morbides*, dont la combinaison variée est susceptible de déterminer toutes les maladies possibles, toutes les entités pathologiques des anciens et des modernes. Aussi toute affection, quelle qu'elle soit, suppose toujours un ou plusieurs des trente- six Etats morbides de notre cadre nosologique. Nous avons, pour les combattre, les trente-six Méthodes curatives de notre cadre thérapeutique, qui suffiront toujours pour leur guérison. Aussi tout traitement suppose une ou plusieurs de nos trente-six Méthodes curatives. Les Etats morbides, par leur simple estimation, appellent les Méthodes curatives qui leur correspondent directement, ou respectivement ordre par ordre, numéro par numéro. Donc les symptômes, les signes et les complications des Etats morbides, suffisent pour inspirer le traitement ou la collection des Méthodes curatives qui leur sont appropriées. L'art ne consiste donc plus qu'à *diagnostiquer les Etats morbides coexistants :* une fois que ces derniers sont connus, ils sont d'emblée, ou par eux-mêmes, les *indications des Méthodes curatives* propres à les combattre, et propres à composer le traitement qui leur est nécessaire. Nous aboutissons donc à cette formule aphoristique : « Les maladies supposent presque toujours la coexistence de plusieurs Etats morbides du cadre nosologique, et nécessitent presque toujours, par conséquent, la combinaison de plusieurs Méthodes curatives, et notamment les *correspondantes* du cadre thérapeutique. » Ce résultat pratique n'est-il pas une grande simplification de la médecine ? Et s'il ne s'agit, pour guérir, que d'appliquer les Méthodes curatives, qui correspondent aux États morbides de la nosologie, n'est-ce pas, en quelque sorte, avoir rendu la médecine *mathématique ?* Si donc nous avons donné à notre ouvrage le titre de *Médecine transcendante*, en raison des Principes philosophiques, chimicodynamiques et physiologiques sur lesquels nous avons fondé l'*Impondéralisme*, pouvions-nous refuser à cette médecine transcendante la qualification d'*analytique*, en raison de ses Applications pratiques ? puisqu'il lui suffit d'*analyser* les divers États morbides constitutifs d'une maladie, pour avoir un *diagnostic* sûr ; et puisqu'il lui suffit de *réunir* les Méthodes curatives qui correspondent à ces États morbides, pour avoir un *traitement* d'induction. Notre doctrine a donc pour base le *rationalisme* le plus austère. L'*Impondéralisme* est donc fondé, à la fois, sur l'*analyse*, le *calcul* et la *certitude !* Cette conclusion étonnante de notre travail a une importance médicale tellement solonnelle, que nous ne pouvons pas trop nous appuyer sur les principes qui la confirment. Aussi engageous-nous vivement les Médecins à bien se pénétrer des règles doctrinales que nous avons établies pour l'application des trente-six Méthodes curatives, soit simples, soit combinées. Au risque de nous répéter, nous allons encore les énumérer, afin de les inculquer plus fortement dans l'esprit de nos lecteurs.

Dans tous les siècles, on reconnaîtra l'existence des maladies de la *chaleur* générale et locale, de la *motilité* générale et locale, et de la *sensibilité* générale et locale ; et l'on sentira que ces maladies ne peuvent se présenter que sous six formes différentes : 1° soit avec exaltation franche, sans fièvre ni inflammation ; 2° soit avec fièvre et inflammation franches ; 3° soit avec affaiblissement franc ; 4° soit avec perversion d'activité, sans fièvre ni phlogose ; 5° soit avec fièvre et inflammation non franches ou spécifiques ; 6° soit avec suspension ou abolition d'activité. C'est pourquoi on ne pourra jamais se passer : 1° des six médications pyrothérapiques ; 2° des six médications phloxothérapiques ; 3° des six médications électrothérapiques ; 4° des six médications phosothérapiques ; 5° des six médications lucothérapiques ; 6° des six médications aristophosothérapiques. — Quand les Ordres nosologiques existeront isolément et à l'état d'*unité*, chez un malade, le plus souvent on pourra se contenter d'opposer seulement la Méthode thérapeutique qui correspond à l'Ordre existant. — Mais quand les États morbides ou les Ordres nosologiques sont *multiples* et coexistent en plus ou moins grand nombre, il faut aussi employer toutes les méthodes curatives propres à les combattre respectivement, et faire en sorte de les combiner ensemble de manière à ce que ces méthodes ne se contrecarrent pas.—C'est pourquoi il faut savoir qu'il en existe des plus *importantes* les unes que les autres. En effet, les Pyrothérapiques et les Phloxothérapiques sont les principales ; parce que, quand on a guéri les États morbides du Pyrisme ou de la vitalité générale, et de la Phloxie ou de la vitalité locale, ordinairement les autres fonctions générales et locales de la motilité et de la sensibilité se rétablissent consécutivement. Aussi tout traitement doit-il s'effectuer, surtout dans l'intérêt majeur de la *calorification vitale* et de la *caloricité locale*. Pourtant on ne doit négliger aucune fonction malade ; et en général, il faut s'attacher à normaliser, à la fois, et celles qui sont primitivement affectées et celles qui sont le plus gravement compromises. — Dans tout traitement applicable à des États morbides multiples, il y a des Méthodes curatives *principales* qui englobent les autres, et des Méthodes curatives *accessoires* ou subordonnées. Mais on ne peut bien comprendre les formules générales qui expriment cette loi, sans le secours du double *Tableau nosologique et thérapeutique* suivant, qui est la base de notre théorie et de notre pratique, et que les médecins devront toujours consulter pour le *diagnostic* et pour le *traitement* des maladies.

1ᵉʳ ORDRE.	Hyperpyrisme ou exaltation franche et sans fièvre	
2 —	Pyrexie ou exaltation franche et fébrile	
3 —	Hypopyrisme ou affaiblissement franc	de la fonction causale de la vie, ou de la chaleur générale.
4 —	Cacopyrisme ou viciation sans fièvre	
5 —	Cacopyrexie ou viciation avec fièvre	
6 —	Apyrisme ou abolition	
7 —	Hyperphloxie ou exaltation franche et sans inflammation	
8 —	Phlogose ou exaltation franche et avec inflammation	
9 —	Hypophloxie ou affaiblissement franc	de la vitalité particelle, ou de l'activité de la chaleur locale.
10 —	Cacophloxie ou viciation sans inflammation	
11 —	Cacophlogose ou viciation avec inflammation	
12 —	Aphloxie ou abolition	
13 —	Hyperélectrisme ou exaltation franche et sans fièvre	
14 —	Electrexie ou exaltation franche et avec fièvre	
15 —	Hypoélectrisme ou affaiblissement franc	de la fonction de la locomotion, ou de la motilité générale.
16 —	Cacoélectrisme ou viciation sans fièvre	
17 —	Cacoélectrexie ou viciation avec fièvre	
18 —	Abélectrisme ou abolition	

1er ORDRE. Méthode hypopyrisante ou affaiblissante de l'exaltation franche et sans fièvre

2 — Méthode antipyrétique ou affaiblissante de l'exaltation franche et avec fièvre

3 — Méthode hyperpyrisante ou excitante de l'affaiblissement franc

4 — Méthode anticacopyrique ou purifiante de la viciation sans fièvre

5 — Méthode anticacopyrétique ou purifiante de la viciation avec fièvre

6 — Méthode antiapyrique ou ressuscitante de l'abolition

⎫ de la fonction causale de la vie, ou de la chaleur générale.

7 — Méthode hypophloxante ou affaiblissante de l'exaltation franche et sans inflammation

8 — Méthode antiphlogosique ou affaiblissante de l'exaltation franche et avec inflammation

9 — Méthode hyperphloxante ou excitante de l'affaiblissement franc

10 — Méthode anticacophloxique ou purifiante de la viciation sans inflammation

11 — Méthode anticacophlogosique ou purifiante de la viciation avec inflammation

12 — Méthode antiaphloxique ou ressuscitante de l'abolition

⎫ de la vitalité partielle, ou de la chaleur locale.

13 — Méthode hypoélectrisante ou affaiblissante de l'exaltation franche et sans fièvre

14 — Méthode antiélectrétique ou affaiblissante de l'exaltation franche et avec fièvre

15 — Méthode hyperélectrisante ou excitante de l'affaiblissement franc

16 — Méthode anticacoélectrique ou purifiante de la viciation sans fièvre

17 — Méthode anticacoélectrétique ou purifiante de la viciation avec fièvre

18 — Méthode antiabélectrique ou ressuscitante de l'abolition

⎫ de la fonction de la locomotion, ou de la motilité générale.

19	ORDRE.	Hyperphosie ou exaltation franche et sans inflammation	
20	—	Phosose ou exaltation franche et avec inflammation	
21	—	Hypophosie ou affaiblissement franc	de l'activité de la motilité locale.
22	—	Cacophosie ou viciation sans inflammation.	
23	—	Cacophosose ou viciation avec inflammation	
24	—	Aphosie ou abolition	
25	—	Hyperlucisme ou exaltation franche et sans fièvre	
26	—	Lucexie ou exaltation franche et avec fièvre	
27	—	Hypolucisme ou affaiblissement franc	de la fonction de la sensorialité et de la sensibilité générale.
28	—	Cacolucisme ou viciation sans fièvre	
29	—	Cacolucexie ou viciation avec fièvre	
30	—	Alucisme ou abolition	
31	—	Hyperaristophosie ou exaltation franche et sans inflammation	
32	—	Aristophosose ou exaltation franche et avec inflammation	
33	—	Hypoaristophosie ou affaiblissement franc	de l'activité de la sensibilité locale.
34	—	Cacoaristophosie ou viciation sans inflammation	
35	—	Cacoaristophosose ou viciation avec inflammation	
36	—	Abaristophosie ou abolition	

19 ORDRE.	Méthode hypophosante ou affaiblissante de l'exaltation franche et sans inflammation	
20 —	Méthode antiphososique ou affaiblissante de l'exaltation franche et avec inflammation	
21 —	Méthode hyperphosante ou excitante de l'affaiblissement franc	de l'activité de la motilité locale.
22 —	Méthode anticacophosique ou purifiante de la viciation sans inflammation	
23 —	Méthode anticacophososique ou purifiante de la viciation avec inflammation	
24 —	Méthode antiaphosique ou ressuscitante de l'abolition	
25 —	Méthode hypolucisante ou affaiblissante de l'exaltation franche et sans fièvre	
26 —	Méthode antilucétique ou affaiblissante de l'exaltation franche et avec fièvre	
27 —	Méthode hyperlucisante ou excitante de l'affaiblissement franc	de la fonction de la sensorialité et de la sensibilité générale.
28 —	Méthode anticacolucique ou purifiante de la viciation sans fièvre	
29 —	Méthode anticacolucétique ou purifiante de la viciation avec fièvre	
30 —	Méthode antialucique ou ressuscitante de l'abolition	
31 —	Méthode hypoaristophosante ou affaiblissante de l'exaltation franche et sans inflammation	
32 —	Méthode antiaristophososique ou affaiblissante de l'exaltation franche et avec inflammation	
33 —	Méthode hyperaristophosante ou excitante de l'affaiblissement franc	de l'activité de la sensibilité locale.
34 —	Mét. anticacoaristophosique ou purifiante de la viciation sans inflammation	
35 —	Mét. anticacoaristophososique ou purifiante de la viciation avec inflammation	
36 —	Méthode antiabaristophosique ou ressuscitante de l'abolition	

25

Quand une fois on connaît ce double *Tableau nosologique et thérapeutique*, il suffit de *diagnostiquer* les Etats morbides constitutifs des maladies, pour connaître les *Méthodes curatives* qui leur sont applicables ; et à cet effet, on n'a qu'à composer le *traitement* avec celles dont les chiffres correspondent directement avec les numéros des *Etats morbides diagnostiqués*. Mais de même que nous avons reconnu qu'il y avait des Etats morbides plus *importants* les uns que les autres, et dont le diagnostic et le traitement devaient attirer surtout l'attention et l'intérêt du médecin, sans toutefois faire négliger les autres ; de même nous reconnaissons qu'il y a des Méthodes curatives *principales*, qui absorbent les antres à leur profit, et des Méthodes curatives accessoires, qui leur sont subordonnées en priorité et en avautage. Voici les formules générales qui expliquent cette règle doctrinale :

1° La méthode *hypopyrisante*, n° 1, doit asservir à son intérêt les méthodes corrélatives n⁰ˢ 7, 13, 19, 25 31, qui ne seront plus que secondaires.

2° La méthode *antipyrétique*, n° 2, subordonnera à son avantage les méthodes n⁰ˢ 8, 14, 20, 26, 32.

3° La méthode *hyperpyrisante*, n° 3, s'assujettira les méthodes 9, 15, 21, 27, 33.

4° La méthode *anticacopyrique*, n° 4, dominera les méthodes 10, 16, 22, 28, 34.

5° La méthode *anticacopyrétique*, n° 5, fera tourner à son profit les méthodes 11, 17, 23, 29, 35.

6° La méthode *antiapyrique*, n° 6, exploitera à son avantage les autres méthodes correspondantes n⁰ˢ 12, 18, 24, 30, 36.

7° La méthode *hypophloxante*, n° 7, subordonnera les méthodes 13, 19, 25, 31.

8° La méthode *antiphlogosique*, n° 8, assujettira les méthodes 14, 20, 26, 32.

9° La méthode *hyperphloxante*, n° 9, asservira les méthodes 15, 21, 27, 33.

10° La méthode *anticacophloxique*, n° 10, primera les méthodes 16, 22, 28, 34.

11° La méthode *anticacophlogosique*, n° 11, dominera les méthodes 17, 23, 29, 35.

12° La méthode *antiaphloxique*, n° 12, utilisera à son profit les méthodes 18, 24, 30, 36.

13° Les méthodes *électrothérapiques* seront soumises aux méthodes pyrothérapiques et phloxothérapiques.

14° Les méthodes *phosothérapiques* seront surtout subordonnées aux méthodes phloxothérapiques.

15° Les méthodes *lucothérapiques* seront dominées par les méthodes pyrothérapiques.

16° Les méthodes *aristophosothérapiques* seront surtout assujetties aux méthodes phloxothérapiques.

La domination des méthodes *pyrothérapiques* et *phloxothé-rapiques*, provient de ce que la *Calorification*, ou le Pyrisme, est l'acte primordial et dominant de la physiologie totale ; et de ce que la *Caloricité* locale est le principal ressort de toute activité partielle. Cependant, malgré ces lois générales, parfois il se présente des cas où il faut se hâter de relever promptement la locomotivité défaillante et la sensorialité expirante : alors on doit recourir d'emblée aux *méthodes spéciales électrothéra-piques* et *lucothérapiques*. Mais ce fait n'infirme pas les lois et les formules que nous avons établies ci-dessus. Car, toutes les fois qu'on a le temps d'agir sur le *Pyrisme* ou sur la vitalité géné-rale, et sur la *Phloxie* ou sur la vitalité locale, on parvient bien plus sûrement à réintégrer les Etats morbides de l'*Electrisme* ou de la locomotivité, et les Etats morbides du *Lucisme* ou de la sensorialité. — Tant qu'on fera de la médecine, et quels que soient les siècles, et quelles que soient les idées régnantes, on ne pourra l'exercer heureusement qu'en se conformant à notre *théorie* et à notre *pratique*. — Les principes qui animent l'U-nivers, sont les mêmes qui *vivifient, meuvent* et *sensibilifient* l'homme, puisque l'univers et l'homme sont composés du même *Phlox* et du même *Aphlox*, ou si l'on veut, des mêmes *Impon-dérables* et des mêmes *Pondérables* ; et tous les deux sont sou-mis aux mêmes lois d'*attraction*, de *combustion* et d'*expansion*. La *médecine* que nous avons tirée de ces principes, peut donc s'appeler *transcendante*, puisqu'elle se base sur la philosophie la plus élevée. Mais notre Doctrine est aussi *analytique :* 1° parce que, ayant réduit la Physiologie à trois grandes fonctions et à trois sortes d'activités locales, nous en avons déduit *trente-six ordres morbides* ; et 2° parce que, à ces trente-six Ordres mor-bides, les seuls possibles en pathologie, nous avons rapporté *trente-six Méthodes curatives* correspondantes, et les seules possibles en thérapeutique. Notre doctrine réduit donc, en quelque sorte, toute la théorie et toute la pratique aux deux formules suivantes : « 1° Un ou plusieurs *Etats morbides* étant » donnés, leurs signes caractéristiques et leur position dans le » *cadre nosologique de l'Impondéralisme*, sont des *indications* » *suffisantes* qui appellent l'emploi d'une ou de plusieurs mé-» thodes, et notamment les *correspondantes* du *cadre théra-» peutique.* 2° Quels que soient le nombre et la *complication* » *des Etats morbides* coexistants dans un organisme, il suffit

» d'apprécier leurs *symptômes* et leurs *signes* selon nos explica-
» tions, parce qu'ils *indiquent*, aussitôt qu'ils seront compris,
» le nombre et la *combinaison de celles des trente-six Mé-*
» *thodes* qui seront propres à les *guérir.* » Ce résumé de l'*Im-*
pondéralisme peut bien lui mériter le titre de *Médecine*
transcendante et analytique. Il est transcendant, parce qu'il ne
reconnaît que des *Impondérables* pour causes et agents, et que
des *Pondérables* pour effets et instruments. Et il est analytique, parce que, pour lui, la *maladie*, au lieu d'être un être
métaphysique, comme nos devanciers la comprenaient, est une
condition anormale de l'organisme, qui ne doit représenter dans
l'esprit qu'un État morbide *simple* ou que des États morbides
compliqués, soit d'une ou de plusieurs des trois grandes
fonctions centrales de la *chaleur*, de la *motilité* et de la *sensi-*
bilité, soit des *activités* locales de leurs trois *agents* impondérables *calorique, moteur* et *sensible.*

CHAPITRE XXXIX. — *Applications pratiques de la*
Thérapeutique.

Pour faciliter la compréhension de notre théorie et de notre
pratique, nous allons rapporter quelques *ordonnances cliniques*,
et nous servir des *chiffres* pour indiquer, à la fois, et ceux des
trente-six ordres nosologiques qui constituent les différents
genres de *morbidité* de l'organisme, et ceux des trentes-six
ordres thérapeutiques qui doivent composer le traitement. On
n'aura qu'à jeter les yeux sur le double tableau que nous avons
tracé dans le chapitre précédent, et y *consulter* les *chiffres* que
notre *diagnostic* et que notre *médication* présenteront, pour se
rendre compte, à la fois, des *conditions morbides complexes*
que l'on combat, et des *méthodes curatives combinées* qu'on
leur oppose. Mais nous ferons remarquer que nos prescriptions
ne sont pas *absolues*, et aucunes ne peuvent jamais l'être, en
raison des différentes conditions que présentent les malades ; ce
qui empêche l'*identité diagnostique* de toute maladie ; ce qui
empêche aussi l'*identité* de toute indication ; et ce qui s'oppose
par conséquent à l'identité de tout traitement. C'est pourquoi
on ne considérera nos ordonnances, que comme *relatives* seulement aux cas cliniques et particuliers que nous avons per-
sonnellement observés. — Dans la composition individuelle de
nos ordonnances, nous suivrons, autant que possible, l'ordre qui
nous paraît le plus conforme à l'art de formuler, et qui s'accorde
le plus avec l'intérêt des *méthodes curatives* ; puisque, parmi
ces méthodes, nous en avons reconnues des principales ou des

prédominantes, et des secondaires ou des subordonnées. Ainsi nous indiquerons graduellement : 1° les émissions sanguines générales et locales ; 2° les tisanes et les sirops édulcorants ; 3° les potions et les pilules ; 4° les évacuants du matin et du soir ; 5° les parties accessoires dérivatives et révulsives, telles que cataplasmes, bains, onctions, vésicatoires, sinapismes, pédiluves, douches, vapeurs, etc. ; 6° les calmants de la nuit ; 7° le régime et les soins de l'hygiène ; 8° les recommandations de la médecine morale. — Nous reprocherons à la pratique du jour d'être trop parcimonieuse de moyens curatifs, et de ne pas assez formuler. Car il y a toujours à faire ; il y a toujours, dans un malade, des États morbides à soulager ; et conséquemment il y a toujours lieu *à appliquer* à ces *États morbides* leurs *Méthodes thérapeutiques correspondantes.* Mais cette application, pour être rationnelle, sûre et heureuse, doit se faire selon les Principes de notre doctrine : car, hors de l'*Impondéralisme*, il n'y aura jamais qu'incertitude, empirisme et danger.

PARTIE NOSOLOGIQUE.	EXEMPLES DES PRESCRIPTIONS PRATIQUES DE L'IMPONDÉRALISME,	PARTIE THÉRAPEUTIQUE.
Diagnostic des maladies, avec l'indication, en *chiffres*, des États morbides simples et compliqués qui constituent ces maladies. — Ordres pathologiques observés.	Propres à démontrer la combinaison des *Éléments thérapeutiques* entr'eux, pour guérir les *Éléments pathologiques*, principaux et accessoires, simples et compliqués.	*Désignation du traitement*, avec l'indication, en *chiffres*, des méthodes simples et combinées qui composent ce traitement. — Ordres thérapeutiques employés.
Névralgie fémorale avec spasmes généraux. Ordres pathologiques 7, 13, 25, 31.	Douze ventouses sèches sur la cuisse (7). Infusion de feuilles d'oranger avec sirop de valériane (13). Potion gommeuse avec teinture de succin et de castoreum aa 2,0 (13), et sirop diacode 50,0 (25). Lavement de camomille et d'assa 1,0 (13). Onctions avec baume tranquille et laudanum (31).	Méthodes curatives 7, 13, 25, 31.

Explication. Les *chiffres* placés au *diagnostic*, signifient que la maladie actuelle suppose à la fois : une *hyperphloxie* névrilémique (7), un hyperélectrisme (13), un hyperlucisme (25), une hyperaristophosie (31). Et les *chiffres* placés au *traitement*, indiquent qu'il se compose à la fois des méthodes hypophloxante (7), hypoélectrisante (13), hypolucisante (25), hypoaristophosante (31).

DIAGNOSTIC.		TRAITEMENT.
Tubercules pulmonaires, avec diarrhée asthénique, 4, 11, 9, 25.	Ipécacuanha 1,0 pour vomitif (4-11). Riz et sirop de coings (9). Potion gommeuse avec acide tannique 0,30 (9), et sirop de tolu 16,0 (11). Pilules balsamiques de Boerhaave (4-11). Un vésicatoire au bras (4-11). Une pilule de cynoglosse de 0,20 pour le soir (25).	Méthodes employées 4, 11, 9, 25.

Explication. Les *chiffres* placés au diagnostic supposent réunis les États morbides cacopyrique (4), cacophlogosique *pulmonaire* (11), hypophloxique *intestinal* (9), hyperlucique (25). Et les chiffres placés au traitement supposent combinées les méthodes anticacopyrisante (4), anticacophlogosique (11), hyperphloxante (9), hypolucisante (25).— Les ordonnances suivantes seront fondées sur les mêmes explications ; et le lecteur pourra les interpréter lui-même à l'aide des *chiffres*, et en consultant notre *double Tableau nosologique et thérapeutique*, inséré au chapitre précédent.

Chairs fongueuses, ou cacophloxie végétante 10.	Alun calciné ou potasse caustique pour les supprimer (10).	Méthode anticacophloxique 10.
Tumeur phlegmoneuse du ligament large 8, 32.	Orge et sirop de groseilles (1). Six ventouses scarifiées sur le mal (8). Lavement purgatif comme révulsif antiphlogosique (8). Cataplasme-émollient (8) et laudanisé (32).	Méthodes employées 1, 8, 32.

Gastralgie, 7, 51.	Tilleul (13) avec sircp de thridace (31,25). Potion gommeuse (7) avec laudanum de Rousseau huit gouttes (31,25). Pilules d'extrait de pavot blanc (31,25). Topique narcotique !(31). Régime adoucissant (7,1).	Méthodes 1, 7, 15, 25, 31· Voyez leur signification, au cadre thérapeutique.
Dysménorrhée 9. C'est une hypophloxie utérine.	Dix ventouses aux cuisses (6). Camomille et sirop d'armoise (3). Sans carbonate de fer 1,0 (3). Pilules d'extrait alcoolique de sabine et d'armoise (9). Petite purgation hebdomadaire avec l'aloés (9). Alimentation tonique (3).	Méthodes 3, 9, ou hyperpyrisante et hyperphloxante de l'utérus.
Epanchement cérébral (7), avec abélectrisme (18), et avec alacisme (30), suite d'ingesta surabondants.	Une saignée de 500,0 (1). Limonade fortement émétisée(1,7); 20 sangsues aux tempes (7). Potion d'arnica avec acétate d'ammoniaque et teinture de cannelle aa 0,8,0, éther sulfurique 4,0, sirop d'écorces d'orange 30,0 (18,30). Lavements purgatifs avec décoction de séné 20,0 et sulfate de soude 40,0 (7).	Les ordres thérapeutiques sont les n°s 1, 7, 18, 30.

Nota. L'Emétique, par son action spoliative générale, est un hypopyrisant indirect ou très-énergique ; puisqu'il déprime fortement les forces vitales. Mais par son action révulsive locale, il devient hypophloxant par rapport à l'organe congestionné.

Faiblesse générale, avec leucorrhée chronique, et névralgie brachiale 3, 9, 31.	Limonade minérale avec sirop de quinquina (9,3). Potion avec eau de Rabel 2,0, et sirop de coings 30,0 ; ou bien pilules d'acide tannique (3,9). Injections d'eau de roses de Provins et d'extrait de Saturne 2 ou 4,0 ; ou d'eau d'écorce de chêne avec alun ou sulfate de zinc 2 à 4,0 (9). Pilules d'extrait de pavot blanc, d'extrait de jusquiame et d'opium à 0,025 (25). Onctions de pommade opiacée sur la douleur (31). Analeptiques (3).	Ordres curatifs employés 3, 9, 25, 31.

Fièvre intermittente (5) , avec douleurs rhumatismales 7, 31.	Bourrache et sirop de vinaigre. Sulfate de quinine 0,60 (5). Potion calmante avec opium 0,05, et sirop de Castoreum 30,0 (25,15). D'abord ventouses sèches sur le siége du rhumatisme (7). Ensuite frictions avec huile de jusquiame 40,0, et laudanum 3,0 (31).	Ordres curatifs 5 , 7, 13 , 25, 31.
Cacohépatite chronique et mélancolie 1, 4, 11, 13, 25, 28.	Sangsues à l'anus (1,11). Saponaire avec sirop de limons (4). Eau de Vichy (4). Jus d'herbes (4,11). Laxatifs salins périodiques (4,11). Lavements mucilagineux et huileux (4). Bains prolongés 1, 4, 13, 25. Régime végétal (1, 4). Air pur, exercice, distraction (4, 28).	Méthodes 1 , 4, 11, 13 , 25 , 28.
Pneumonie aiguë 2, 8.	Une large saignée (2). 20 sangsues au point enflammé (2, 8). Mauve et sirop de gomme (1). Looch huileux (7), avec sirop diacode 16,0 (32). Cataplasme narcotico-émollient (32, 7). Lavement mucilagineux (1). Une pilule de cynoglosse (25).	Ordres thérapeutiques 1, 2, 7, 8, 25, 32.

Nota. Les nᵒˢ (1) augmentent l'effet (2). Les nᵒˢ (7) concourent aussi à produire l'effet (8).

Entérite diarrhéique 8.	Quinze sangsues au point enflammé et douloureux du ventre (2, 8, 32). Riz et sirop de gomme (1,7). Cataplasme lineux permanent (7). Demi-lavement d'eau d'althæa et d'amidon (7), et de pavot (32), avec 6 gouttes de laudanum dans chaque (32). Diète (2 et 8).	1, 2, 7, 8, 32.

Nota. Le nᵒ (1) augmente l'effet (2). Les nᵒ (7) concourent à produire l'effet (8).

Angine en dé-croissance 9.	Gargarisme avec eau d'orge 125,0. Miel rosat 52,0, et alun 2 ou 4,0 (9).	9.
Ulcérations sy-philitiques du palais et de la gorge 4, 11.	Liqueur de Wan Swiéten (4): deux petites cuillérées par jour dans du mucilage. Gargarismes avec décoction de ciguë 200,0 et bichlorure de mercure 0,15 (11).	4, 11.
Cacopyrexie (5), par blen-norrhagie (11), avec hématurie (7).	Tisane de lin (2), avec sirop d'orgeat et de thridace (26). Pilu-les de camphre (14), et d'extrait thébaïque (26). Prises quotidien-nes de calomel 0,20 (4). Grand bain émollient (2,8). Cataplasme hypogastrique de lin et de por-reaux, recouvert d'axonge (7, 8) laudanisée (32).	Méthodes nᵒˢ 2, 4, 8, 14, 26, 32.

Nota. Le calomel, qui est un spécifique général, par son concours et son influence sur le traitement, rend également *spécifiques* tous les autres moyens affaiblissants et anodins. C'est pourquoi les médications franches 2, 8, 14, 26, 32, équiva-lent, par l'action du *calomel*, aux médications 5, 11, 17, 29, 35. En principe, il suffit qu'un *spécifique* soit administré, pour imprimer un cachet *spécifique* au traitement entier, et pour ajouter une force *spécifique* à tous les autres médicaments.

Rachitisme ou hypocacopyris-me scrofuleux 3, 4.	Houblon et sirop de gentiane (3). Iodure de potassium 0,50 par jour (4). Sucs antiscorbuti-ques (4). Bains de feuilles de noyer et de sauge (3). Viandes rôties et vins de Bordeaux. Vê-tements chauds. Grand air. Exer-cice (5).	Méthodes 3, 4.

Induration can-céreuse de l'es-tomac 10 ; avec hépatite latente (8).	Tilleul et sirop de Thridace (13,25). Pilules d'extrait de ci-guë, d'aconit et de pavot blanc (10,34). Emplâtre de savon et de ciguë, recouvert d'extrait de jus-quiame 2,0 ; ou emplâtre de diachylum saupoudré avec 0,50 ou 1,0 d'opium (10,34). Douze pastilles de Vichy (4) ; ou po-tion journalière avec bicarbonate de soude 2 à 4,0 (4). Lavement huileux ; ventouses de temps en temps, et cataplasme permanent sur le foie (7).	Méthodes 4, 7, 8, 10, 13, 25, 34.

Nota. Les méthodes curatives employées sont l'anticacopy-rique (4), l'hypophloxante (7), l'antiphlogosique (8), l'antica-cophloxique (10), l'hypoélectrisante (13), l'hypolucisante (25), et l'anticacoaristophosique (34).—On voit donc que nos chiffres constituent un *langage algébrique*, qui explique le *diagnostic* et la *complication des États morbides* ; qui dénote la *vertu* des médicaments ; qui exprime les *motifs* de leur administration ; et qui indique la combinaison des *méthodes curatives* employées. Je doute qu'il soit possible de faire de la *Médecine* plus *trans-cendante*, plus *analytique* et plus *exacte*. — Nous aurions pu augmenter considérablement le nombre de ces *ordonnances cliniques*, et les surcharger de notes explicatives. Mais nous en avons assez fait dans ce travail, pour faire comprendre l'esprit théorique et pratique de l'*Impondéralisme*. Nous renvoyons les lecteurs désireux de nous approfondir, à nos grands ou-vrages, dont ce livre n'est qu'un extrait fort restreint , puisque nous avons tenu à l'écrire en style *aphoristique*, qui nous a semblé le plus court, le plus clair et le plus convenable à l'*Ex-position des Principes fondamentaux d'une nouvelle Doc-trine*.

CHAPITRE XL.

CONCLUSION GÉNÉRALE.

L'*Impondéralisme* n'est point le résultat d'une idée précon-çue et avancée sans motifs probants. Sa révélation fut un éclair de vérité, qui jaillit de l'induction de l'histoire et de la science de la Nature. L'histoire nous a présenté, comme des erreurs, les systèmes du *Vitalisme*, du *Gazisme*, de l'*Humorisme* et du *Solidisme*; parce qu'ils ne s'appuient que sur des *causes* métaphysiques trompeuses, ou que sur des *effets* physiques faussement érigés en principes d'utopies. Mais les gaz, les liquides et les solides n'existeraient pas tels qu'ils sont, ils ne s'assembleraient pas, ils ne se combineraient pas pour constituer des composés *organisés* et *vivants*, sans l'intervention causale et primitive des Agents impondérables. Si les *Impondérables* sont la cause première et efficiente de l'Organisation et de la Vie, de l'Anatomie et de la Physiologie, l'*Impondéralisme* doit donc primer le Vitalisme, puisque la *Vie* n'est qu'un effet chimique et une idée synthétique. L'*Impondéralisme* doit donc aussi primer l'*Organicisme*, puisque l'*Organisation* n'est encore qu'un effet secondaire, et le produit d'un arrangement moléculaire sous une impulsion originelle. L'*Impondéralisme* primera donc aussi le *Gazisme*, l'*Humorisme* et le *Solidisme*, puisque ce sont les impondérables qui forment, disposent, organisent, vivifient, meuvent et sensibilifient les gaz, les liquides et les solides, dont ils se sont fait des instruments servils, anatomiques et physiologiques. De tous les systèmes historiques, il n'y a donc et il n'y aura jamais que l'*Impondéralisme* qui soit possible, rationnel, vrai et prépondérant. Cette conclusion, capitale pour la médecine, se fonde sur la philosophie la plus transcendante, sur la science la plus profonde de la Nature. Quel que soit le génie des Contemplateurs, quelles que soient les illuminations des Inspirés, quelles que soient les révélations dynamiques et religieuses des Réformateurs, jamais leurs conceptions ne pourront enfreindre les lois de la Nature, ni sortir des limites firmamentales de l'Univers, sans s'abimer dans le vide, sans s'évanouir dans la nuit de la métaphysique et du mensonge, sans s'engouffrer dans les erreurs de l'imagination et dans les chimères de la fantaisie. Mais les esprits droits, mais les hommes honorables, qui auront à cœur autant l'intérêt de la science que le bonheur des hommes, sentiront que, pour rester dans le vrai et dans le positif, il ne faut pas sortir des bornes de la Nature. C'est pourquoi ils s'attacheront à son étude, aux êtres réels qu'elle nous présente, aux lois qui régissent à la fois l'*Univers* dans son ensemble, les sphères dans leur individualité et leurs rapports, la *planète* qui nous porte et nous a enfantés, l'immense chaîne des minéraux, des végétaux et des animaux que cette même terre a successivement déroulés pour amener l'*espèce humaine*, qui est le chef-d'œuvre de la création, ou plutôt qui est le fruit sommital et le plus épuré des élaborations merveilleuses du

monde. Alors l'observateur consciencieux, dans sa sainte médi-
tation, en admirant, par une belle nuit de printemps, le vaste
ensemble des globes célestes dont l'Univers est composé, et en
ne voyant que deux sortes de corps, les *lumineux* et les *opaques*,
ne pourra jamais se refuser à induire qu'il n'existe vraiment que
deux principes qui composent la Nature. Le premier principe
est l'*enflammant* ou le *Phlox*, la matière active, l'âme fluide
et subtile de l'univers, et la source des *Impondérables* qui l'organisent, le vivifient, le meuvent, l'entretiennent et le perpé-
tuent. Le second principe est le *brûlé* ou l'*Aphlox*, la matière
passive, le *substratum* des êtres, la mine des *pondérables* qui
leur servent de base, de composition et de structure. L'observateur consciencieux et versé dans les connaissances chimiques
et physiques, ne verra jamais dans le *Phlox* qu'un élément supérieur et actif, susceptible, par ses mutations incessantes, de se
manifester sous les trois formes identiques, mais numériquement
différentes, du *calorique*, de l'*électricité* et de la *lumière*. Et
l'investigateur le plus scrupuleux, dans ses recherches profondes,
ne découvrira jamais que *trois lois*, qu'il ne pourra attribuer
qu'à ces trois formes calorique, électrique et lumineuse du
Phlox. Ces trois lois universelles sont : 1° l'*attraction* ; 2° la
force combustive et *sécrétante*, ou transformante et assimilante
de la Nature ; 3° l'*expansion*, le rayonnement ou la répulsion.
Ces trois lois ne sont pas des facultés abstraites, mais bien des
actes élémentaires du *Phlox*. Ce sont ces actes attractifs, sécréteurs et rayonnants, qui, avec toutes les diverses formes pondérables de l'*Aphlox*, ont commencé, organisé, vivifié et développé la Nature, et ses astres, et ses planètes, et les minéraux
de notre terre, et ses végétaux, et ses animaux, et l'homme
lui-même. De sorte que l'*Homme* n'est qu'un résumé final et
un extrait anatomique de l'Univers ; et de sorte que les *lois*
physiologiques de l'homme ne sont encore que les diminutives
de celles qui régissent le grand monde. Ainsi sa vie et ses fonctions ne peuvent s'exercer et s'entretenir que par l'*attraction* et
l'absorption, que par une force *sécrétante* et transformante, et
que par *expansion* ou rayonnement. Mais le Phlox, qui a organisé l'homme et qui le fait vivre, se mouvoir et sentir, n'est plus
le Phlox originel qui a engendré les astres et qui les meut encore ; il n'a plus la même nature, ni la même ardeur, ni la même
violence, quoiqu'il soit toujours identique à lui. Non, mais il
est excessivement atténué, extrêmement subtilisé, et parfaite-
ment quintessencié ; en un mot, il est devenu relatif à notre
être et propre à exécuter nos fonctions vitales et sensoriales.

Aussi le Phlox de l'organisme humain a-t-il pris les formes du *Phlox vital*, du *Phos locomoteur* et de l'*Aristophos sensorial et sensible*, c'est-à-dire, des trois *Agents impondérables* que notre *Doctrine* a révélés comme les trois facteurs de la Physiologie. Les principes physiologiques de l'*Impondéralisme* remontent donc aux *Causes premières* de la Nature, à ces *Causes* que nous avons si amplement expliquées dans notre *Evangile médical*. — Mais nous avons aussi démontré que le phlox vital qui tient du calorique, que le phos locomoteur qui tient de l'électricité, et que l'aristophos sensible qui tient de la lumière, n'étaient pas seulement les *agents* de la physiologie, mais qu'ils étaient encore ceux de la pathologie, c'est-à-dire, que leurs dérangements seuls constituaient les *Etats morbides* ou les *éléments* des maladies, puisque les pondérables gazeux, liquides et solides sont tout-à-fait passifs de leur activité et de leur initiative. Bien plus, nous avons expliqué comment on pouvait régulariser les troubles fonctionnels de la caloricité générale et locale, de la motilité générale et locale, de la sensibilité générale et locale, par des médicaments soit *homogènes*, soit *spécifiques*, soit *hétérogènes* à leur nature, c'est-à-dire au phlox, au phos et à l'aristophos. Et si nous avons établi *trente-six Ordres morbides*, nous avons aussi reconnu *trente-six Méthodes* propres à les guérir respectivement. Nous avons fait voir que les premiers appelaient les secondes, par leur simple estimation, et avec l'inspection synoptique de nos deux *Cadres nosologique et thérapeutique*. Nous avons fait voir que les symptômes, les signes et les complications des Etats morbides, suffisaient pour inspirer la nature et la combinaison des Méthodes propres à composer le *traitement*. — Tout cet enchaînement des *sciences médicales*, sous l'empire de l'*Impondéralisme*, est donc logique, positif, clair et vrai. Nous pouvons donc conclure encore que la *Médecine*, que nous venons d'édifier, est *transcendante* par ses principes philosophiques et théoriques ; et qu'elle est *analytique*, en raison de nos interprétations diagnostiques et de nos applications pratiques. Tel a été le but et tel est le résultat de notre œuvre. Si nos Contemporains dédaignent notre *Doctrine*, espérons que la Postérité l'appréciera....

FIN.

VOCABULAIRE NÉOLOGIQUE

DE L'IMPONDÉRALISME.

La fondation d'une Doctrine suppose une création, des idées neuves, des principes originaux, des découvertes auparavant inconnues : il faut donc aussi des termes nouveaux pour exprimer les innovations d'un Auteur. Voilà ce qui nécessite ce vocabulaire de l'Impondéralisme.

Abaristophosie, abolition de la sensibilité locale ; privation de l'aristophos local.

Abélectrisme, abolition de l'Electrisme, ou de la fonction qui constitue la locomotilité et qui sécrète le fluide moteur.

Absorbable, susceptible d'être absorbé.

Absorption, action par laquelle le foyer vital s'empare d'éléments sains ou nuisibles. Elle peut être aussi locale.

Alucisme, abolition de la fonction qui constitue la sensorialité et qui sécrète la sensibilité générale.

Anasthénisme, considération systématique de l'état d'abolition des fonctions.

Antiabaristophosique, propre à guérir l'abolition de la sensibilité locale.

Antiabélectrique, propre à guérir l'abolition de la locomotilité.

Antialucique, propre à guérir l'abolition de la sensorialité et de la sensibilité générale.

Antiaphloxique, propre à guérir l'abolition de la vitalité partielle ou de la chaleur locale.

Antiaphosique, propre à guérir l'abolition de la motilité locale.

Antiapyrique, propre à guérir l'abolition de la vie, de la calorification, de la fonction primordiale qui sécrète la chaleur générale.

Antiaristophosique, d'une nature contraire à l'aristophos, ou à la sensibilité locale.

Antiaristophososique, propre à guérir l'état inflammatoire de la sensibilité locale.

Anticacoaristophosique, propre à guérir l'état vicié de la sensibilité locale.

Anticacoaristophososique, propre à guérir l'état vicié et enflammé de la sensibilité locale.

Anticacoélectrétique, propre à guérir l'état fébrile et vicié de la locomotilité.

Anticacoélectrique, propre à guérir l'état vicié de la locomotilité.

Anticacolucétique, propre à guérir l'état fébrile et vicié de la sensorialité et de la sensibilité générale.

Anticacolucique, propre à guérir l'état vicié de la sensorialité et de la sensibilité générale.

Anticacophlogosique, propre à guérir l'état enflammé et vicié de la vitalité locale, ou de la chaleur locale.

Anticacophloxique, propre à guérir l'état vicié de la chaleur locale.

Antiphosique, propre à guérir l'état vicié de la motilité locale.

Antiphososique, propre à guérir l'état enflammé et vicié de la motilité locale.

Anticacopyrétique, propre à guérir l'état fébrile et vicié de la vie, ou de la chaleur générale.

Anticacapyrique, propre à guérir l'état vicié de la chaleur générale.

Anticalorique, d'une nature contraire au calorique.

Antiélectrétique, propre à guérir l'état fébrile de la motilité générale.

Antiélectrique, d'une nature contraire à l'électrisme et à l'électricité.

Antilucétique, propre à guérir l'état fébrile de la sensorialité et de la sensibilité générale.

Antilucique, d'une nature contraire au lucisme et à la lumière.

Antiphlogosique, propre à guérir l'état enflammé de la chaleur locale.

Antiphloxique, d'une nature contraire au phlox, au calorique, à la vitalité locale.

Antiphosique, d'une nature contraire au phos, à la motilité locale.

Antiphososique, propre à guérir l'état enflammé de la motilité locale.

Antipyrétique, propre à guérir l'état fébrile de la vie ou de la calorification vitale.

Antipyrique, contraire à la vie, ou au pyrisme.

Aphlox. L'aphlox universel est la somme de tous les pondérables de la nature. L'aphlox d'un corps ou d'un individu, est sa matière passive, ou la somme de ses propres pondérables.

Aphloxie, abolition de la vitalité particelle, ou de la chaleur locale ; privation du phlox local.

Aphloxique, d'une nature pondérable et passive, ou contraire au phlox.

Aphosie, abolition de la motilité locale ; privation du phos local.

Aphosique, privé de phos ; contraire au phos.

Apyrisme, abolition du pyrisme, de la vie, ou de la chaleur générale.

Aristophos, l'impondérable sensible, l'agent subtil et de nature lumineuse, qui constitue la sensibilité locale.

Aristophosie, état d'une partie sensibilifiée par l'aristophos.

Aristophosique, d'une nature conforme à l'aristophos.

Aristophosopathie, classe nosologique qui embrasse les états morbides de la sensibilité locale.

Aristophosose, état enflammé de la sensibilité locale.

Aristophosothérapie, classe thérapeutique qui renferme les méthodes curatives propres à guérir les états morbides de la sensibilité locale.

Artérialisant, se dit du calorique vital qui s'exhale par les pores de la membrane interne des artères.

Artérialisation, un des dix débouchés vitaux : c'est l'exhalation du calorique artérialisant.

Attraction, action d'attirer : c'est une des trois lois primordiales du pyrisme, ou de la calorification vitale.

Cacoaristophos, fluide sensible vicié, ou sensibilité locale altérée.

Cacoaristophosie, état vicié de la sensibilité locale.

Cacoaristophosose, état enflammé et vicié de la sensibilité locale.

Cacoataxie, ataxie avec perversion.

Cacochimique, altéré, dénaturé, perverti.

Cacoélectrisme, état vicié de l'électrisme ou de la fonction locomotrice.

Cacoélectrexie, état fébrile et vicié de l'électrisme.

Cacofébrile, à la fois fébrile et vicié.

Cacofièvre, fièvre avec perversion.

Cacogaz, gaz altérés.

Cacolucexie, état fébrile et vicié du lucisme, ou da la fonction qui constitue la sensorialité, et qui sécrète la sensibilité générale.

Cacolucisme, état vicié du lucisme ou de la sensorialié.

Cacomorbie, état morbide avec perversion.

Cacomorbique, à la fois morbide et perverti.

Cacopathie, état morbide avec perversion.

Cacopathique, à la fois morbide et altéré.

Cacophlegmasie, inflammation avec viciation.

Cacophlegmoneux, à la fois phlegmoneux et vicié.

Cacophlogose, inflammation avec vication.

Cacophlox, calorique altéré, fluide vital perverti.

Cacophloxie, vitalité viciée.

Cacophos, fluide moteur perverti, motilité locale altérée.

Cacophosie, état vicié de la motilité locale.

Cacophosose, état enflammé et vicié de la motilité locale.

Cacopyrexie, état fébrile et vicié du pyrisme, de la calorification, de la fonction vitale qui sécrète la chaleur générale.

Cacopyrisme, état vicié du pyrisme, de la vie, de la calorification.

Cacosang, sang vicié.

Cacosthénisme, considération systématique de l'état de viciation des fonctions.

Calorification, fonction primordiale constitutive de la vie, et qui sécrète la chaleur générale.

Calorique, fluide vital, agent vital, celui qui compose et vitalise les gaz, les liquides et les solides, et qui leur fait exécuter leurs mouvements et leurs fonctions.

Cardiatisant, se dit du calorique vital qui s'exhale par les nerfs cardiaques, par le ventricule gauche du cœur et par l'endocarde.

Cardiatisation, débouché cardiaque du calorique vital.

Concentrant, qui refoule les agents impondérables.

Congénère, homogène, de même nature.

Contact, action de toucher, d'impressionner les agents impondérables de l'organisme.

Débouché vital, issue partielle ou viscérale du calorique central de la vie.

Décaloricité, perte de chaleur et conséquemment de vitalité.

Décalorisé, refroidi, dévitalisé, mort.

Défiévrer, guérir la fièvre.

Départements splanchniques, appareils viscéraux considérés individuellement et par circonscriptions.

Dermatisant, se dit du calorique vital qui s'exhale par les nerfs organiques de la peau.

Dermatisation, débouché cutané du calorique vital.

Dévitalisé, refroidi, décalorisé, mort.

Diététique, hygiène appliquée au traitement des maladies.

Dissolution, action par laquelle les médicaments sont décomposés dans le foyer vital, pour y être absorbés.

Deutocacophlogose, seconde période d'une inflammation avec perversion.

Deutocacopyrexie, seconde période de la fièvre avec perversion.

Electricité animale, celle qui est appropriée à la nature de l'organisme animal.

Electrique, d'une nature identique à l'électricité.

Electrisme, fonction de la locomotilité, ou qui sécrète l'impondérable moteur, l'agent de la motilité générale.

Electropathie, classe nosologique qui contient les états morbides de la motilité générale.

Electrothérapie, classe thérapeutique qui renferme les méthodes curatives de la motilité générale.

Encéphalisant, se dit du calorique vital qui s'exhale de la substance grise encéphalique, pour vitaliser et entrenir les fonctions de la locomotilité et de la sensorialité.

Encéphalisation, débouché encéphalique du calorique vital.

Enfiévrer, causer la fièvre.

Epigastrisant, se dit du calorique vital qui s'exhale par les ganglions, les plexus et les nerfs des viscères digestifs.

Epigastrisation, débouché gastro intestinal du calorique vital.

Equilibrant, propre à stimuler et à nourrir nos fonctions dans le degré de la santé.

Etat morbide, mode de trouble d'une fonction générale, ou de l'activité locale d'un de nos agents impondérables.

Expansion, action d'irradier : c'est une des lois primordiales de la fonction vitale ou de la calorification.

Fébriciter, causer la fièvre.

Fébrigénique, qui cause la fièvre.

Fièvre, degré très-exalté de la calorification vitale, sous une contrainte trop considérable de son calorique rayonnant.

Fluides subtils, synonyme d'impondérables.

Focal, qui appartient au foyer vital.

Foyer vital, mouvement calorificateur et vital, qui s'opère dans la moelle grise spinale et dans ses annexes, les ganglions du trisplanchnique, quand ils sont suffisamment saturés de calorique.

Fuligineux, noirci, rôti, desséché et brûlé, caractère morbide
des membranes muqueuses, dans la seconde période aiguë de
la pyrexie franche et de la pyrexie avec perversion.

Hecticodeutopyrexie, seconde période de la fièvre hectique.

Hecticopyrexie, fièvre hectique.

Hyperaristophosie, exaltation de la sensibilité locale.

Hypercacoaristophosie, exaltation et viciation de la sensibilité
locale.

Hypercacoélectrisme, exaltation et viciation de la motilité générale.

Hypercacolucisme, exaltation et perversion de la sensibilité générale.

Hypercacophosie, exaltation et perversion de la motilité locale.

Hypercacophloxie, exaltation et viciation de la vitalité locale.

Hypercacopyrisme, exaltation et viciation de la vitalité générale ou
de la calorification.

Hypercalorisé, qui est trop vitalisé, trop échauffé.

Hyperélectrisme, exaltation non fébrile de la motilité générale.

Hyperlucisme, exaltation non fébrile de la sensorialité et de la sensibilité générale.

Hyperphloxie, exaltation non inflammatoire de la vitalité locale.

Hyperphosie, exaltation non inflammatoire de la motilité locale.

Hyperpyrisme, exaltation non fébrile de la vie, de la calorification,
de la fonction qui produit la chaleur générale.

Hypersthénisme, considération systématique de l'état de surexcitation des fonctions.

Hypoaristophosie, diminution de la sensibilité locale.

Hypocacoaristophosie, diminution et viciation de la sensibilité
locale.

Hypocacoélectrisme, diminution et viciation de la motilité générale.

Hypocacalucisme, diminution et viciation de la sensorialité et de la
sensibilité générale.

Hypocacophloxie, diminution et viciation de la vitalité particelle ou
de la chaleur locale.

Hypocacophosie, diminution et viciation de la motilité locale.

Hypocacopyrisme, diminution et viciation de la vie, de la calorification.

Hypoélectrisme, diminution de la motilité générale.

Hypogastrisant, se dit du calorique vital, qui se dégage par les nerfs hypogastriques du trisplanchnique.

Hypogastrisation, débouché hypogastrique du calorique vital.

Hypolucisme, diminution de la sensorialité et de la sensibilité générale.

Hypophloxie, diminution de la vitalité particlle ou de la chaleur locale.

Hypophosie, diminution de la motilité locale.

Hypopyrisme, diminution de la vie, de la calorification, de la chaleur générale.

Hyposthénisme, considération systématique de l'état d'affaiblissement des fonctions.

Igné, de la nature du calorique ; quand ce dernier est très-concentré et dans ses conditions primordiales, il produit le feu, l'ignition, l'incandescence, la flamme : à cet état, c'est le phlox primitif.

Impondérables, agents primitifs de l'univers, et formes diverses du Phlox, l'âme plastique de la nature. Ils causent l'attraction, la combustion et l'expansion. Ils sont incoercibles, et ils ne gravitent jamais, parce qu'étant les seules forces du monde, ils ne sont assujettis à rien.

Impondéralisme, nom de la doctrine qui fonde toutes les explications scientifiques sur l'existence et sur les lois des impondérables.

Impondéralistes, partisans de la doctrine des Impondérables.

Impression, action de stimuler les impondérables par le contact.

Lucique, lumineux, propre à modifier le lucisme.

Lucisme, fonction qui constitue la sensorialité, qui produit la sensibilité générale, qui sécrète et dégage le fluide sensible ou l'aristophos, agent de nature lumineuse et le plus quintessencié de l'organisme.

Lucopathie, classe nosologique qui renferme les états morbides du lucisme, ou de la sensorialité et de la sensibilité générale.

Lucothérapie, classe thérapeutique qui embrasse les méthodes curatives de la sensorialité et de la sensibilité générale.

Lymphatisant, se dit du calorique vital qui s'exhale par la membrane des lymphatiques.

Lymphatisation, débouché vital du calorique lymphatisant.

Lymphique, de la nature de la lymphe.

Morbidité, état ou condition morbide.

Morbie, état morbide, maladie.

Morbique, morbide, maladif.

Mucosatisant, se dit du calorique vital qui s'exhale par les nerfs organiques des muqueuses.

Mucosatisation, débouché muqueux du calorique vital.

Obstacle, opposition, résistance que les modificateurs font à l'encontre des impondérables physiologiques : c'est ce qui constitue la *stimulation.*

Pathie, état morbide, condition pathologique soit d'une fonction, soit de l'organisme.

Pathique, morbide, maladif.

Patient, qui souffre, qui supporte. Les impondérables sont les patients primitifs des maladies.

Perversion, altération, viciation, dénaturation, dégénérescence.

Phlogose, inflammation, phlogmasie. Il n'y a que le calorique vital qui puisse enflammer et fébriciter.

Phlox. Le phlox universel est la somme de tous les impondérables de la nature. Le phlox d'un être est aussi la somme de tous les impondérables qui le constituent, qui l'ont organisé, qui l'activent, le meuvent et l'entretiennent.

Phloxie, vitalité locale, caloricité viscérale.

Phloxiens, partisans de la doctrine du phlox ou des impondérables.

Phloxique, de la nature du phlox.

Phloxisme, synonyme d'impondéralisme, nom de la doctrine du phlox ou des impondérables.

Phloxologie, doctrine et science des lois du Phlox.

Phloxologistes, partisans de la doctrine du Phlox.

Phloxopathie, classe nosologique qui contient les états morbides de la vitalité locale, de la caloricité partielle.

Phloxothérapie, classe thérapeutique qui contient les méthodes curatives de la vitalité ou de la caloricité locale.

Phos, l'impondérable moteur, le fluide moteur, l'agent de la locomotion. On dit phos, par abréviation, au lieu de purphos, puisqu'il est composé de calorique et de lumière.

Phosie, motilité locale.

Phosique, de la nature du phos.

Phosopathie, classe nosologique qui renferme les états morbides de la motilité locale.

Phosose, état enflammé de la motilité locale.

Phosothérapie, classe thérapeutique qui contient les méthodes curatives de la motilité locale.

Pondérables, éléments passifs et pesants qui forment la base coercible des corps.

Protocacophlogose, première période d'une inflammation spécifique.

Protocacopyrexie, première période de la pyrexie avec viciation.

Protophlogose, première période de la phlogose franche.

Protopyrexie, première période de la fièvre franche.

Pulmonisant, se dit du calorique vital qui s'exhale par les plexus, les nerfs et les vésicules pulmonaires.

Pulmonisation, débouché pulmonaire du calorique vital et central.

Purphos, l'inpondérable moteur.

Pyrexie, fièvre : c'est l'exagération du pyrisme vital ou de la calorification. Cette exagération est due à la contrainte et au refoulement central et spinal du calorique général rayonnant.

Pyrique, propre au pyrisme, à la vie, à la calorification.

Pyrisme, mouvement vital, fonction vitale, vie, calorification, sécrétion et expansion spinales et ganglionnaires du calorique rayonnant.

Pyrologie, science des lois du Pyrisme vital.

Pyrologistes, partisans du feu vital.

Pyropath'?, classe nosologique qui renferme les états morbides du pyrisme, ou de la fonction vitale et primordiale de la calorification.

Pyrothérapie, classe thérapeutique qui contient les méthodes curatives de la vitalité ou de la caloricité générales.

Radical, synonyme d'organique. La vie radicale c'est, pour nous, la *vie organique* de Bichat, parce qu'elle est le fondement végétatif, supporteur et nutritif de la *vie animale.*

Raréfiant, qui peut raréfier et dilater les voies par où s'exhalent nos impondérables ; ce qui facilite leur expansion et leur dépense.

Réaction, action de repousser à la suite d'une contraction. Il y a la réaction vitale, focale ou centrale, et la réaction locale ou viscérale.

Ressuscitant, propre à rétablir les fonctions et les activités abolies.

Saturation, imprégnation active ou par absorption fonctionnelle.

Sécrétion, produit d'une fonction sécrétante.

Sécrétisme, action de sécréter : c'est une des trois lois primordiales du pyrisme ou de la vie. Le sécrétisme igné est la fonction fondamentale qui produit et dégage le calorique central et rayonnant.

Spécial, particulier en effet.

Spécificité, activité des spécifiques.

Spécifique, capable de produire une action particulière et régénératrice, qui ne peut être effectuée que par des composés identiques et que sur des cacomorbies de même nature.

Statopathie, synonyme d'état morbide ; condition morbide de l'organisme.

Stimulation, action des modificateurs, qui concentrent, équilibrent, ou raréfient les rayonnements des impondérables fonctionnants.

Substratum, base pondérable et passive des corps.

Veinosatisant, se dit du calorique vital qui s'exhale par la membrane interne des veines.

Veinosatisation, débouché veineux du calorique vital.

Vie, synonyme de pyrisme, de calorification : c'est la fonction primordiale, spinale et ganglionnaire, qui sécrète et irradie le calorique central ou la chaleur générale.

FIN DU VOCABULAIRE.

TABLE DES MATIÈRES.

EXPOSITION DE LA DOCTRINE DES IMPONDÉRABLES.

DEUXIÈME PARTIE.

FIN DE LA TABLE.

ERRATA.

Page   1, ligne 15, échaffaudage, *lisez :* échafaudage.
—   31, ligne 37, principe vitale, *lisez :* principe vital.
—   50, ligne 18, maladies aiguës et chimiques, *lisez :* maladies aiguës et chroniques.
—   60, ligne 8, le globe central et régénérateur, *lisez :* le globe central et générateur.
—   67, ligne 34, nous concluerons, *lisez :* nous conclurons.
—   75, ligne 17, les éléments combustifs, *lisez :* les éléments combustibles.
—   79, ligne 5, de se pervertir et de s'affaiblir, *lisez :* de se pervertir et de s'abolir.
—   99, ligne 31, de putridité au de typhoïdité, *lisez :* de putridité ou de typhoïdité.
— 121, ligne 15, *ajoutez :* la cacophlogose.
— 131, ligne 12, l'orange, *lisez :* l'orangeade.
— 144, ligne 24, qu'à choisir, *lisez :* qu'à prendre.